Cardiovascular Computed Tomography

牛津心血管 CT成像

原书第2版

原 著 [英] James Stirrup　Russell Bull　Michelle Williams　Ed Nicol

主 译 徐 磊

中国科学技术出版社

·北 京·

图书在版编目（CIP）数据

牛津心血管 CT 成像：原书第 2 版 /（英）詹姆斯·斯特鲁普 (James Stirrup) 等原著；徐磊主译 . —北京：中国科学技术出版社 , 2020.8

ISBN 978-7-5046-8726-5

Ⅰ . ①牛… Ⅱ . ①詹… ②徐… Ⅲ . ①心脏血管疾病—计算机 X 线扫描体层摄影—诊断—图谱 Ⅳ . ① R540.4-64

中国版本图书馆 CIP 数据核字 (2020) 第 126144 号

著作权合同登记号：01-2020-4084

策划编辑　焦健姿　孙　超
责任编辑　孙　超
装帧设计　佳木水轩
责任印制　李晓霖

出　　版　中国科学技术出版社
发　　行　中国科学技术出版社有限公司发行部
地　　址　北京市海淀区中关村南大街 16 号
邮　　编　100081
发行电话　010-62173865
传　　真　010-62179148
网　　址　http://www.cspbooks.com.cn

开　　本　889mm×1194mm　1/16
字　　数　478 千字
印　　张　21
版　　次　2020 年 8 月第 1 版
印　　次　2020 年 8 月第 1 次印刷
印　　刷　天津翔远印刷有限公司
书　　号　ISBN 978-7-5046-8726-5 / R · 2567
定　　价　168.00 元

版权说明

译校者名单

主　译　徐　磊

副主译　王　瑞　温　博　王　辉　张　楠

译　者（以姓氏汉语拼音为序）

高一峰　李　平　李　瑛　梁俊福

石春彦　王宏伟　王文静　周　振

内容提要

　　本书引进自牛津大学出版社，内容涵盖心血管CT发展史、CT设备进展、心血管CT基本原理、对比剂原理及应用方案、心血管成像及重建方案、电离辐射相关问题及辐射剂量优化方面，还包括冠心病、瓣膜病、心肌病变、先天性心脏病、心包疾病等各类心脏疾病的诊断，主动脉、肺动脉、外周动脉及静脉疾病的诊断，冠状动脉支架置入、冠状动脉旁路移植术及经导管主动脉瓣移植术（TAVI）CT评价，心脏超声、核素显像及心血管磁共振等多模态影像学检查的应用与比较，以及CT心肌灌注与血流储备分数（FFR）技术等心血管CT新技术的总结及展望。本书内容全面、精练，图文并茂，实用性强，适合医学影像专业医生、技师、医学生及心内、心外科医生参考阅读。

欢迎阅读 *Cardiovascular Computed Tomography, 2e*! 在过去的十年中，心血管病学界见证了冠状动脉 CT 成像的快速发展，冠状动脉 CT 成像在疑似或确诊冠状动脉疾病患者评估中的应用呈指数增长。CT 技术发展迅速，新一代超快 CT 扫描仪的出现、辐射剂量的显著降低及强有力的研究为冠状动脉 CT 成像的临床应用奠定了科学基础。心血管 CT 的应用范畴并不局限于冠状动脉疾病的诊断，尤其是在结构性心脏病及电生理学方面，心血管 CT 在患者筛选、手术规划及临床随访中具有极其重要的价值。

继本书第 1 版成功出版之后，Stirup 博士、Williams 博士、Bull 博士及 Nicol 博士等又更新了书中有关心血管 CT 应用实践方面的内容。

全新第 2 版共分为 31 章，先从技术方面开始，阐述了心血管 CT 的重要基础内容，包括成像技术发展、辐射剂量、对比剂应用等，以及用于评估冠状动脉、左心房、肺静脉（考虑射频消融治疗的心房颤动患者）及心脏瓣膜（经导管心脏瓣膜介入治疗的术前评估）的扫描方案。接下来的内容为心血管 CT 的基础，详细介绍了胸部及相关结构的解剖学知识。关于冠心病的内容是本书的核心，包括冠状动脉造影的详细解剖学知识及钙化积分扫描、血管狭窄评估、斑块成像等，同时还介绍了反映狭窄严重程度的功能参数及成像（血流储备分数、心肌灌注成像）。之后，书中介绍了心血管 CT 技术在左心室、右心室大小及功能评估、心房大小及功能定量分析（对于接受射频消融治疗的心房颤动患者十分重要）、左心耳评估（封堵术前评价）方面的应用。

此外，书中还介绍了基于心血管 CT 如何合理筛选经导管瓣膜介入治疗的结构性心脏病患者，描述了应用心脏 CT 评估先天性心脏病及各种动脉异常（胸主动脉、外周动脉、肺动脉）。最后，书中着重对 CT 与其他的无创性成像方式进行了对比分析，同时还提供了规范、指南及 CT 执业资格认证方面的信息。

总之，*Cardiovascular Computed Tomography, 2e* 提供了临床医生需要了解的所有心血管 CT 成像知识。书中不仅详尽叙述了成像技术方面的信息，同时也非常注重临床应用方面的内容，适合对心血管 CT 感兴趣的全科医师、心血管病相关医师及从事心血管 CT 临床及研究工作的人员阅读。

欧洲心脏病学会（ESC）委员会前主席
莱顿大学医学中心无创影像科及超声实验室主任
Jeroen J. Bax，MD, PhD

译者前言

每一位从事心血管 CT 影像工作的同道都亲眼见证了近十年间心血管 CT 成像突飞猛进式的发展。越来越多的临床医生选择 CT 作为心血管疾病的主要检查方法。近年来，心血管 CT 的新设备、新技术层出不穷，为患者带来了更高的检查成功率、更全面的检查信息及更低的辐射剂量。但相较于成像技术的飞速发展，我们在心血管 CT 临床应用及诊断方面相对滞后。在这样一个大背景下，我们为各位读者甄选并翻译了一部汇集心血管 CT 领域国际顶级专家经验及研究成果的最新著作。

此次我们带来的全新第 2 版《牛津心血管 CT 成像》，相对于第 1 版，增加了近十年间心血管 CT 成像的众多重要进展。实用性、全面性、时效性是本书的重要特色。这并不是一本陈列在书架上供我们在闲暇时翻阅的图书；这本书应该被大家放在 CT 设备旁，放在诊断电脑旁，放在我们的书包里，成为便于大家进行心血管 CT 工作的参考书。

本书致力于为大家解决心血管 CT 工作中所需的技术及临床应用问题，希望成为各位心血管影像同道的好帮手。我们愿意在心血管影像界同仁与原著作者间搭建沟通桥梁。在此，我们感谢 James Stirrup 教授等编写了如此实用的一本书，感谢每一位参译人员的辛勤付出，感谢中国科学技术出版社的大力支持；更重要的是，感谢各位读者、同道、专家学者对本书的包容、呵护及批评指正。

由于国内外在相关学科建设方面存在差异，以及不同语种间表述习惯的不同，加之译者对一些具体问题的理解可能有所失当，某些翻译可能偶有瑕疵，希望各位读者及专家不吝指出，以期日后修订。

他山之石，可以攻玉，望中国心血管影像事业蓬勃发展，也期盼有朝一日，我们的心血管影像图书也能成为外国同行的"他山之玉"！共勉之。

首都医科大学附属北京安贞医院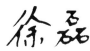

补充说明

本书收录图片众多，不少图片以彩色呈现效果更佳。考虑到读者随文阅图习惯并确保版面美观，所有图片均随文排录，有彩色版本者还在书末单独排录，但不另设页码，特此说明。

近十年来，心血管 CT（CCT）在心血管疾病诊疗领域的应用越来越广泛。CCT 是无创性评价冠状动脉疾病及严重心血管疾病的主要检查技术。在英国，冠状动脉 CT 血管造影（CCTA）是疑似心绞痛患者（尚未确诊冠心病）的一线检查手段；在美国和欧洲，新发布的指南也同样指出 CCTA 在这一领域中将发挥越来越重要的作用。目前，CCT 是结构性心脏病治疗（经导管主动脉瓣移植术、二尖瓣介入治疗、左心耳封堵）前后评估的核心；同时，CCT 在瓣膜病诊断及先天性心脏病（成人及儿童）评估中发挥着越来越重要的作用。虽然 CCT 技术发展迅速，但全球范围内仍然缺乏有关 CCT 的高质量培训素材。尽管已有许多针对 CCT 检查的培训课程，但真正的临床能力来源于实践经验。

本书主要侧重于 CCT 临床实际应用，而不是对所有 CCT 知识进行概述。实际上，考虑到 CT 技术迅猛的发展趋势及不同 CT 生产厂商应用的工程技术不同，想要囊括所有的 CCT 知识几乎是不可能的。本书内容涉及四个方面，即通用 CT 扫描仪的组成部分及其相关物理学理论、CCT 实践知识（包括患者准备、对比剂应用、扫描方案等）、心血管结构及功能评估、CT 血管成像的进一步应用。书中反复强调，CCT 是用于评价心脏疾病及进一步评价相关血管疾病的成像技术之一。我们希望本书最后一章中有关其他心脏成像方法的背景知识介绍能够加深读者对 CCT 技术的理解。

本书保持了牛津心脏病学系列图书一贯的风格，经典且易于理解，同时汇集了许多国际知名专家在 CCT 方面的经验及见解。希望读者在积累实践经验的同时，能从书中更多获益。本书适合于所有医学生、临床医生、物理学专业人员及与从事 CCT 工作的相关人员。

James Stirrup
Russell Bull
Michelle Williams
Ed Nicol

目　录

第1章
心血管 CT 发展史
Historical development of cardiovascular CT

王 瑞 译

徐 磊 校

一、概述

在过去数十年中，临床心脏 X 线计算机断层扫描的检查例次呈指数增长。这很大程度上取决于影像学检查技术的进步，使得运动伪影对心脏成像的影响大幅减低，并且辐射剂量显著下降。然而，图像伪影并未被完全消除。能否可靠地获得低剂量、高质量的心血管 CT 数据，在一定程度上取决于影像科医生是否对生成这些数据所使用的硬件和软件有深入的认识及其了解程度。简要回顾 CT 扫描仪从最初模型到当今最先进设备的发展史，有助于相关从业者加强、加深对此的了解。

二、X 线计算机断层扫描的由来

Godfrey Hounsfield 及 Allan Cormack 发明了 CT。Godfrey Hounsfield 是 EMI 实验室的一名工程师，Allan Cormack 是美国马萨诸塞州塔夫茨大学（Tufts University）的一名南非籍的物理学家。

数学模型问题是 CT 最初发展的主要障碍。通过多重投影获取图像数据比较简单，但将其转换为合成图像并非易事。20 世纪 60 年代早期，Allan Cormack 明确提出了衰减 X 线

光束异质组织特征的理论基础，但由于实际应用价值并不明确，这一理论未得到应用。在并不知晓 Allan Cormack 理论的情况下，Godfrey Hounsfield 通过一项工程方案解决了这个问题。基于这个工程方案，CT 扫描仪原型在 20 世纪 60 年代后期被开发出来。最终，第一台临床 CT 扫描仪于 1971 年在伦敦的 Atkinson Morley 医院装机。这台 CT 扫描仪专用于颅脑成像，获得每一帧图像大约需要 4min。随后，全身 CT 扫描仪也被开发出来并开始应用于临床。鉴于他们的卓越贡献，Godfrey Hounsfield 与 Allan Cormack 共同获得了 1979 年的诺贝尔生理学和医学奖。

三、CT 扫描仪的发展

到目前为止，传统 CT 扫描仪已经发展了 4 代（图 1-1），每一代扫描仪的 X 线管及探测器阵列的几何排列方式都有所改进。尽管大多数人认为目前广泛应用的 CT 扫描仪属于第四代扫描仪，但事实并非如此。事实上，所有所谓的第四代 CT 扫描仪都是基于第三代扫描仪的技术。了解一些 CT 扫描仪构造方面的背景知识，有助于更好地理解当代 CT 的技术特征。

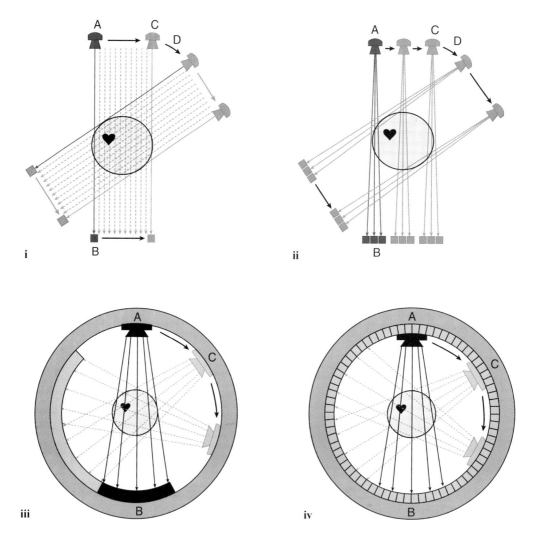

▲ 图 1-1　各代 CT 扫描仪成像示意图

第一代扫描仪（ⅰ），X 线源（A）发射的 X 线到达探测器（B），然后平移穿过人体直到完全覆盖（C），并通过旋转 X 线源及探测器的组合装置来重复该过程（D）；第二代扫描仪（ⅱ）在技术上与第一代扫描仪相似，但使用的是扇形束 X 线，而且探测器数量有所增加；第三代扫描仪（ⅲ），X 线源（A）发射 X 线并穿过人体到探测器（B）后，整个组合装置围绕患者旋转到一个新的视角（C），使用该机型扫描时不再需要平移；第四代扫描仪（ⅳ），类似于第三代扫描仪，只是探测器（B）阵列排列在患者周围，在图像采集过程中并不移动

（一）第一代 CT 扫描仪

20 世纪 70 年代开发出的 CT 扫描仪，由一个 X 线源经准直后产生出细的 X 线束，被放置在受检者对面并沿旋转轴排列的探测器所接收，而后该组合装置平移跨过人体，开始新的采集。一旦覆盖整个扫描范围，该组合装置旋转 1°，并重复之前的采集过程；即重复进行"平移 – 旋转"采集。在 180° 的弧度上重复采集，以获得重建轴位图像所需的数据。虽然基于如今的标准，图像采集时间很长（大约需要 6min），但在当时，这是真正具有革命性的技术。

（二）第二代 CT 扫描仪

这一代 CT 扫描仪在第一代扫描仪的设计基础上做了改进，使用多个窄扇束 X 线源以及多组探测器。虽然仍是通过"平移 – 旋转"的方法采集图像，但多组探测器同时采集数据使得 CT 扫描时间大幅缩短。限制第二代 CT 扫描仪发展的主要因素是"平移 – 旋转"机制，在工程上难以进一步改进 X 线源 / 探测器配置。

（三）第三代 CT 扫描仪

随着 CT 技术的进步，X 线扇形束可加宽至能够覆盖受检者整体。受检者位于虚拟圆周的中心，圆周的一侧为 X 线源，另一侧为弧形探测器。整个结构围绕受检者旋转，不再需要平移。图像采集时间大幅缩短（传统 64 排 CT 扫描仪的图像采集时间降至 165ms）。

（四）第四代 CT 扫描仪

第四代 CT 扫描仪仅比第三代扫描仪稍有进步，其优势并不明显。360° 探测器阵列固定在受检者周围，扫描时仅 X 线源旋转。第四代扫描仪存在一些缺点（尤其是散射问题），但多层 CT（MSCT）的出现已经将这些问题的影响降至最低。第三代 CT 扫描仪也存在同样的问题。相对于第三代 CT 扫描仪，第四代

CT 扫描仪由于设计方面的原因导致成本极高。

四、电子束 CT

第三代 CT 扫描仪于 20 世纪 80 年代开始在临床应用，但受限于时间分辨率，不能完成心脏图像采集。电子束 CT 扫描仪的出现破除了这个限制。电子束 CT 扫描仪有时也被称为第五代 CT 扫描仪。其使用固定的电子束，而不是旋转的 X 线机架，通过放置在受检者下方的 210° 弧形钨阳极靶上的电磁偏转线圈选择性定位电子束（图 1-2）。电子束电流为 640mA，其撞击钨阳极靶时，X 线发射的过程类似于电流通过传统 X 线管钨阳极靶的过程（请参阅 X 线球管，第 5 页）。扇形 X 线束经准直后垂直发射。X 线穿透人体后，被对面的探测器接收。

电子束 CT（EBCT）没有运动组件，加之电子束扫过钨阳极的速度极快，这意味着 EBCT 扫描仪的时间分辨率（请参阅时间分辨率，第 14 页）比当前的 MSCT 扫描仪

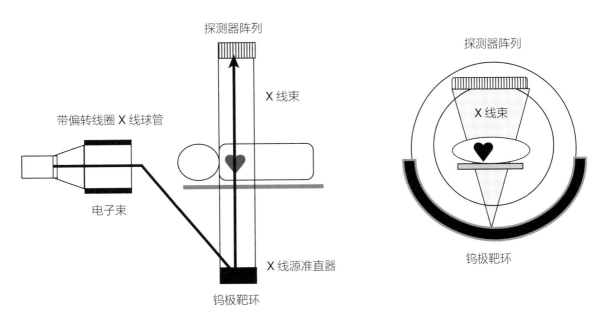

▲ 图 1-2　电子束 CT 成像示意图

（65～165ms）要快得多。EBCT 扫描的辐射剂量与 MSCT 前瞻性心电门控钙化积分扫描相当。

EBCT 的应用受 3 个因素制约。首先，EBCT 空间分辨率（请参阅空间分辨率，第 14 页）相对较低（仅为 1.5mm，而 MSCT 空间分辨率为 0.5mm）；其次，EBCT 基本上只适用于心血管扫描，并不适用于其他脏器常规检查。最后，EBCT 扫描仪的价格比 64 层 MSCT 扫描仪更加昂贵。

EBCT 的主要临床应用为冠状动脉钙化积分采集（请参阅冠状动脉钙化积分，第 108 页），而钙化积分扫描目前临床几乎全部使用 MSCT 来完成。

第 2 章
CT 扫描仪构造
MSCT scanner components

王 瑞 译

徐 磊 校

一、机架

当代 CT 扫描仪采用旋转机架，机架上安装有 X 线球管和探测器。既往由于当时的 CT 机架技术限制，只能应用 EBCT 进行心脏成像；但第三代 CT 扫描仪通过 2 项优势技术打破了这一限制。

- 滑环技术。
- 开关式电源。

（一）滑环技术

既往传统 CT 扫描时经电缆供电，因此旋转扫描几圈后就需要反转回来，以免电缆缠绕。采用滑环技术后，供电不再通过电缆，电能和数据均经固定在扫描仪外壳上的金属刷从机架上传输，但金属刷需要与旋转机架保持永久的电接触。这使得机架可以连续旋转，并为螺旋 CT 扫描仪的出现奠定了基础（请参阅采集模式，第 19 页）。

（二）开关式电源

CT 机架旋转的一个主要问题就是电源。该电源不仅体积要小，可以安装在机架上，而且还要有足够的功率，能够产生所需电压。开关式电源解决了这个问题。其在减少体积和减轻重量的情况下，能够提供更为高效的电能供应。大多数开关式电源通过开关电路将交流电转换为直流电，然后直流电再被转换回交流电，但频率比普通电源供电的频率要高得多。效率的增高促使产生出更高的管电压，但其唯一的缺点是产热。

（三）机架旋转时间

机架旋转时间指 X 线球管 / 探测器围绕旋转轴旋转一圈所需的时间。在滑环技术出现之前，机架旋转速度是限制 CT 扫描发展的主要因素之一。通过当代 CT 扫描仪获得单帧图像，机架大约需要旋转 180°（也必须考虑到扇形 X 线束的角度，因此实际上需要旋转约 220°），即所谓的半扫描算法（请参阅时间分辨率，第 14 页）。例如，一台 CT 扫描仪的机架旋转时间为 330ms，获得单帧图像的时间为 165ms，CT 扫描的时间分辨率约为 165ms。

二、X 线球管

（一）X 线的产生

CT 中的 X 线由 X 线球管产生（图 2-1）。

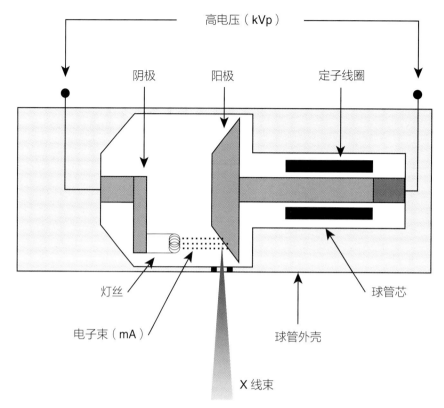

▲ 图 2-1 X 线球管示意图

• 电流加热灯丝产生电子，即所谓热电子发射。

• 在阴极与阳极之间加上一个电压，用来加速电子并使之冲击带有正电的阳极。这种电子流即为管电流（请参阅 X 线管电流，第 12 页），单位为毫安。电子获得的能量等同于施加的电压：CT 的电压通常为 120kV（请参阅 X 线管电压，第 12 页）。

• 电子束击中阳极焦点，大部分电子能量以热的形式散射，仅约 4% 的能量用于释放 X 线。

（二）X 线光谱

X 线的能量处于数千电子伏至实际管电压范围之间。X 线光谱可用于描述能量的分布（图 2-2）。

X 线包括 2 种类型。

• 特征性 X 线，表现为离散能量的峰值，与电子壳层之间的能量转换相对应。

• 韧致辐射 X 线，其可形成一个面对高能时强度下降的连续性 X 线集。

X 射线束的平均能量被称为有效能量。CT 有效能量通常为 60～70keV。

光谱中能量较低的 X 线到达探测器之前就已被吸收，其参与构成受检者所接受的辐射剂量，并不参与成像。能量较低的 X 线可被 X 线管外壳及优先衰减低能量 X 线（"过滤"）的专用过滤器从 X 线光束中移除。

（三）X 线束

X 线束由球管出口部分及准直器部分组成，大部分其他的 X 线都被管状外壳阻挡。当 X 线从一点发出后，其衰减的程度与距离的平方成反比。例如，距离增加一倍时，X 线的强度衰减至原来的 1/4。

X 线透射人体 / 物体时，由于 X 线光子与

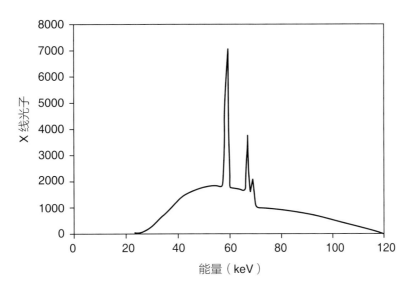

▲ 图 2-2 X 线光谱示意图

峰值表征电子由高能向低能跃迁所释放的 X 线。光滑曲线表征自由电子通过阳极材料的重核时减速而产生的韧致辐射 X 线。低能 X 线在接近探测器之前，主要会被人体吸收，因此应首先进行过滤，将它们从 X 线束中移除

物质中的原子相互作用，X 线束的强度也会减弱。其传输强度可通过以下公式计算。

$$I=I_0 e^{-\mu x}$$

其中，I 为传输强度，I_0 为光束初始强度，x 为人体 / 物体的厚度，μ 为材料的线性衰减系数。μ 取决于光子能量和材料的原子序数，一般能量较低时数值较高。

三、准直器

准直是将 X 射线束限定在既定区域的过程。准直器可被安置于 X 线源（患者前）或探测器（患者后）。

（一）前准直器

- 决定了所发射的 X 线束的形状。
- 为固定准直器，决定了最大允许通过 X 线束的宽度。
- 可通过调节准直器将 X 线束调整到理想的层厚。

（二）后准直器

- 使得 X 线仅沿主光束的方向到达探测器。
- 可降低散射效果。

四、探测器

当代 CT 最常用的探测器为固态探测器。在 CT 的发展进程中，探测器曾由多种材料制成，包括碘化铯、钨酸镉等。目前常用的 CT 探测器由稀土陶瓷制成，其为闪烁晶体，在吸收 X 线后通过光电效应释放光子。释放出的光子数量取决于 X 线的强度（即单位时间 X 线光子撞击探测器的次数）。通过光电二极管可检测光电子并将能量转换成电信号进行处理。

探测器必须满足以下要求，以适用于 CT 扫描。

- 探测器反应强度与 X 线的能量呈线性关系。
- 入射 X 线能够迅速激活探测器。如探

测器反应时间延迟，就会因机架的旋转而导致 X 线形成错误的反投影（请参阅反投影重建，第 69 页）。

- 刺激后的闪烁时间短。X 线被吸收后持续释放出的光子称为余晖（短暂的余晖很常见，但余晖持续存在会导致图像模糊）。
- 吸收效率高。如 X 线能够直接穿透探测器而不被探测，则该类探测器不合格。
- 可在广泛的 X 线强度范围（动态范围）内做出线性反应。

信噪比（SNR）

探测到的 X 线构成了用于产生 CT 图像的"信号"。探测器单元对 X 线的反应会不可避免地造成一些统计上的变异。这些变异会最终导致图像上产生噪声，图像噪声与探测到的 X 线成反比。

CT 图像的"质量"可通过 SNR 来评估。任何增加 X 线量的改进（例如，增加 X 线管电流；请参阅 X 线管电流，第 12 页）都会增加 SNR。反之，减少 X 线量（例如，对肥胖患者扫描时；请参阅管电流调制，第 31 页）则会降低 SNR。

五、探测器术语

（一）探测器单元尺寸

探测器阵列在 x、y 轴上的宽度（图 2–3），是平面内（轴向）空间分辨率的主要决定因素（请参阅空间分辨率，第 14 页）。

（二）探测器阵列宽度

探测器阵列在 z 轴上的宽度（图 2–3），决定了最小的层厚，也是穿层面（纵向）空间分辨率的主要决定因素（请参阅空间分辨率，第 14 页）。

（三）探测器阵列构型及层厚

每家扫描仪生产厂商的探测器 z 轴构型都不相同。

1. 各向同性构型

每排探测器等宽。例如，64 排 CT 每排

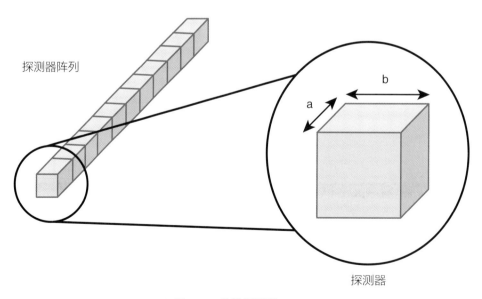

探测器阵列

探测器

▲ 图 2–3　单排探测器

x、y 轴层面（a）上探测器的宽度决定了探测器单元的尺寸，也是平面内（轴向）空间分辨率的主要决定因素。z 轴层面（b）上探测器的宽度决定了最小层厚及穿层面（纵向）空间分辨率

探测器宽度为 0.625mm（图 2-4）。探测器排列可以任意组合，因此得到的层厚为探测器宽度的倍数。例如，64 排 CT 每排探测器宽度为 0.625mm，扫描即可获得 64 层层厚为 0.625mm 的图像、32 层层厚为 1.25mm 的图像或 16 层层厚为 2.5mm 的图像，以此类推。它的优点是能够通过降低图像噪声来提高对比度，但会导致纵向空间分辨率降低。虽然冠状动脉 CT 成像依赖于最大空间分辨率，但包括冠状动脉钙化积分在内的许多成像应用却并非如此（请参阅冠心病影像评估，第 108 页）。

2. 各向异性构型

各向异性构型也被称为自适应或混合构型，每个探测器的宽度是变化的。最常见的构型是探测器中间窄而边缘宽（图 2-5）。位于中间的探测器阵列可用于生成薄层图像，而中间和外周探测器阵列的组合可用来获取厚层图像。这种混合构型探测器的设计曾被用于一些 4 层 CT 扫描仪，但现在已不再使用。

虽然可以在扫描过程中选择将来源于多排探测器的数据进行组合来获得厚层图像，但在扫描完成后使用专业软件同样也可以重建出厚层图像。例如，为了减少肥胖受检者的图像噪声，往往选择 1mm 层厚重建图像，而不是标准的 0.75mm 层厚。需要注意的是，这种后处理方法虽然可以重建图像，但却无法降低辐射剂量。

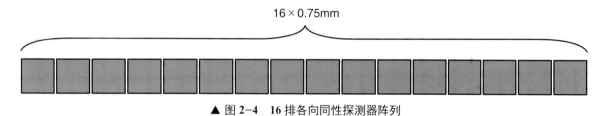

▲ 图 2-4　16 排各向同性探测器阵列

每个探测器阵列大小相等，可以多种组合以获得更大层厚的图像

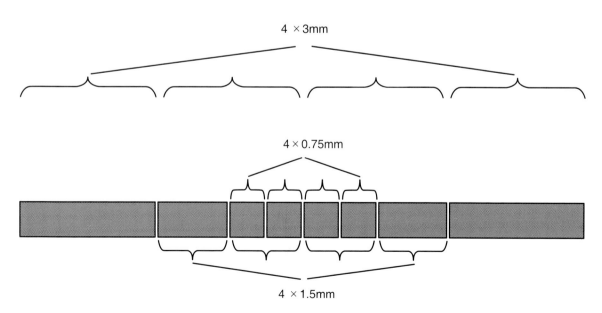

▲ 图 2-5　4 层 CT 扫描仪各向异性探测器阵列

在该构型中，获取最小层厚的图像只需激活中央探测器，而生成厚层图像则需要进行中央及外周探测器的组合。需要注意的是，虽然探测器的总排数为 8，但该构型所能生成的最大层数为 4

六、探测器、数据通道及"层"的概念

使用"多排探测器"术语来区分当今（第三代及第四代）与既往（第一代及第二代）CT 扫描仪的代数可能会引起混淆，因为这样会错误地表明既往的 CT 技术只应用单排探测器。但事实上，从第二代 CT 扫描仪开始，就已经在 x、y 轴方向上安装了多排探测器（图 2-6A），尽管在 z 轴方向上的探测器排数量仍然有限。多层螺旋 CT 的主要特征是在机架的 z 轴方向上具有 ≥ 2 排（进行心血管 CT 成像需 ≥ 64 排）的探测器（图 2-6B）。

• 在实践中，可用几个术语来描述 CT 扫描仪构型：多排 CT、多通道 CT、多层 CT。尽管这些术语经常互换使用，但它们的概念各有不同。

• 多排 CT：其中的"排"是指沿机架 z 轴方向上安装探测器的物理排数。例如，一台 64 排 CT 包含 64 排探测器。

• 多通道 CT：其中的"通道"是指机架 z 轴方向上同时被激活的数据通道数。

• 多层 CT：其中的"层"是指机架每旋转一圈扫描所得的图像层数。

探测器排数及数据通道分别代表了探测器排列及数据采集系统的固有物理属性。机架每旋转一圈所得图像层数不一定等同于探测器的排数或数据通道数，而是取决于它们是如何组合的（图 2-6）。

双重采样技术的应用更为复杂（图 2-7）。在这种情况下，通过改变 X 线束在 z 轴方向上的焦点位置，可对任何探测器排数或数据通道的组合均进行 2 次采样（请参阅 CT 扫描仪构造，第 5 页）。虽然这通常不会使层的数量翻倍，但确实提高了穿层面（纵向）空间分辨率（请参阅空间分辨率，第 14 页）。例如，使用双重采样技术的 64 排探测器 / 数据通道 CT 也被称为 128 层 CT。

考虑到有可能会出现混淆，因此建议应用"多层 CT"来命名。

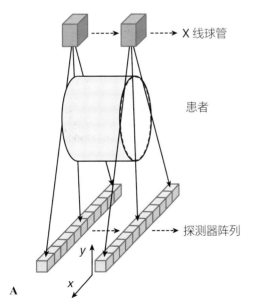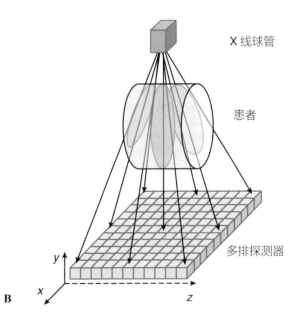

▲ 图 2-6　单层与多层 CT 及"排"与"层"

A. 单层 CT，沿 x、y 轴方向存在多排探测器，而 z 轴层面只有一排探测器，机架旋转一次仅可获取单层图像，之后机架必须沿 z 轴方向平移以获取下一单层图像；B. 多层 CT，多排探测器沿 z 轴方向排列，机架旋转一次即可获得多层图像

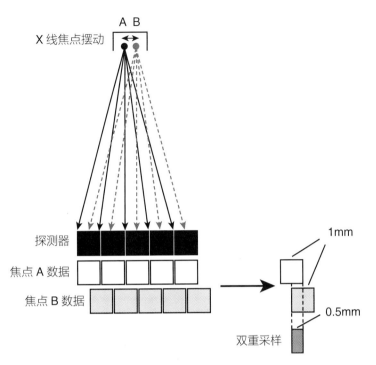

▲ 图 2-7 双重采样

X 线焦点的改变使得每个探测器进行 2 次采样，从而能够提高穿层面（纵向）空间分辨率

第3章
心血管 CT 技术原理
Technical principles of cardiovascular CT

王 瑞 译

徐 磊 校

一、X 线管电流

管电流指每秒经过阴极与阳极之间的电子数量，与电子能量无关。增大管电流可使更多的电子撞击带有正电的阳极并产生更多的 X 线（增加 X 线束的强度），而 X 线能量谱不变。

由于辐射剂量与曝光时穿过人体的 X 线总量有关，管电流通常也被以管电流（单位为毫安）与照射时间（单位为秒）的乘积来表示，即毫安秒（mAs）。

管电流还可以用有效毫安秒（effective mAs）来表示，其计算方法为管电流与曝光时间的乘积再除以螺距（请参阅扫描螺距，第 13 页），可反映出每层的 mAs（即每层接受的 X 线总量）。为使有效毫安秒保持不变，螺距的任何变化都必须与 mAs 的变化相匹配。

CT 制造厂商也采用其他方式表示管电流，建议读者查阅相应 CT 扫描仪的技术规格参数，或可咨询当地的 CT 医学物理专家以获得进一步的信息。

（一）调整管电流对辐射剂量的影响

增大管电流和（或）延长曝光时间，会因 X 线量的增加而加大患者的辐射剂量，辐射剂量随管电流及曝光时间的增加而呈线性增加趋势。

（二）调整管电流对图像质量的影响

随着管电流的增大和（或）曝光时间的延长，更多的 X 线被探测器接收，提高了图像的 SNR。在临床工作中，心血管 CT 图像往往是在额定最大管电流时获得的，不可能再增大管电流。

二、X 线管电压

管电压指 X 线球管中阴极与阳极的电位差。管电压的变化会影响 X 线能量谱。电位差越大，加速的电子所携带的能量就越大，因此释放 X 线的数量和能量也随之增加。

（一）调整管电压对辐射剂量的影响

增大管电压（同时其他参数保持不变），可增加曝光的 X 线能量，从而加大辐射剂量。辐射剂量与管电压的平方成正比。

（二）调整管电压对图像质量的影响

X 线的衰减取决于组织衰减系数及 X 线的能量。对于穿透任何假定的组织，低能 X 线束都要比高能 X 线束衰减得更多。因此，低能 X 线束到达探测器时的强度将低于高能 X 线束，从而产生较高的衰减系数。因此，管电压的变化可导致图像中特定组织 CT 值的变化（请参阅 CT 值及窗技术，第 74 页）。

（三）实践考虑

单纯增大管电压会导致受检者接受的辐射剂量更高，但同时也可增加 X 线束的穿透力。因此，可以通过减小管电流来抵消增大管电压所致的高辐射剂量。较低的管电压可使图像的 SNR 降低，但也会提高对比分辨率。对于体型较小的受检者以及儿童，由于 X 线源与探测器之间的衰减组织厚度较小，使用较低的管电压既能够保证图像质量又可以降低辐射剂量。

需要注意的是，一些 CT 扫描仪可自动均衡管电压下降与管电流上升的程度，实现球管输出的自动调节，使图像噪声维持在一定范围内。当管电压及管电流同时变化时，辐射剂量或增加，或减少，或保持不变。

改变管电压在双能 CT 中也有实际应用（请参阅双能 CT，第 126 页）。

三、扫描螺距

（一）单层 CT

螺距最初是用来描述单层螺旋 CT 的机架每旋转一圈扫描床在 z 轴方向上的移动（进床）距离与层厚之间的关系。在多层螺旋 CT 时代，螺距又称为"探测器螺距"，其计算方法如下。

$$探测器螺距 = \frac{机架旋转一圈扫描床的移动距离}{层厚}$$

螺距描述了在机架连续旋转的过程中 X 线束重叠的程度。如果机架每旋转一圈扫描床的移动距离小于层厚，随后的旋转将存在部分重叠（螺距 < 1）。反之，如果机架每旋转一圈扫描床的移动距离大于层厚（螺距 > 1），由于投影数据不足，可能造成图像重建问题。

（二）多层 CT

对于单层 CT，上述公式是正确的，因为层厚等于 X 线束的宽度，这是由准直确定的（请参阅准直器，第 7 页）。然而，对于多层螺旋 CT，层厚是由探测器单元的宽度决定的（请参阅探测器，第 7 页），而非 X 线束的宽度。一个大范围的扇形或锥形 X 线束可以覆盖多排探测器，每一光束产生多层图像。由于 X 线束宽度与层厚之间一一对应的关系消失，使用上述公式计算会低估 X 线束重叠的程度。如果机架每旋转一圈的进床距离与层厚相等，那么螺距为 1，表明层与层之间连续但不重叠。事实上，宽角的 X 线束会导致大量的重叠。换用下面的公式来计算多层 CT 中的"X 线束螺距"可解决这一问题。

$$X 线束螺距 = \frac{机架每旋转一圈的进床距离}{层厚 \times 层数}$$

单层 CT 机架每旋转一圈的进床距离与层厚相对应，但多层 CT 由于层厚明显小于 X 线束的宽度，使得 X 线束螺距明显 < 1，表明存在大量重叠。

（三）变换螺距的影响

为获得多时相心脏 CT 图像（回顾性心电门控扫描，请参阅心电门控，第 16 页），需要对数据进行"过采样"。图像采集时需要使用小螺距扫描，以保证在受检者头足方向存在大量重叠部分。心脏 CT 检查时，常用的螺距为 0.2～0.35（过采样率 5 : 1～3 : 1）。

较大螺距图像采集时，相当于单位时间内机架在 z 轴方向上旋转次数较少，可导致图像的 SNR 降低。在实际应用中，可适当增大管电流，以保证图像质量。

使用小螺距会延长扫描时间及检查过程中

受检者屏气的时间。假设管电流保持不变，大量的重叠采集可增加辐射剂量。许多 CT 扫描仪在使用时可根据心率调整螺距，并允许操作者同时调整管电流，以实现图像质量与辐射暴露之间的最佳平衡。探测器排数更多的新式 CT 扫描仪机架旋转一圈，由于 z 轴覆盖范围更大，可减少采集时间（请参阅探测器，第 7 页）。

四、空间分辨率

空间分辨率指能够区分 2 个独立的点之间的最小距离。冠状动脉近端直径约 2～4mm，远端呈锥形变细。高空间分辨率是冠状动脉 CT 成像的前提。空间分辨率可分为轴向（x 轴及 y 轴）和纵向（z 轴）平面的分辨率。

（一）轴向空间分辨率

- 轴向空间分辨率也称为平面内空间分辨率。
- 其取决于探测器单元的大小及取样频率。
- 探测器越小，空间分辨率越高。
- 轴向空间分辨率通常在 0.5mm×0.5mm 左右。
- 探测器越小，越容易受到光子通量（量子斑点）随机变化的影响。

因此，除非增加管电流或使用平滑滤波器，否则图像噪声较高。

（二）纵向空间分辨率

- 纵向空间分辨率也称为穿层面空间分辨率。
- 其主要由层厚决定。
- 最小层厚取决于探测器阵列的宽度（请参阅探测器，第 7 页），不同制造厂商生产

的扫描仪其最小层厚也不同，多数在 0.5～0.625mm。

通常，x、y、z 轴方向空间分辨率是相似的，获得的体素实际上是各向同性的（空间分辨率在各个方向上相等），并且能够进行真正的三维成像。虽然有创性冠状动脉造影的二维空间分辨率优于 MSCT（0.2mm×0.2mm vs. 0.5mm×0.5mm），但 CT 具有多平面重建的显著优势。

五、时间分辨率

扫描仪的时间分辨率等同于获取足够的数据来重建单幅图像所需的时间。如果被成像的目标（如心脏）在这个时间内出现移动（或运动），则图像中会出现伪影并使图像质量下降，影响诊断的准确性和可信度（图 3-1A）。

时间分辨率主要取决于机架旋转时间（请参阅机架，第 5 页）及重建方法。提高机架旋转速度或在机架旋转不满一圈的情况下获得所需数据，才能够提高时间分辨率。

机架旋转越快，采集时间越短，时间分辨率越高。然而，机架旋转速度的提高受机架物理尺寸及离心力的限制。这些因素是电子束 CT 技术发展的背后驱动力（请参阅电子束 CT，第 3 页）。通过以下几种方案，在机架旋转不满一圈的情况下即可获得所需的数据。

（一）半扫描重建

半扫描重建指采集 > 180° 范围的数据（加之扇形 X 线束，角度约为 220°）来重建图像。由于只需要采集 220° 范围的数据而非 360° 采集，因此时间分辨率可提高约 40%。

（二）多扇区重建

多扇区重建的数据是从连续的心脏周期中

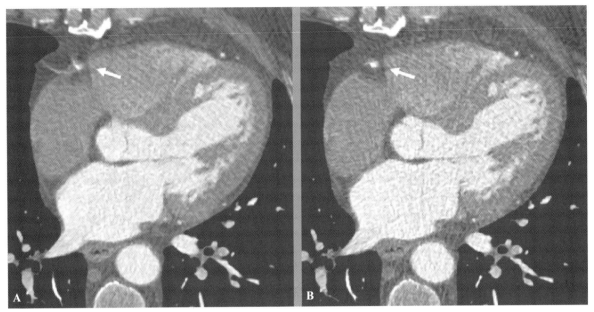

▲ 图 3-1　多层螺旋 CT 图像显示心脏运动对重建窗期的影响（如主要依赖于机架旋转时间的时间分辨率）

单源 CT 扫描一般通过整合机架旋转 180° 所获得的数据进行图像重建。双源 CT 扫描则通过整合机架旋转 90° 过程中 2 个探测器所获得的数据进行图像重建。使用机架旋转 180°（A）所获得的数据进行图像重建，可能造成冠状动脉（右冠状动脉，箭头）显影模糊，由于时间分辨率不足。使用机架旋转 90°（B）所获得的数据进行图像重建，可使时间分辨率翻倍，伪影减少

获得，其间隔时间要比单个心脏周期更短（请参阅多扇区重建，第 15 页）。将这些数据整合到一起，生成最终的图像。

（三）双源 CT

双源 CT 的 2 套 X 线球管及探测器阵列成 90° 角被安装在旋转机架上（请参阅双源 CT，第 22 页）。在机架旋转约 1/4 圈时即可完成数据采集，时间分辨率可提高 2 倍（图 3-1B）。

六、多扇区重建

当心率低于 60 次 / 分钟时，单个心动周期中的心脏运动最短时间间隔（通常处于舒张期）可以满足图像采集需要。然而，对于更快的心率而言，这个间隔时间可能过短，无法适应扫描仪的时间分辨率。在这种情况下，可以整合

2 个及以上心脏周期的数据来生成一幅图像（即多扇区或多时相重建，图 3-2）。

当利用连续心脏周期采集数据的时间间隔短于单一心脏时相重建所需的时间时，通过多扇区重建可以提高时间分辨率。多扇区重建要求每个采集期相心脏所处的位置相同；然而，即使规律心律也不一定如此。由于重建图像代表心脏在 2 个及以上心动周期中的平均位置，因此图像质量可能会下降。多扇区重建技术极易受运动伪影及心律失常的影响。

多扇区重建的另一个局限性是需要利用 2 个及以上的心动周期对感兴趣区进行成像，而不像单扇区重建那样只需一个心动周期。同时，多扇区重建还需要更小的螺距（请参阅扫描螺距，第 13 页），这会导致辐射剂量增加。此外，由于图像采集时间延长，需要使用更多的对比剂以确保血管强化的效果。

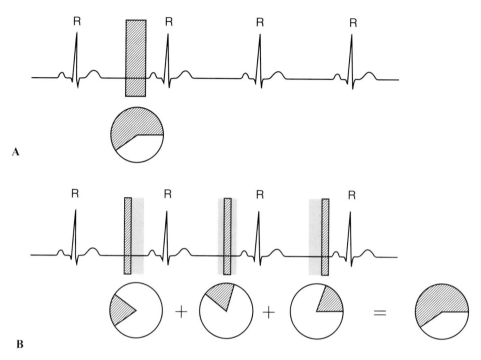

▲ 图 3-2　单扇区及多扇区重建

A. 单扇区重建，在一个心动周期的 R-R 间隔内即可获得一层完整图像；B. 多扇区重建，图像重建需要整合 2 个及以上心动周期内采集的数据。在本例中，重建一层图像需要 3 个连续心动周期的数据，每个心动周期提供数据的 1/3。虽然利用这种有效方法可使时间分辨率提高 3 倍，但为了降低最终心脏图像中的伪影，要保证在每个成像间隔内心脏处于完全相同的位置

七、心电门控

心动周期可分为收缩期及舒张期。在心脏成像中，时相也可根据心电图（ECG）上 2 个连续 R 波之间的时间间隔百分比（即 RR 间期，图 3-3）来确定。一般可以在 R-R 间期内重建出 8~10 个时相的图像，也可以根据操作者的要求增加重建时相。

通常情况下，R-R 间期的 20%~40% 处于心脏收缩末期，R-R 间期的 60%~80% 处于舒张末期。这些百分比大多是根据辐射脉冲的起始段计算的。但也有一些生产厂商根据辐射脉冲的中央段计算百分比，此时舒张末期采集的最佳时相相应改变为 R-R 间期的 70%~80%。在采集过程中，通过参考同时记录的体表 ECG，能够将每个图像数据单元分配至心动周期的某一时相。这种将数据集划分至相应时相的技术也可以根据它们在一个既定 R-R 间期内的相对位置来实现（通常用百分比来表示，图 3-3）。

对一个心率为 65 次 / 分钟且心律齐的受检者而言，心脏运动幅度最小的时期是舒张末期。因此，有可能在心动周期的这个时相完成图像采集。当受检者心率更快时，可能需要在收缩末期采集图像才能够达到诊断目的；因为心率过快往往会导致舒张期的时间缩短，而收缩期的时间基本保持不变。前瞻性门控即将图像采集时期限定在心动周期的某一时相。

然而，对于未控制心率的患者，需要对心脏周期中多个时相采集的图像进行比较，才有可能获得最佳的心脏图像。例如，对于心率较快的受检者，右冠状动脉通常在收缩末期才能

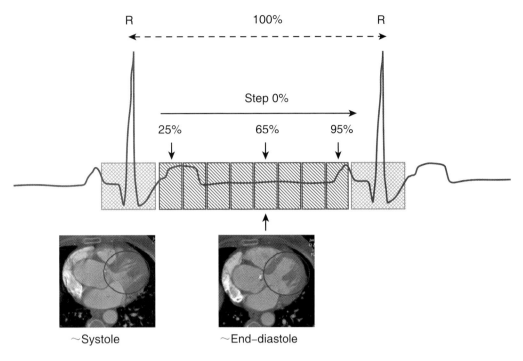

~Systole　　　　　~End-diastole

▲ 图 3-3　心电门控

心动周期表示为 R-R 间期的百分比（图示 25%～95% 的 R-R 间期，以 10% 的间隔递增）。收缩末期位于 R-R 间期的
25%～35%，舒张末期位于 R-R 间期的 65%～75%

清晰观察到。在这种情况下，可以采用前瞻性心电门控扫描，但需要 X 线管在心动周期内的大部分时间处于激活状态（前瞻性门控＋增宽曝光窗），才能进行多期相重建。时间增益的程度要根据所需时相进行调整。X 线管活动时间越长，受检者接受的辐射剂量就越高。

有时需要采集整个心动周期的数据，那么 X 线球管在所有的心动时相均需保持激活状态，可以在心动周期的任何时相进行图像重建（回顾性心电门控）。虽然这种采集方法辐射剂量高，但在某些情况下也推荐使用（请参阅瓣膜成像，第 186 页；经导管主动脉瓣植入术前 CT 检查，第 174 页）。

（一）回顾性心电门控

- 在整个心动周期，X 线球管均处于激活状态（图 3-4）。
- 回顾性心电门控扫描可以使用半扫描技

术重建（请参阅时间分辨率，第 14 页）。当受检者心率较快时，可采用多扇区重建（请参阅多扇区重建，第 15 页）。

- 可在心动周期的任何时间点重建图像，从而确定心脏运动幅度最小的时相（如果不是舒张末期）。
- 可用于评估左心室舒张期和收缩期容积以及射血分数，并重建包括瓣膜在内的心脏结构的动态电影图像。
- 由于整个扫描过程中管电流较高，受检者受到的辐射剂量可能较高（有时甚至超过 20mSv）。扫描过程中使用管电流调制技术有助于减少辐射，但也会在一定程度上降低图像质量。

ECG 相关 mA 脉冲：①其为管电流调制技术的一种形式（请参阅 X 线管电流，第 12 页）；扫描时，对于心脏周期中某些不需要充分解读数据集的时相可降低管电流，但仍可从中获

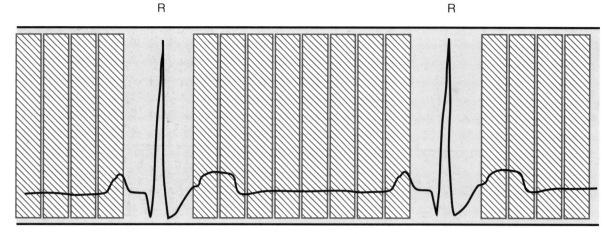

▲ 图 3-4　回顾性心电门控

在扫描过程中，管电流（灰色区域）均处于最大状态，可在 R-R 间期的任意时相重建图像（箱式图，本例重建时相为 R-R 间期的 25%～95%）

得一些诊断信息（图 3-5）；②对于冠状动脉 CT 成像而言，最大管电流通常出现在 R-R 间期的 60%～80%；在其他时相，管电流相对较低；③在辐射剂量方面，通常可比传统的回顾性心电门控低 30%～50%；④整个心动周期的图像质量并不一致，尽管准确性可能会降低，但仍可进行心室功能分析；⑤除非亟须评价心脏功能信息或受检者的心率过高，其收缩期可能是最佳期相，否则应常规使用 ECG 相关 mA 脉冲。

（二）前瞻性心电门控

• X 线球管只在心动周期的预定时间窗内激活（图 3-6）。

• 可使辐射剂量显著减少（请参阅扫描参数及辐射剂量，第 32 页）。

• 由于数据只在心脏周期的某一部分采集，因此图像只能在该时相重建。

• 可以增宽采集时间窗；如 X 线球管在心动周期预定窗之前短时间激活，而在心动周

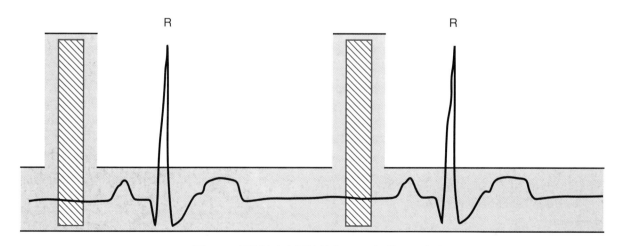

▲ 图 3-5　回顾性心电门控结合 ECG 相关 mA 脉冲

在扫描过程中，管电流（灰色区域）一直处于激活状态，但在 R-R 间期内某一部分最大（本例为 R-R 间期的 60%～80%），而在 R-R 间期的其他部分管电流有所降低

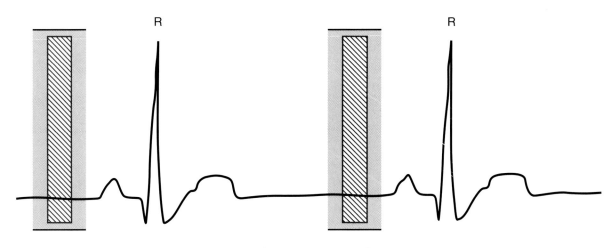

▲ 图 3-6　前瞻性心电门控

管电流（灰色区域）只在 R-R 间期内一小部分时间处于激活状态，虽然图像重建时相为 R-R 间期的 70%（箱式图），但 X 线管球在预定时间窗之前短时间激活，而在预定时间窗之后短时间关闭（时间增益）。这样可以调整重建窗，以便找到最佳的时相进行分析

期预定窗之后短时间延迟停止（增宽曝光窗）。重建窗口的调整有利于发现心动周期中心脏运动最小的间期。

• 使用前瞻性心电门控并增宽曝光窗，可用于心率过快、心律失常或屏气可能有问题的受检者，采集多个时相的图像有利于充分评估冠状动脉。

八、采集模式

（一）轴位扫描

• 在轴位扫描中，采集一组轴位层面的数据时扫描床处于静止状态。

• 然后，扫描床前进至下一个采集位置（图 3-7A）。

• 序列扫描必须使用前瞻性心电门控（请参阅心电门控，第 16 页），通常设置在心动周

期的舒张期。

• 使用前瞻性心电门控可将辐射剂量降至最低，但其不能用于心室功能分析（请参阅左心室评估，第 144 页），除非采用宽曝光窗使得采集时间窗包括收缩末期和舒张末期。

（二）螺旋扫描

• 扫描床在机架旋转过程中连续移动（图 3-7B）。

• 螺旋扫描可以使用前瞻性或回顾性门控（请参阅心电门控，第 16 页）。

• 前瞻性心电门控螺旋扫描具有减少辐射剂量的潜力。此外，可在受检者心动过速或心律失常发生时切换回顾性门控。

• 然而，前瞻性螺旋扫描需要大螺距（请参阅扫描螺距，第 13 页），同时对受检者的心率有所要求，因此并不适合所有患者。

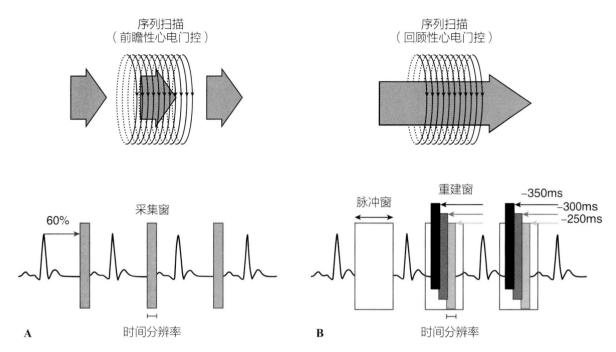

▲ 图 3-7　前瞻性与回顾性心电门控扫描

A. 前瞻性心电门控轴位扫描；B. 回顾性心电门控螺旋扫描

第4章
后64排CT
Beyond 64– detector CT

王 瑞 译

徐 磊 校

一、64 排 CT 技术的局限性

64 排 CT 技术的局限性包括以下几方面。

- 扫描时间长（5～10s）。

- 多心动周期采集图像（通常为 5～8 个），增加了条纹伪影或错层伪影的易感性（请参阅运动伪影，第 83 页）。

- 常见阶梯状伪影，尤其是前瞻性心电门控（请参阅运动伪影，第 83 页）。

- 对心率较快的受检者（＞65 次 / 分钟）进行检查时，常受时间分辨率的限制，因此需要控制受检者的心率（请参阅心率控制，第 41 页）。

- 由于心电门控问题，心房颤动或多发室性早搏患者扫描图像质量比较差（请参阅心电门控，第 16 页）。

- 尽管采用多排探测器，为了完全覆盖心脏范围，机架仍需重复旋转数次，以重建 X 线束外周探测器接收的数据，但这会使辐射剂量略有上升（对于拥有更大锥形 X 线束角度的机型而言，这个问题更为突出；如大于 64 排的CT 扫描仪）。

- 回顾性心电门控扫描的辐射剂量较高（10～18mSv），而前瞻性心电门控的辐射剂量相对较低（3～5mSv）。

- 时间分辨率及空间分辨率低于冠状动脉造影。

进一步增加探测器阵列排数（请参阅探测器，第 7 页），或使用双源 CT 扫描（请参阅双源 CT，第 22 页）、单心动周期采集 CT（请参阅单心动周期 CT，第 23 页），也许可解决上述某些问题。

二、大于 64 排心脏 CT

（一）128 排 CT

Philips Brilliance ICT 型 CT 扫描仪具有 128 排探测器，配合双采样技术（请参阅探测器、数据通道及"层"的概念，第 10 页），可产生 256 "层"图像。空气轴承技术使得机架旋转一圈的时间降至 270ms，因此时间分辨率仅为 135ms（表 4-1）。由于探测器阵列更宽且需要承受机架快速旋转所产生的高离心力，因此这种扫描仪比传统的 64 排 CT 扫描仪的体积更大。其 z 轴的覆盖范围是传统 64 排 CT 的 2 倍（8+cm）以上，但机架仍需至少旋转两圈才能完全覆盖心脏。图像仍易受阶梯状伪影或错层伪影的影响（请参阅部分容积效应，第 83 页）。然而，由于覆盖心脏所需的探测器重叠较少，因此扫描时间更短。

（二）256/320 排 CT

佳能（Canon）和美国通用电气（GE）公司生产的超宽探测器型 CT 扫描仪的探测器宽度为 16cm。Canon 的机型采用 320×0.5mm 探测器，而 GE 的机型则采用 256×0.625mm 探测器。这些机型的探测器足够宽，可以在一次旋转中覆盖整个心脏，机架旋转时间为 275ms，使用半扫描重建的时间分辨率约为 140ms（表 4-1；请参阅时间分辨率，第 14 页）。这些 CT 扫描仪具有以下几项技术优势。

• 辐射剂量低：机架单圈旋转心脏采集使得 CT 扫描仪通过一次前瞻性"脉冲"即可获得完整的数据集，不再需要连续旋转的重叠采集，可有效减低辐射剂量（通常为 1～2mSv）。

• 心律失常：机架单圈旋转心脏采集可在采集"脉冲"之前"等待"一个时长合适的 R-R 间期。在控制心率的情况下（心率＜ 70 次 / 分钟），对所有受检患者均可获得一个静态的同相数据集。

• 前瞻性单心动周期心功能分析：只用一个心动周期，超宽探测器阵列就可以获得心脏周期所有时相的数据。

但是，这类机型也存在几个缺点。

• 锥形束角度宽（＞ 14°），生成无伪影

的图像需要强大的计算处理能力，尤其是校正散射方面。

• 由于探测器非常宽，其整体重量比传统的探测器重得多，导致机架在旋转过程中产生的离心力更大。

• 时间分辨率（请参阅时间分辨率，第 14 页）被限制在 140ms，只有在受检者心率＜ 70 次 / 分钟时才能进行舒张末期单心动周期前瞻性扫描。在受检者心率＞ 70 次 / 分钟的情况下，前瞻性门控加之宽曝光窗所获得图像也可用于诊断，但可导致辐射剂量升高。

三、双源 CT

双源 CT（DSCT）通过增加 X 线源及探测器的数量来克服机架旋转时间的限制（图 4-1）。2 套 X 线源及探测器阵列成 90° 角安装在机架上，机架旋转 1/4 圈即可完成数据采集。与常规多层螺旋 CT 相比，DSCT 可使时间分辨率提高一倍。如一台 DSCT 扫描仪的机架旋转时间为 250ms，其时间分辨率约为 65ms，对于心率＞ 100 次 / 分钟的受检者进行扫描，在不使用 β 受体阻断药的情况下，仍然可获得满意的图像质量。

通过 DSCT 可同时获得处于相同心脏期相及相同解剖位置的 2 组图像数据。2 套探测器

表 4-1 不同类型医用心血管 CT 扫描仪比较

CT 扫描仪类型	时间分辨率 （ms）	z 轴空间分辨率 （mm）	z 轴覆盖范围 （mm）	心血管 CT 最短 采集时间（s）
64 排单源 CT	140～200	0.5～0.625	32～40	5～10
64 排双源 CT	75	0.6	38	＜ 1～4s
96 排双源 CT	66	0.6	58	＜ 1～4s
128 排 CT（Philips）	135	0.625	80	2～4
256 排 CT（GE）	140	0.625	160	＜ 1
320 排 CT（Toshiba）	138	0.5	160	＜ 1

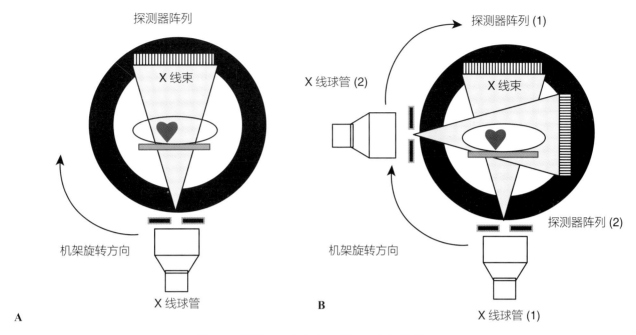

▲ 图 4-1 单源 CT（A）与双源 CT（B）比较

2套X线管球及探测器将获得所需影像数据的旋转弧度缩小至 90°，使得时间分辨率提高了 2 倍

在覆盖范围方面有所不同。如一组探测器阵列覆盖整个视野（约 50mm 范围），而另一组探测器阵列只覆盖较小的中央视野。DSCT 扫描的辐射剂量大致相当于采用一台与其相似的单源 CT 进行扫描的辐射剂量。

DSCT 的另一个重要特征是每个 X 线球管的电压及电流（请参阅 X 线管电流，第 12 页）可以单独变化，可以进行双能量 CT 扫描。这种技术是基于不同密度的组织对不同能量的 X 线束衰减程度不同的原理。虽然尚未得到广泛验证，但 DECT 在心血管成像方面的应用可能包括冠状动脉钙化剪影（尽管当前空间分辨率是一个限制因素）及心肌增强模式定性诊断（请参阅心肌瘢痕及灌注评估，第 160 页）。

DSCT 的主要缺点是其探测器的宽度在实质上并没有显著超过 64 排 CT 的探测器宽度，且不可能通过单次前瞻性旋转来覆盖整个心脏，因此需要采集多个心动周期的数据。DSCT 同样会出现类似于单源 64 排 CT 扫描仪的阶梯状伪影。采用目前最新的双源 CT，使

用前瞻性心电门控联合大螺距技术，扫描时可实现在一个心动周期内覆盖整个心脏。然而，这项技术需要受检患者心率维持在较低且非常稳定（最好＜ 60 次 / 分钟）的水平，并且排除心律失常的情况。

四、单心动周期 CT

为了在一个心动周期内完成心脏数据采集，需使用大螺距（请参阅扫描螺距，第 13 页）螺旋扫描，才能够在特定时间窗内做到心脏全覆盖。对于 64 排螺旋 CT 而言，这种采集方式所需的螺距太大，会导致 z 轴方向采样不足，从而出现数据缺失及图像重建问题。因此，目前 64 排 CT 尚需要在多个心动周期内采集数据。

利用 DSCT 可实现更大螺距（＞ 3）的扫描，因为第二套 X 线球管能够"填补"快速螺旋采集过程中可能出现的数据缺失，通过前瞻性心电门控技术可在一个心动周期内完成整个

心脏数据的快速螺旋采集。虽然大螺距、双球管、单心动周期扫描是一种低辐射剂量的 CT 检查技术，但只适用于心率低且稳定的受检者（理想的心率应 < 60 次 / 分钟，且波动范围 < 2 次 / 分钟）。对大多数受检者需应用 β 受体阻断药来控制心率（请参阅心率控制，第 41 页）。

超宽（16cm）探测器阵列可以在一次机架旋转过程中完成心脏全覆盖。与快速螺旋技术相比，此技术具有一个优势，即对心率过快及心律失常的受检者也可以在一次心动周期内完成数据采集。

单心动周期 CT 扫描的辐射剂量非常低，通常仅为 0.5~2mSv，主要取决于 X 线球管设置。

前瞻性心电门控单心动周期扫描技术具有前瞻性心电门控采集的所有局限性（请参阅心电门控，第 16 页），无法评价其他心脏时相，不能评估心室功能。

五、未来 CT 技术展望

256 排探测器 CT、320 排探测器 CT 以及 DSCT 扫描仪的出现，使得心血管 CT 成像技术有了长足的进步。然而，因期前收缩及心房颤动而产生的运动伪影、因植入支架而产生的晕状伪影以及严重钙化对血管评估的影响仍是临床上需要关注并解决的问题。未来解决这些问题的创新方案可能包括以下内容。

（一）运动伪影

某些生产厂商会提供运动伪影矫正软件，这有助于对心率较高的受检者进行成像。

（二）辐射剂量

- 通过中心自动定位技术可减少受检者的辐射暴露，尤其是乳房的辐射剂量。

- 以器官为基础的自动曝光控制可减少正面投照过程中的管电流，从而减少对乳房的辐射剂量。

（三）晕状伪影

- 通过高空间分辨率算法或基于真实模型的迭代重建技术（尽管后者需要大量的计算能力）可解决部分问题。

- 双能 CT 结合边缘增强图像重建滤波器可减轻对钙化体积的高估。

（四）扫描技术进展

- 平面 MSCT 扫描仪：空间分辨率更高（0.2mm vs. 0.4mm），覆盖范围更宽，但机架旋转非常慢（2s），且对比度分辨率有限（5~10HU）。

- 虽然电子束 CT 尚不能与 MSCT 相匹配，但仍有进一步发展的潜力，特别是考虑到其卓越的时间分辨率方面。

在单个心动周期内获得整个心脏及冠状动脉的同相数据的能力为动态成像提供了新的可能性；如评估动态心肌灌注（在静息状态对比剂注射期间及腺苷负荷状态对比剂注射期间内获得多个时间点的数据集）。在辐射剂量可接受（< 15mSv）的前提下，可进行冠状动脉的高分辨率解剖成像并对管腔狭窄及功能进行评估。利用图像融合软件整合心脏 CT 与单光子发射计算机断层显像（SPECT）或正电子发射断层显像（PET）的灌注成像数据，已经可以实现解剖学及功能学的联合评估。

第5章
辐射物理学、生物学及防护
Radiation physics, biology, and protection

温 博 译

徐 磊 校

一、X线与物质的相互作用

X线相关检查具有电离辐射，这意味着有足够的能量激发原子中的电子使之脱离轨道。电离使原子产生离子对：一个正离子（原子）和一个负离子（电子）。X线以3种方式与原子相互作用：光电效应、康普顿（或非相干）散射、瑞利（或相干）散射。

（一）光电效应

• X线光子将其所有能量传递给内层电子。

• X线光子被吸收。

• 电子被从原子中激发射出，并带走剩余能量。

• 原子呈电离状态。

• 高能态中的电子降低能量水平以填补内层的空缺，在此过程中可释放特征X线或俄歇（Auger）电子。

（二）康普顿散射（或非相干散射）

• X线光子将其部分能量传递给外层电子。

• X线光子失去能量，并改变方向。

• 电子被从原子中射出，并带走从X线光子转移来的能量。

• 原子呈电离状态。

• 移动与静止着的球体相互碰撞，可以很好地模拟这种现象。

（三）瑞利散射（或相干散射）

• X线光子与原子的电子云出现共振。

• X线光子改变方向，但不失去能量。

• 原子不呈电离状态。

（四）主要相互作用

• 光电相互作用的次数随X线能量减少而减少；同时，随着材料原子序数立方增加而增加。

• 散射次数随X线能量减少而减少，且独立于原子序数（因为散射只涉及外层电子）。

• 在CT成像所需的X线能量中，散射在软组织中占主导地位，光电效应在骨骼、探测器阵列及铅中占主导地位。

二、电离辐射的生物学效应

电离辐射可直接或通过电离水分子形成自由基，使DNA被电离而破坏其生物组织。DNA的修复机制通常是非常有效的；然而，这种修复可能在暴露剂量和剂量率过高的情况下失效。DNA 的修复错误可导致突变，产生致癌性。

在组织中，可观察到 2 种类型的生物效应。

（一）组织反应

- 组织反应可急性发生。
- 当辐射剂量超过一定的阈值时，会出现明显的反应；且当辐射剂量远超阈值时，发生这种反应的概率可达 100%。
- 反应的严重程度随辐射剂量的增加而增加。
- 不同组织的反应阈值见表 5-1。
- 组织反应的具体情况请参阅介入放射、心血管 X 线影像学及 CT 影像学相关内容。

表 5-1　辐射诱导组织反应发生率为 1% 时对应的估计剂量阈值

组织反应（损伤）	剂量阈值（Gy）
皮肤红斑	3～6
白内障	0.5
脱发	4
皮肤烧伤	5～10

引 自 International Commission on Radiological Protection（2012）ICRP Statement on Tissue Reactions/Early and Late Effects of Radiation in Normal Tissues and Organs—Threshold Doses for Tissue Reactions in a Radiation Protection Context. ICRP Publication 118. *Ann ICRP* 41（1/2）[1]

（二）随机效应（致癌及遗传效应）

- 辐射暴露后一段时间内发生的情况：如 2 年内可发生白血病，10～20 年内可发生实性癌变。
- 诱发癌症的风险随辐射剂量的增加而增加（图 5-1）。出于辐射防护的目的，采用线性无阈值模型，假设癌症风险与辐射剂量成正

比。这是确保辐射暴露"在可实现的前提下尽可能降低（ALARA）"的基础。

- 目前的证据可表明以下观点。
- 辐射剂量 ≥ 100mSv 可致癌症风险增加，且风险与辐射剂量呈线性关系或线性 – 二次关系。
- 当辐射剂量 < 100mSv 时，其诱发癌症的风险未被明确证实，因为辐射暴露引发的癌症在目前的数据中难以明确获得。
- 放射生物学研究表明，辐射剂量在 100mSv 左右存在一个阈值，低于该标准时，由于修复机制的有效性，不存在诱发癌症的风险。
- 癌症诱发的风险取决于个体的年龄，婴儿比成人的风险高出大约 3 倍。通常，每毫希沃特的风险系数为 5×10^{-5}。
- 尚无证据表明存在遗传效应的风险。

与心脏病学相关的典型检查，其风险估评估见表 5-2。需要注意的是，有效剂量 < 100mSv。

参考文献

[1] International Commission on Radiological Protection (2012) ICRP Statement on Tissue Reactions/Early and Late Effects of Radiation in Normal Tissues and Organs—Threshold Doses for Tissue Reactions in a Radiation Protection Context. ICRP Publication 118. *Ann. ICRP* 41(1/2).

[2] Wall BF, Haylock R, Jansen JTM, Hillier MC, Hart D, & Shrimpton PC(2011)Radiation risks from medical X-ray examinations as a function of the age and sex of the patient. Report HPA-CRCE-028. *Health Protection Agency, Chilton.*

[3] Administration of Radioactive Substances Advisory Committee (2006) Notes for guidance on the clinical administration of radiopharmaceuticals and use of sealed radioactive sources. *Health Protection Agency, Chilton.*

[4] Castellano IA, Nicol ED, Bull RK, Roobottom CA, Williams MC, & Harden SP (2017) Aprospective national survey of coronary CTangiography radiation doses in the United Kingdom. *J Cardiovasc Comput Tomogr* 11(4): 268-273. doi: 10.1016/ j.jcct.2017.05.002.

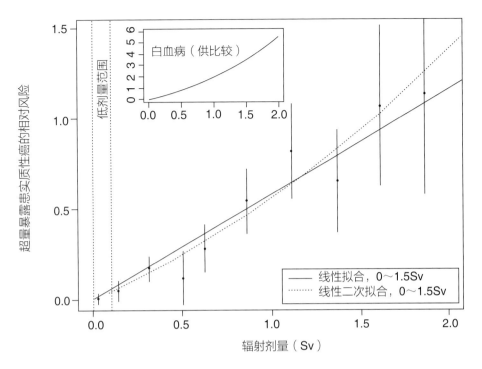

▲ 图 5-1　患癌风险与辐射剂量间的关系

经美国国家学术出版社许可转载，引自 Figure ES-1 Health Risks from Exposure to Low Levels of Ionizing Radiation：BeIR Ⅶ Phase 2. Washington，DC：The National Academies Press. https://doi.org/10.17226/11340

表 5-2　与心脏病学相关的有效剂量（**ICRP 2007**）及影像学检查的风险评估

检　查	有效剂量（mSv）	辐射风险
胸部 X 线摄影 [2]	0.014	1/1 000 000
心脏导管检查 [2]	3.9	1/5000
99mTc 心肌显像 [3]	4～10	1/5000～1/2000
201Tl 心肌显像 [3]	14～21	1/1400～1/950
冠状动脉 CT 血管造影 [4]	6	1/3000

相关剂量取决于所使用的具体扫描方案

三、辐射剂量学

（一）吸收剂量

吸收剂量（D）代表单位质量所吸收的能量，其国际标准单位为戈瑞（Gy）。

（二）等效剂量

等效剂量（H_T）是测量给定的吸收剂量对组织造成生物损伤的一种方法，其国际标准单位为希沃特（Sv）。等效剂量的制定，将辐射的危害性纳入为考虑因素，其由以下公式计算得出。

$$H_T = w_R D$$

其中，W_R 为辐射权重因子，这个权重因子由国际辐射防护委员会（ICRP）于 1990 年确定，并在 2007 年进行了修订。X 线和电子束对应的 w_R 为 1.0。

（三）有效剂量

有效剂量（E）是指所有受照射器官等效剂量的组织加权总和，其国际标准单位亦为希沃特（Sv），计算公式如下。

$$E = \sum w_T w_R D$$

其中，w_T 为组织加权因子，同样是由 ICRP 于 1990 年确定，并在 2007 年进行了修订，目前 w_T 的取值范围在 0.01～0.12。有效剂量可被认作是受检者全身的辐射剂量，因此其可用于对比分析不同类型的辐射暴露。例如，同一受检者的冠状动脉 CT 血管成像与心肌灌注成像之间的比较。然而，当对不同的受检者进行比较时，有效剂量可能会产生误导。例如，在不同年龄及性别的人群中，有效剂量有所不同。使用 ICRP 1990 或 2007 年发布的权重因子计算获得的有效剂量会在数值上有所差异。

（四）CT 剂量指数

CT 剂量指数（CTDI）的计算公式如下。

$$CTD = 1/(nT)\int D_z dz$$

其中，D_z 是沿旋转轴的剂量分布（在 ±50mm），nT 为标称 X 线束准直（图 5-2）。CTDI 可在空气中或在标准的头部和体部 CT 剂量体模（体模直径分别为 16cm 及 32cm，由 Perspex 材料制作）中测得（图 5-3）。

需要注意的是，以上 CTDI 的定义对于准直约 40mm 的电子束有很好的效果，但在电子束准直 > 40mm 时辐射剂量会被低估。修订后的 CTDI 定义对于更宽的电子束准直仍然有效。

（五）加权 CTDI

加权 CTDI（$CTDI_w$）的计算公式如下。

$$CTDI_w = 1/3CTDI_c + 2/3CTDI_p$$

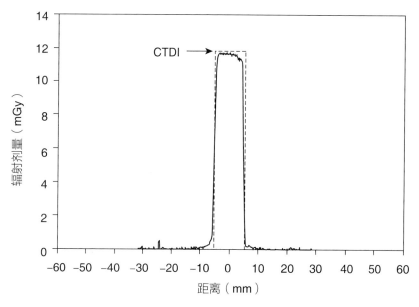

▲ 图 5-2 **CTDI 的定义**

该图为沿扫描仪旋转轴的辐射剂量分布图。由矩形函数的高度可知 CTDI，矩形函数的宽度等于标称 X 线束准直，且曲线下面积可反映辐射剂量分布

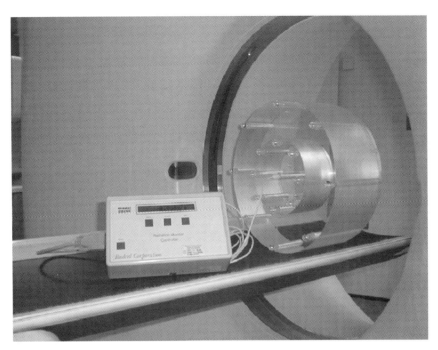

▲ 图 5-3 标准体部体模 CTDI 测量，头部体模形成中心层面

其中，$CTDI_c$ 及 $CTDI_p$ 分别表示在 CT 剂量体模的中心和周边测量的 CTDI 值。$CTDI_w$ 为机架每旋转一圈辐照体积内平均吸收剂量。

（六）容积 CTDI

容积 CTDI（$CTDI_{vol}$）的计算公式如下。

$$CTDI_{vol}=CTDI_w/p$$

其中，p 为螺旋扫描的螺距（请参阅扫描螺距，第 13 页）或轴位扫描进床距离与 X 线束准直宽度的比值。容积 CTDI 是每次扫描中受辐照体积的平均吸收剂量指标。

（七）剂量长度乘积

剂量长度乘积（DLP）的计算公式如下。

$$DLP=CTDI_{vol} \times R$$

其中，R 为受检者受辐照的长度。剂量长度乘积与有效剂量相关，且可通过以下公式来表达。

$$E=c_k \times DLP$$

其中，C_K 为转换系数，以一名体重为 70kg 的受检者为例，其标准数值见表 5-3。

表 5-3 标准 70kg 体重受检者条件下剂量长度乘积与有效剂量的换算系数

身体区域	每剂量长度乘积（mSv/mGy·cm）对应的有效剂量（ICRP 2007 定义）
头部	0.0022
胸部	0.018
腹盆部	0.016
心脏	0.028

由于没有考虑脏器大小及解剖部位的个体化差异，这些换算系数不能用于计算患者个体的辐射剂量

四、辐射防护原则

辐射防护的目标：在对人和环境进行一定程度辐射防护的同时，避免对于必须检查所接触辐射的过度限制。

（一）国际辐射防护建议

英国国家辐射防护委员会（ICRP）制定了辐射防护的 3 项原则，以确保辐射防护的效果。

1. 正当性

• 请参阅正当性及授权（第 37 页）。

• 改变现有辐射照射情况的前提是认为其利大于弊。

• 受检者及医护工作人员的辐射暴露均应在合理范围。

• 在检查获得的诊断信息所带来的益处超过辐射风险的危害时，受检者的辐射暴露才是合理的。在做出下一步的决定前，应对所有适用的成像选择进行全面考虑。

2. 最优化原则

• 受检者及医护工作人员的辐射暴露均需优化。

• 对医护工作人员的辐射必须符合 ALARA，且应综合考虑社会及经济因素。

• 通过辐射剂量管理，可使受检者的辐射剂量在图像满足诊断要求的前提下达到最优。

➢ 诊断参考水平为判断受检者的辐射剂量与临床实践要求之间是否达到最优提供了标准。因此，其可用于预先评定扫描方案。

• 通过有效的辐射剂量管理来控制受检者的辐射剂量，并采取以下措施来减少医护工作人员的辐射暴露。

➢ 尽量缩短医护工作人员与受检者的接触时间。

➢ 最大限度地增大 X 线球光管与受检者之间的距离。

➢ 在 X 线 /CT 检查室采取屏蔽措施，使用个人防护设备。如必要时使用铅围裙。

3. 局限性

• ICRP 规定了医护工作人员及受检者的剂量限制。

• 在预设情况下，不应超过 ICRP 建议的剂量限制。

（二）英国辐射立法

在英国，目前有 2 项辐射立法适用于心血管 CT。

1.《电离辐射条例》（2017）

• 实施对医护工作人员及公众的保护。

• 由卫生及安全部门强制执行。

• 确保个人放射安全所需的控制等级。

• 雇主及相关工作人员为责任人。

• 必须设有获得认证的辐射防护顾问及辐射防护监督员，以协助责任人履行职责。

2.《电离辐射（辐射暴露）条例》（2017）

• 对受检者在诊断、治疗、筛查及医学研究过程中的辐射暴露进行保护。

• 由卫生部门强制执行；在英格兰，此职能被委托给护理质量委员会。

• 必须严格执行相应程序，并进行必要的培训，以确保医疗照射过程中受检者及其他人员的辐射安全。

• 雇主、推荐人、从业者及经营者为责任人。

• 必须有获得认证的医学物理专家参与，在受检者辐射剂量测量、设备管理及优化方面提供建议。

五、受检者辐射剂量及 CT 扫描仪设计

受检者的辐射剂量与 CT 扫描仪的设计及性能具有内在联系。扫描仪的一些特征对受检者辐射剂量的影响比其他因素更大。

（一）时间分辨率

• 时间分辨率由扫描仪 X 线源的数目、机架旋转时间及重建模式（单期或多期）决定（请参阅心血管 CT 技术原理，第 12 页）。

• 与单源 CT 扫描仪相比，双源 CT 扫描仪本质上具有更好的时间分辨率，且并不会增加受检者的辐射剂量。

• 当管电流及曝光时间保持不变，缩短机架旋转时间可在不影响辐射剂量的情况下提高时间分辨率。

• 与单期重建相比，多期重建增加了辐射剂量，因为需要通过回顾性心电门控扫描来获取数据。

（二）管电流调制

可通过多种方式对管电流进行调节（请参阅 X 线管电流，第 12 页）。

• 根据患者体型大小进行调节。

• 沿 z 轴方向，可使用较高的电流来补偿较大的 X 线束衰减。

• 根据 X 线球管角位置的函数进行调节。

• 根据心脏相位函数(ECG 相关 mA 脉冲)进行调节（请参阅 X 线管电流，第 12 页）。

这些特征的实现方式取决于 CT 制造厂商及 CT 扫描仪的型号。在心血管 CT 检查中，常常仅根据受检者的体型及心动周期来调节管电流。

可通过扫描控制台上显示的多种图像质量指标来评价图像质量（表 5-4）。为合理应用管电流调制，必须保证受检者位于扫描平面的中心。

（三）探测器覆盖范围

• 探测器的覆盖范围对受检者辐射剂量的影响并不大。与比回顾性心电门控 CT 扫描相比，其对前瞻性心电门控 CT 扫描的影响更为显著。

• 较窄的探测器（如 40mm）具有以下特点。

➤ 扫描范围可以根据受试者心脏的大小来确定。

➤ 进床距离可能小于 X 线束宽度，因此可将 X 线束边缘的图像重建、拼接在一起。

➤ 仅少量增加辐射剂量。

• 中等宽度探测器（如 80mm）具有以下特点。

➤ 扫描范围不能很好地覆盖受试者的心脏。

➤ 进床距离小于 X 线束宽度。

➤ 在一定程度上会增加辐射剂量。

• 宽体探测器（如 160mm）具有以下特点。

➤ 在一次机架旋转中，心脏被完全覆盖，无须扫描床旋进；但过度覆盖时，需要重建扫描的外围部分（详见后文）。

➤ 不能根据心脏大小调整扫描范围。

➤ 在一定程度上会增加辐射剂量。

表 5-4　用于管电流调制的图像质量指标

扫描仪制造厂商	管电流描述方式	图像质量指标
GE	mA	噪声指数
Philips	每层的 mAs	每层的 mAs
Siemens	mAs（轴位扫描）、有效 mAs（螺旋扫描）、mAs/rot（心脏成像）	质量参考 mAs、有效 mAs 或 mAs/rot
Toshiba	mA	虚拟图像噪声

（四）X 线束准直

X 线束的宽度大于有效探测器的长度，以确保对所有探测器单元辐照均匀，被称为过量照射。与之相关的过多辐射剂量，可通过选择与所需层厚相适应的最宽 X 线束准直使之达到最小化。

（五）自适应准直

螺旋扫描时，受检者的辐射剂量比沿 z 轴进行轴位扫描时的辐射剂量更大，即所谓的超范围扫描，这对于重建第一层及最后一层图像是必要的。自适应准直器可去除在螺旋扫描开始时的 X 线束及后期多余的射线束，因为这些部分 X 线束所对应采集的数据不需要进行重建。通过这种方式可以略微减少辐射剂量。

六、扫描参数及辐射剂量

所选择的扫描技术及扫描方案是受检者辐射剂量的主要决定因素。

（一）扫描技术对受检者辐射剂量的影响

1. 前瞻性心电门控 CT 扫描

• 剂量效率高，因为所获得的绝大部分数据可用于图像重建。

• 患者剂量主要与所选择的管电流及曝光窗宽度有关（请参阅心电门控，第 16 页）。

• 扫描床进床方式（静止、步进、快速或慢速螺旋）对受检者辐射剂量并无显著影响。

2. 回顾性心电门控 CT 扫描

• 剂量效率低，因为采集的数据需要满足多期重建，相当冗余；在相同扫描时间下，辐射剂量通常比前瞻性扫描方式大 3～5 倍。

• 受检者辐射剂量主要由所选择的管电流、ECG 相关 mA 脉冲（请参阅心电门控，第 16 页）及螺距决定。

（二）影响患者剂量的扫描设置

1. 曝光参数

• 管电压（请参阅 X 线管电压，第 12 页）：受检者辐射剂量的增加约与管电压增量的平方成正比（如在其他参数不变的情况下，管电压由 120kV 降至 100kV 可减少 40% 的辐射剂量）。

• 机架旋转时间、mAs、有效 mAs、mAs/rot 或每层 mAs（请参阅 X 线管电流，第 12 页）：在其他参数不变的情况下，受检者辐射剂量随这些参数呈线性增加趋势。

2. 螺距

• 在 mAs 或 mAs/rot 固定的情况下，受检者辐射剂量与螺距成反比。

• 在有效 mAs（或 mAs/rot、每层 mAs）固定的情况下，受检者辐射剂量与螺距变化无关。

• 需要注意的是，回顾性心电门控扫描的螺距需随受检者心率变化进行调节（对心率较快的受检者采用较大螺距扫描），因此辐射剂量可能会受影响（较大螺距扫描时，辐射剂量可能会下降）。

3. 视野

在前瞻性心电门控 CT 扫描中，视野（FOV）较大时，两次机架旋转之间存在少量进床重叠，这会导致受检者辐射剂量增高。

4. 层厚

• 由于检测到的 X 线信号与层厚成反比，为了匹配 1.2mm 层厚扫描的噪声，0.6mm 层厚扫描时通常需要使用 2 倍的管电流（请参阅探测器术语，第 8 页）。薄层扫描在空间分辨率方面的优势可在一定程度上补偿图像噪声引起的图像质量下降，因此适度增加管电流通常就足够了。

> 需要注意的是，对于亚毫米级的层厚，这种关系可能不成立，因为设备制造厂商通常会优化特定层厚的图像噪声特性。

5. ECG 相关 mA 脉冲

• 在前瞻性心电门控 CT 扫描中，受检者辐射剂量与在采集时间窗中的额外管电流成正比（请参阅心电门控，第 16 页）。

• 回顾性心电门控 CT 扫描中，可通过 ECG 相关 mA 脉冲来显著降低受检者辐射剂量。

七、辐射剂量管理

辐射剂量管理的基础是对受检者辐射剂量的监测。辐射剂量检查标准的合理性可通过与国家指南和（或）查阅文献进行比较来评估。对比的结果将确定辐射剂量是否需要优化。

（一）受检者辐射剂量监测

• 对基于某种特定临床情况进行的心血管 CT 扫描（如为明确冠心病存在与否所进行的冠状动脉 CT 血管成像），其辐射剂量监测需要选取约 60 个样本进行评估。

• 每次检查均需了解以下信息。

> 患者特征（性别、身高、体重、体重指数）。

> 选定的 CT 扫描方案。

> 扫描的 $CTDI_{vol}$ 及 DLP（请参阅辐射剂量学，第 27 页）。

> 扫描的 DLP。

> 剂量管理系统所提供的数据。

• 扫描的中位 $CTDI_{vol}$ 及 DLP［扫描的组成部分包括：冠状动脉钙化积分扫描、定位扫描、团注测试、CT 血管成像等；请参阅扫描方案，第 53 页）］，并计算平均 DLP 及受检者平均体重。

• 通过获取有关受检者心率的信息调整扫描方案设置（如曝光窗宽度），可改进监测工作。还可通过分析 CT 扫描方案的数据来改进监测分析效果。

（二）诊断参考水平

• 可将血管成像的 $CTDI_{vol}$ 及扫描的平均 DLP 与既往文献报道对比来进行评估；需要注意的是，在受检者的纳入及排除、临床指征、可能的扫描技术方面相匹配。也可与现有的英国国家诊断参考水平（DRLs）进行比较。

• 血管成像的 $CTDI_{vol}$ 及扫描的平均 DLP 有望纳入 DRLs，作为未来的基准指标进行监测。

• 以估算一名体重 70kg 的受检者的有效剂量（E）（ICRP 2007）为例，可使用以下公式计算。

$$E（mSv）=0.028 × 检查 DLP（mGycm）$$

其中，0.028 为适用于 70kg 个体的转换系数（mSv/mGycm）[1]，对于心血管 CT 检查，典型的检查对象为体重 80kg 的受检者；因此，计算会产生一些误差，不过误差很小。转换系数很可能会不时变化，应对此加以关注。

需要注意的是，既往文献中广泛采用 0.014 作为转换系数，这是基于 1990 年 ICRP 对于有效剂量的定义，适用于胸部 CT，但并不适用于心脏 CT 检查。

还应注意的是，由于患者的体型及体重很少能与"具有代表性"的 70kg 体重的个体相匹配，上述公式不适用于个体受检者辐射剂量的计算。

（三）辐射剂量过高或过低的原因

当辐射剂量过高或过低时，需综合考虑以

下因素，以查明原因。

- 受检者队列与参考数据中的一致性。
- 扫描技术的一致性。
- 扫描序列中的序列数及类型。
- 管电流调制的类型（请参阅心电门控，第 16 页），尤其是 ECG 相关 mA 脉冲。

（四）剂量描述性指标随患者体型的变化

- 分析 $CTDI_{vol}$ 随患者体型大小的变化趋势，便于了解管电流调制是怎样工作的。
- $CTDI_{vol}$（mGy）随患者体重（kg）变化的散点（图 5-4 及图 5-5）分别反映了合理应用管电流调制方案及不合理应用时二者的关系。

需要注意的是，在成人扫描方案中，控制台显示的 $CTDI_{vol}$ 及 DLP 是基于 CT 体模计算的数值，而不是基于正在接受扫描的受检者所计算的数值。实际的数值取决于受检者与 CT 体模之间的差异。体型较小的患者，其实际辐射剂量比控制台显示的数值更高；而对于体型较大的受检者而言，实际辐射剂量则偏低。

参考文献

[1] Gosling O, Loader R, Venables P, Rowles N, Morgan-Hughes G, & Roobottom C (2010) Cardiac CT: are we underestimating the dose? Aradiation dose study utilizing the 2007 ICRP tissue weighting factors and a cardiac specific scan volume. *Clin Radiol.* 65 (12): 1013-1017. doi: 10.1016/j.crad.2010.08.001.

八、辐射剂量优化技术

当辐射剂量监测显示受检者辐射剂量显著高于（或低于）临床检查的安全剂量时，需要对扫描方案、扫描技术及相关工作人员技能培训进行审查。

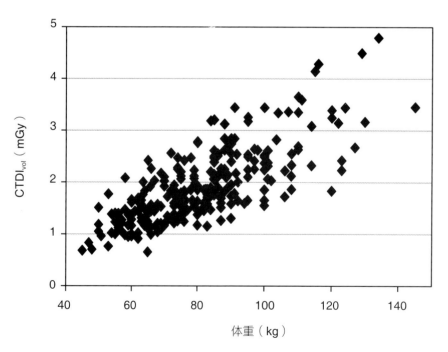

▲ 图 5-4　管电流调制应用较好时 $CTDI_{vol}$ 与受检者体重的关系

$CTDI_{vol}$ 随受检者体重增加而增加

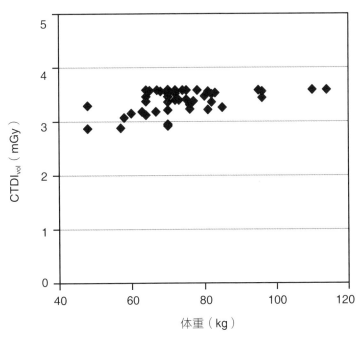

▲ 图 5-5 管电流调制作用不佳时 $CTDI_{vol}$ 与受检者体重的关系
$CTDI_{vol}$ 变化与受检者体重大小的依从性不大

（一）当地检查操作审查

• 通过分析每个受检者的临床信息、心率及扫描时的心律，对心电门控技术及 ECG 相关 mA 脉冲进行调整。

• 对扫描范围及 FOV 进行调整；需要注意的是，在回顾性心电门控 CT 扫描时，照射长度可因螺旋扫描的过度覆盖而超出成像所需长度达 6cm 以上。

• 需核查对比剂团注是如何进行的；图像对比度差可能是由于团注对比剂的时机选取不佳，而并非扫描设置的问题。

• 扫描方案必须根据受检者体型来确定（具体指标可为受检者的体重或 BMI），通过改变管电流设置及应用管电流调制技术来对扫描方案进行调整。

• 如辐射剂量指标在可接受范围，但图像噪声过大，应对所选定的重建算法进行核查（请参阅卷积滤波器及卷积核，第 71 页）。

• 对体积较小及中等体型的受检者进行检查时，可将管电压分别降低至 80kV 及 100kV。在较低的管电压下，碘对比剂显影更加明显；适度提高管电流可补偿图像噪声增加对图像质量的影响（且 100kV 管电压条件下的 $CTDI_{vol}$ 低于 120kV 管电压条件下的 $CTDI_{vol}$）。

需要注意的是，对于体型较大的受检者来说，100kV 管电压下的低能 X 线会导致图像伪影。

• 扫描前需预估 $CTDI_{vol}$ 及 DLP，以评价减低辐射剂量的效果。

（二）教育和培训

• 由于受检者辐射剂量优化与扫描仪设计具有内在的联系，在设备采购期间，应全面了解 CT 扫描仪的运行、操作；医学物理学方面的专家也参与到评估过程中，可对扫描仪设计方面的技术问题及其对辐射剂量的影响提出参考意见。

• 扫描仪应用培训为扫描方案优化提供了重要信息。

- 医学物理学专家可根据当地的调试数据提供进一步建议。

（三）扫描仪之间的传输方案

在新的扫描仪上设置扫描方案或执行同行审查的扫描方案时，方案细节不能直接从其他扫描仪上进行复制，只有在具有相同软件版本的同一型号的扫描仪之间才能这样进行。以下是可以安全采用的方式方法。

- 与医学物理学专家及资深技师合作，设置适合的扫描方案，参数包括：管电压、机架旋转时间、层厚、准直、FOV 及 ECG 相关

mA 脉冲。

- 调整管电流，直至预计的 $CTDI_{vol}$ 与目标对照扫描仪的数值相当；在这个阶段可能需要通过一个体模来测试。

- 使用各种不同的卷积核重建图像数据（请参阅卷积滤波器及卷积核，第 71 页）。选择一个目标扫描仪进行对照，以调整到最佳图像质量可以匹配的卷积核。

- 进行受检者剂量审核，将 $CTDI_{vol}$、DLP 以及受检者体型相对应的 $CTDI_{vol}$ 与目标对照扫描仪的参数值进行对比分析。

第6章
心血管 CT 检查的应用

Practical aspects of cardiovascular CT

温 博 译

徐 磊 校

一、正当性及授权

进行心血管 CT 扫描，必须经过申请交由具有相关职业资格的医生进行检查。这个医生应负责最终的检查并出具报告，并必须评估每一次检查申请的适当性。此过程即为审核检查的正当性及授权。

确定检查的正当性包括以下 2 个步骤。

• 专业机构根据循证医学指南为心血管 CT 检查提供正当性理由（请参阅心血管 CT 执业评定及认证，第 286 页）。

• 个别案例检查的正当性确认，应由电离辐射（医疗暴露）管理条例（IRMER）规定的从业人员根据申请检查的临床医生所提供的临床信息来进行。

个别案例检查的正当性确认需要考虑以下几个问题。

是否需要心血管 CT 扫描？

这个问题对受检患者的辐射剂量产生的影响最大。

已获得哪些信息？

冠状动脉钙化积分过高可能是冠状动脉 CT 血管造影（CTA）检查的禁忌证（请参阅管腔狭窄量化，第 116 页）。

是否有能够替代的成像技术？

在确认检查正当性的过程中，必须考虑到是否还有辐射剂量更低且也可提供临床所需诊断信息的其他成像技术。

• 超声心动图（请参阅超声心动图，第 297 页），无电离辐射。

• 磁共振成像（请参阅心血管磁共振成像，第 300 页），无电离辐射。

• 心脏核医学检查（请参阅单光子发射计算机体层显像心肌灌注，第 292 页）。

采用哪种心血管 CT 扫描方案？

不同扫描技术之间的辐射剂量不同（表 6-1），选择前瞻性或回顾性心电门控扫描方案对辐射剂量有很大影响（请参阅心电门控，第 16 页）。一般来说，通过 CT 扫描获得的诊断信息越多，与之相关的辐射剂量也越大。

总体辐射剂量是多少？

CT 扫描的正当性评估不仅要考虑通过该检查获取了多少诊断信息，还应考虑到辐射剂量的问题。例如，如果心脏导管检查即可，那么做心脏 CTA 就没有意义。

如果临床认为 CT 扫描是合理的，即可对申请进行授权并为受检者预约检查。

表 6-1　2017 版心血管 CT 扫描的典型辐射剂量

心血管 CT 扫描	中位剂量长度乘积 [mGy·cm（IQR）]*
前瞻性心电门控 CTA	174（103～296）
回顾性心电门控 CTA	680（406～1064）

*. 扫描定位像（请参阅扫描方案，第 53 页）增加了约 0.2mSv 的有效剂量

引自 Stocker TJ, Deseive S, Leisic J, et al.（2018）Reduction in radiation exposure in cardiovascular computed tomography imaging: results from the Prospective Multicenter Registry on RadiaTion Dose Estimates of Cardiac CTAngIOgraphy IN Daily Practice in 2017 (PROTECTION Ⅵ). *European Heart Journal*

二、受检者选择

在确认检查合理并获得授权的情况下，冠状动脉 CT 成像的适应证是由许多因素决定的。

（一）受检者体型

对于 BMI 较大的受检者，扫描时可能需要更高的 X 线能量，以达到足够的信号 – 噪声比（请参阅肥胖受检者的检查，第 62 页）。限制剂量可能会导致图像质量变差。

（二）心率

• 理想状态是心率 < 65 次 / 分钟，心律整齐（请参阅心率控制，第 41 页）。

• 一般情况下，明显心律失常、心率过快的受检者属心血管 CT 成像的相对禁忌。然而，采用高端扫描仪及进行收缩期末采集有助于克服这一问题。

（三）心血管状况

有心脏传导阻滞或心脏移植病史是使用 β 受体阻断药的禁忌证（请参阅心率控制，第 41 页）。

（四）呼吸状况

• 根据 z 轴覆盖范围（请参阅探测器，第 7 页），冠状动脉 CTA 扫描过程中受检者可能需要保持屏气长达 20s。

• 中重度气道阻塞性疾病为使用 β 受体阻断药的禁忌证，需要使用其他药物控制心率（请参阅心率控制，第 41 页）。

（五）碘对比剂的适用性

• 绝对禁忌证包括：曾出现过严重的对比剂不良反应。对比剂不良反应的识别及处理另述（请参阅对比剂不良反应，第 49 页）。

• 对于年龄 > 65 岁或已知有糖尿病史、肾病史的受检者，均要求有正式的血液化验结果（CT 检查前 3 个月内）。

• 尽管可使用低渗对比剂（如可使用 Visipaque™），对慢性肾功能不全的患者进行扫描仍属相对禁忌（请参阅碘对比剂，第 46 页）。

• 需要注意的是，如受检者需服用二甲双胍，在其肾功能正常的情况下，不需要停药（请参阅静脉对比剂的使用，第 47 页）。

应确保受检者在接受检查之前对冠状动脉 CTA 的相关信息（如检查手册）具有一定的了解，以便大多数情况下在受检者接受检查之前明确其有无禁忌证。即使不存在禁忌证，受检者对检查过程有较好的了解也有助于其更好地配合完成扫描。

三、受检者准备

（一）预约检查时

以下信息应在受检者预约检查时告知，并出具书面形式的告知单。

- 鼓励多饮水。对于有"潜在风险"的受检者，应注意严格遵循合理的扫描方案，以避免对比剂肾病的发生。

- 临床药物可照常服用。

（二）等待检查时

CT（包括CTA）扫描前应预留足够的受检者准备时间。扫描前的准备程序包括：对受检者进行扫描安全性核查、检查过程宣教、静脉穿刺等；如有必要，应进行心率控制（请参阅心率控制，第41页）。通常，30min的预留时间是足够的；如有必要，还可让受检者提前1h口服药物，以控制心率。

（三）受检者扫描安全性核查

- 受检者扫描安全性核查应在专门的房间内进行，需要与主候诊区分开，以确保隐私。

- 应包括简短、重点突出的病史询问（如家族史、目前用药史），如有必要，应询问其怀孕与否。

- 还应评估对比剂/药物的适用性。

➢ 对于静脉对比剂，应警惕对比剂不良反应的危险因素（请参阅碘对比剂，第46页）。

➢ 应注意合理使用心率控制药物（请参阅心率控制，第41页）及硝酸甘油（请参阅硝酸甘油，第43页）。

- 应观察受检者心率、血压及血氧饱和度的基线水平并记录，以确认是否适合检查以及是否需要进行心率控制。

以上信息最好记录在标准化调查表/观察表中（请参阅受检者调查表示例，第41页），以便后续根据需要进行核查。在完成问卷调查后，应确保受检者有机会对检查提出相关问询。

（四）检查过程宣教

对整个检查程序的详细解释有助于获得

较高质量的图像。CT检查中，受检者熟知该如何配合检查，所获得的图像更易于诊断。检查过程宣教必须包括的内容：静脉注射对比剂的不良反应、扫描过程中需要遵守的呼吸指令，以及告知其在扫描期间必须保持静止不动。

1.静脉注射对比剂

应将静脉注射对比剂的原理、作用及不良反应向受检者解释说明。以下为常见的一过性对比剂不良反应。

- 注射对比剂过程中，受检者可能会出现全身潮红的感觉，以及可能会感觉到发热。

- 受检者口中可能会有金属的味道。

- 受检者可能会有膀胱充盈感及排尿欲望。

对比剂注入的过程通常是无痛的。应告知受检者如在对比剂注入期间注射部位发生疼痛，须立刻示意影像科技师，因为这可能表明有对比剂外溢（请参阅对比剂不良反应的处理，第51页）。

2.检查步骤

应向受检者简要说明：心电电极的位置及如何使用心电触发来获得高质量的图像，保证缓慢、稳定的心率的作用。使用β受体阻断药的可能性也应提前告知受检者。

关于数据采集过程中扫描床将如何移动及机架旋转的噪音应一并提前告知受检者，以便其做好充分的准备。如需要进行对比剂图注峰值测试，也应向受检者简要解释说明。告知这些信息，可使受检者在扫描过程中减少焦虑情绪。

通常可以通过指令的顺序练习来改善扫描过程中受检者的屏气配合，浅吸气及绝对屏息是所希望达到的效果。

（五）穿刺置管

- 如果可能的话，应在准备室对受检者进

行穿刺。

• 虽然 20G 外周静脉套管针也可谨慎使用，但 18G 套管针更适用于静脉注射。

• 右肘前臂正中静脉是首选穿刺血管，因为可直接回流入心脏，避免穿过主动脉弓、大血管及乳内动脉根部时对比剂残留于左侧头臂静脉而产生的条纹伪影。

• 可根据制造厂商的指导方案及科室内部的处理策略，使用与 CT 兼容的、可强力注射的经外周静脉置入的中心静脉导管（PICC）。

（六）最终步骤

最终，在扫描之前，以下几点应由影像科技师 / 医生进行讨论。

• 对受检者的监测以及对比剂不良反应的危险因素（请参阅对比剂不良反应，第 49 页）。

• 控制心率的需求、方法（请参阅心率控制，第 41 页）以及硝酸甘油的使用（请参阅硝酸甘油，第 43 页）。

• 选择适合于受检者的扫描方案。

四、受检者扫描安全性问卷示例

受检者扫描安全性问卷

姓名：   身高：

医院编号：   体重：

出生日期：

作为 CT 扫描的一部分，需要为您注射碘对比剂，请圈出或勾选以下问题的答案。

是	否	您是否有过敏史（药物、食物、乳胶或其他）? 如果是，请具体说明。
是	否	您是否曾注射过对比剂（X 线摄影或 CT 检查）? 如果是，请说明您是否出现对比剂不良反应及具体是何种反应。
是	否	您是否接受过心脏手术?
是	否	如果您曾接受过有创性冠状动脉造影，请说明冠状动脉支架置入情况。
是	否	您是否患有高血压? 如果是，目前如何治疗（服药）?
是	否	您是否患有肾脏疾病?
是	否	您是否患有糖尿病? 如果是，请说明是否需要服用二甲双胍。
是	否	您是否患有哮喘? 如果是，请说明是否使用吸入器治疗。
是	否	您是否有心脏病家族史?
是	否	目前您是否吸烟? 如果是，每年吸烟量为多少包?
是	否	既往您是否吸过烟? 如果是，曾经每天吸多少烟? 吸烟多少年?
是	否	您是否在检查前 24 小时内服用了万艾可（西地那非）或类似药物?
是	否	您是否怀孕? 请说明末次月经日期。
是	否	您是否同意使用您的匿名 CT 图像用于研究、核查或教学?

患者签名：   日期：

申请医生：

五、受检者调查表示例

成人接受冠状动脉 CT 血管造影的观察表

使用 β 受体阻断药和（或）舌下含服硝酸甘油

姓名：　　　　　　　　　　　　　　　身高：

医院编号：　　　　　　　　　　　　　体重：

出生日期：

	时间	心率	血压	血氧饱和度	补充氧气（L/min）
基线观察					
β 受体阻断药　　　　　　　　使用禁忌及警示已核查？　　　　　　　　　　　　　　　　　　　　　□					
禁忌证：低血压（血压＜ 90mmHg/60mmHg）、哮喘（支气管痉挛）、严重的周围血管疾病、控制不佳的心力衰竭、病态窦房结综合征、一度 / 三度心脏传导阻滞。					
口服美托洛尔（50mg）　　　　　　　□　　　　　　静脉注射美托洛尔（1mg/ml）　　　　　　　　　　　□					
剂量（mg）					
剂量（mg）					
硝酸甘油　　　　　　　　　　使用禁忌及警示已核查？　　　　　　　　　　　　　　　　　　　　　□					
禁忌证：对硝酸盐过敏，低血压（血压＜ 90mmHg/60mmHg），检查前 24h 内使用过万艾可（西地那非）、希爱力（他达那非）或艾力达（伐地那非），肥厚型心肌病，主动脉狭窄，心包填塞，缩窄性心包炎，二尖瓣狭窄，严重贫血。					
在 CT 血管扫描前，使用硝酸甘油舌下喷雾 800μg（2 喷）　　　　　　　　　　　　　　　　　　　　□					
离院观察					

申请医生：　　　　　　　　　　　　　问卷医生：

　签名：　　　　　　　　　　　　　　　签名：

β 受体阻断药不良反应的处理

心动过缓：心率＜ 40 次 / 分钟或心率＜ 50 次 / 分钟并有症状时，可使用阿托品（600μg 静脉注射，每 2～3min 一次），最大用量可达 2400μg。

持续性心动过缓：如给予美托洛尔，应肌内注射胰高血糖素 2～10mg（1 小瓶与 5% 葡萄糖混合）。

发生以上情况均应及时通过总机联系值班的心脏病学专家 / 住院医生。

六、心率控制

（一）概述

心率控制是获得高质量 CTA 图像的关键步骤。不同的 CT 扫描仪具有不同的时间分辨率（请参阅时间分辨率，第 14 页），所需要的降低心率的程度也各不相同。然而，无论使用哪种扫描仪，在 60～65 次 / 分钟心率范围内图像质量均较高。

在某些情况下，交界性心率（及心率微小波动）可通过屏气得到控制。采用这种方法也许可以不需要药物干预即将心率降低至＜ 65 次 / 分钟的水平。

通常，心律控制是必需的。预防室性早搏（PVC）比在图像后处理阶段使用心电编辑的效果要好得多（请参阅数据缺失及插值错误，第 86 页）。推荐在心率控制期间进行心脏监测。心率控制给药应由接受过专门培训并完全了解受检者的基本诊断、病史及目前治疗情况的医护人员完成。

（二）β 受体阻断药

除禁忌证外，β 受体阻断药应作为 CTA 检查中心率控制的首选用药。部分学者主张对所有受检者使用 β 受体阻断药，而另有学者则主张根据受检者静息态心率进行个性化处理。相对于前者，我们更建议后者。

1. 建议方案

- 于 CTA 检查前 1h 口服美托洛尔 100mg。
- 分别于 CTA 检查前 12h 及 1h 口服美托洛尔 50mg。
- 美托洛尔（5mg）：经静脉给药（每 1~2min 两次，以 5~10mg 递增滴定；根据心率反应，最大用量可达 60mg）。
- 艾司洛尔（500μg/kg）：经静脉给药（扫描前 5min 滴定）。

根据专家共识，口服及静脉注射 β 受体阻断药可组合使用。

2. 需谨慎使用 β 受体阻断药的情况

- 窦房结或传导系统疾病。
- 晕厥。
- 可逆的气道疾病。
- 心力衰竭 / 心室功能障碍。
- 同时服用可降低心率的药物，尤其是维拉帕米。
- 受检者对 β 受体阻断药不能耐受。

（三）钙通道阻滞药

可短效降低心率的钙通道阻滞药（维拉帕米及地尔硫䓬）已被建议作为 β 受体阻断药的替代药物，尤其是在无法耐受 β 受体阻断药的

受检者中。目前尚缺乏这些药物在 CTA 检查心率控制效果方面的数据。2 种药物均作用于房室结，不太可能对 PVC 有任何影响。

建议方案

- 于 CTA 检查前 1h 口服维拉帕米 80~240mg。
- 于 CTA 检查前 1h 口服地尔硫䓬 60~240mg。
- 维拉帕米（2.5~5mg）：经静脉给药（必要时，每 5min 滴定一次，最大用量 15mg）。

（四）伊伐布雷定

伊伐布雷定是一种新型窦房结阻滞药，专门作用于 I_f 通道，其已被证实可降低心绞痛患者的心率。业界对于其在心脏 CTA 检查前心率控制方面的应用很感兴趣，但需通过更多设计良好的临床实验加以验证。

建议方案

- 于 CTA 检查前 3 天开始口服伊伐布雷定 5mg（每日两次）。
- 也可使用伊伐布雷定静脉注射剂，但并非所有国家都有。

（五）不良反应的治疗

所有从事心脏 CTA 专业的医生及放射技师都应该知晓其所在医疗机构治疗与心率控制药物相关心动过缓的处理方案。以下是应急处置药物所致心动过缓方面的指导意见。

- 静脉团注阿托品 0.6mg，最大用量为 3mg。
- 输注多巴酚丁胺 2.5~20μg/（kg·min）。
- 临时经静脉起搏。

特定逆转药

- 静脉团注胰高血糖素 2~5mg，以逆转 β 受体阻断药。
- 输注 10% 氯化钙 10ml（滴定时间 > 5min），以逆转钙通道阻滞。
- 雾化吸入 2.5~5mg 沙丁胺醇，用于处

理支气管痉挛。

需要注意的是，应进行应急心脏病／医疗会诊，尤其是在对症状性心动过缓的治疗并不熟悉的情况下。

七、硝酸甘油

（一）作用机制

衬附于血管内皮的 NO 合成酶代谢产生一氧化氮，这些 NO 具有强效血管扩张作用。

（二）硝酸甘油在心血管 CT 中的应用

- 在心血管 CT 中使用血管扩张药，可增加冠状动脉图像的对比度，从而改善冠状动脉远端显影。
- 吸烟者、糖尿病患者及女性的冠状动脉管径较小，硝酸甘油（GTN）的作用尤为重要。

在心血管 CT 中，GTN 通常是常规使用的。但需要警惕其引起反射性心动过速及低血压的可能性；尤其是后者，在同时使用 β 受体阻断药时应特别关注。虽然此类问题较为罕见，但仍建议对所有使用 GTN 的受检者进行血压监测。

（三）禁忌证

由于联合给药后受检者有可能出现严重的低血压，对 24h 内服用过磷酸二酯酶抑制药（西地那非、他达那非、伐地那非等）的受检者应避免使用 GTN。问卷中应该详尽询问这些药物的使用情况（请参阅受检者扫描安全性问卷示例，第 40 页）。

其他相关禁忌证包括以下几方面。

- 对硝酸盐过敏。
- 低血压。
- 左心室流出道梗阻（主动脉瓣狭窄、肥厚型心肌病）。
- 心脏压塞。
- 缩窄性心包炎。
- 二尖瓣狭窄。
- 严重贫血。

建议方案

检查前 1～2min，GTN 舌下喷雾给药 1～2 次（400～800μg）。

八、扫描准备

（一）CT 扫描仪设置

- 将对比剂及生理盐水按照增强扫描方案的要求（请参阅静脉对比剂的使用，第 47 页）加入双筒高压注射器中（请参阅扫描方案，第 53 页）。
- 连接心电监测。
- 如有必要，准备生理盐水冲洗及注射托盘。
- 在注射器控制面板上选择适当的增强扫描对比剂注射模式（请参阅静脉对比剂的使用，第 47 页）。

（二）受检者体位放置

- 在可能的情况下，负责核查／填写表格的医护工作人员应陪同受检者进入 CT 检查室，以确保整个流程的连续性。
- 影像科技师应安抚受检者，并在为扫描床上的受检者进行定位时再次核对检查要求。
- 根据扫描方案及体位放置要求，帮助受检者以足先进或头先进的方式在扫描床上摆位。这时也要考虑到受检者的意见，有些人愿意看他们的检查过程；而另一些人更喜欢面向影像科技师，这样他们在扫描过程中就不会感到孤单了。有时，扫描方向是由扫描的适应证决定的。

• 通过心电图（ECG）可获得清晰的心电信号。三导联 ECG 即可，3 个心电电极通常分别放置于受检者双侧锁骨中线垂直方向上锁骨偏下方的位置及左锁骨中线与第六肋间隙的交点位置。

• 在贴放电极片前，受检者应将手臂举过头顶，以确保电极的位置准确和避免电极因手臂运动而移位。这一体位也可避免扫描到上肢。还应尽量避免受检者手臂与静脉套管过度屈曲，以防止扭结。

• 贴放电极片时，应考虑到以下几方面。

➤ 应避开毛发，以免接触不良及潜在的心电描记不良。

➤ 如需对受检者皮肤进行脱毛处理，优先考虑使用剪刀。应注意避免剃毛或刮毛，以减少皮肤感染的风险。

➤ 如心电电极与皮肤接触不良，应清洁该区域。

➤ 心电电极和电线应放置在 CT 扫描的感兴趣区以外。

➤ 如通过标准导联位置获得的心电信号质量较差，可选择其他位置重新贴放电极片，以纠正这一问题。

采取上述措施的目的是获得明显的 R 波触发心电门控扫描（请参阅心电门控，第 16 页）。

• 移动 CT 扫描床，自肺尖开始扫描定位（请参阅扫描方案，第 53 页）。

• 将对比剂注射器连接到受检者，必要时进一步加以固定。

• 与受检者再次复习呼吸指令、练习呼吸技巧。确认对比剂注射的预期效果。

• 离开 CT 检查室后，与受检者保持交流，让受检者觉得还有人陪伴在那里。

九、扫描注意事项

• 如果可能，医护人员应在整个扫描过程中与受检者保持直接的交流。

• 钙化积分扫描获得的图像（请参阅冠状动脉钙化积分，第 108 页）可用来确定 CTA 扫描范围。如不进行钙化积分扫描，可从定位像中确定 CTA 扫描范围（请参阅扫描方案，第 53 页）。

• 在随后的浅吸气、屏气配合中，受检者心脏的位置会有一定变化。CT 扫描的起始位置一般为冠状动脉起源上方的 2 个层面或心底下方的 2 个层面。

• 可利用对比剂团注峰值测试／团注跟踪技术为扫描设定好延迟时间（请参阅优化扫描时间，第 54 页）。

• 告知受检者即将开始注射对比剂后，通过注射器给药，同时启动扫描。

• 在扫描的同时，应监测 ECG、增强对比度及受检者的心率。

• 如出现下列情况，应做好准备终止扫描及对比剂注射。

➤ 实时监测图像中看不到对比剂显影。应检查注射器连接是否正常并询问受检者注射部位是否疼痛（即是否有对比剂外溢；请参阅对比剂不良反应的处理，第 51 页）。

➤ 受检者表现出对比剂不良反应的迹象或症状（请参阅对比剂不良反应的处理，第 51 页）。

扫描完成后的工作

• 在患者离开扫描床之前，影像科技师应检查重建图像，确认所采集的图像覆盖范围及图像质量是否满足诊断需要；并询问影像科医生，必要时重新扫描。

• 协助受检者离开扫描仪，并在必要时进行扫描后观察。

• 受检者对不同剂量 β 受体阻断药的反应

可能不同，所以只有当其各方面表现正常并感觉良好方可离开 CT 检查室。

• 再次提醒受检者 β 受体阻断药的副作用及延迟的对比剂不良反应（请参阅对比剂不良反应，第 49 页）。并告知受检者，如果感觉不适应在工作时间及时联系医院相关科室，或在非工作时间出现意外及紧急情况时及时到全科医生处就诊。

• 应根据科室的规定，指导受检者在 CT 检查后多饮水；并告知他们该怎样领取检查结果。

第 7 章
静脉对比剂
Intravenous contrast media

温 博 王 辉 译

徐 磊 校

一、碘对比剂

（一）概述

X 线的衰减程度与其穿透组织的密度成正比（请参阅心血管 CT 技术原理，第 12 页）。在常规 CT 平扫图像中，密度明显不同的相邻组织由于它们的自然对比，对其可很容易地进行区分；但对于具有相似密度的相邻组织（如冠状动脉与其管腔内的血液），则难以仅仅通过自然对比来区分。为了能够分别评估这些组织的成分，必须在它们之间创造人工对比，这通常是利用碘对比剂来实现的。

（二）化学性质

目前几乎所有含碘的静脉对比剂均基于三碘化苯环的结构。苯是一种有毒的亲脂化合物，可通过酸化使水溶于苯甲酸。苯环中含有 6 个碳原子，1 个碳原子上被引入 1 个酸性分支，在其余 5 个碳原子上可引入其他的基团。对比剂中的碘通常会被引入到其中 3 个碳原子上，而支链附着在另 2 个碳原子上，从而微妙地改变了苯的毒性和水溶性。较高的对比密度、低毒性以及可与苯环牢固结合，使得碘对比剂成为理想的对比剂。

（三）对比剂的性质

碘对比剂广泛应用于临床成像，主要基于其在 3 个重要特性上的优势，即渗透压、黏度及离子性。

1. 渗透压

渗透压可反映出每千克水中对比剂的分子数，与离子性密切相关（详见后文）。高渗透压对比剂比血浆渗透压高 7～8 倍，比低渗透压的对比剂高 2～3 倍。对比剂注射期间出现不良反应的风险（请参阅静脉对比剂，第 47 页）随渗透压的增高而增大。使用高渗透压对比剂时，发生肾损害等对比剂不良反应（请参阅对比剂不良反应，第 49 页）的风险也会增大 5～10 倍。这推动了等渗对比剂的出现，等渗对比剂具有与血浆相同的渗透压。

2. 黏度

黏度指标可量化描述对比剂的黏稠程度。实际上，它决定了可注入对比剂的最大速率，对于冠状动脉 CTA，对比剂注射速率通常为 5～6ml/s。黏稠的对比剂更难注入，也更有可能导致不良反应的发生。

3. 离子性

根据其离子性，对比剂可分为离子型及非离子型。在溶液中，离子型对比剂的分子会分解成 2 个电荷相等但方向相反的粒子；而非离子型对比剂则不具有这一特性，在溶液中以单一的电中性分子存在。由于渗透压是由每千克水中离子或其他粒子的数量决定的，离子型对比剂渗透压至少是拥有类似结构的非离子型对比剂的 2 倍。

对比剂的渗透压受溶液中的每个对比剂分子所含碘原子的数量影响。根据碘原子的数量，目前临床应用较为广泛的对比剂大多具有较低的渗透压。此外，离子型对比剂由单个苯环与 3 个碘原子组成，原子会分解成 2 个离子，并释放 3 个碘原子，从而产生 2:3 的渗透压。通过以下 2 种方式，可实现进一步的优化。

- 使用非离子型对比剂。
- 使用二聚体而非单体对比剂。

二聚体对比剂由 2 个共价键结合苯环分子组成，每个苯环含有 6 个碘原子。因此，离子性二聚体对比剂的渗透压为 1:3；而非离子二聚体对比剂的渗透压为 1:6，这种对比剂具有目前可实现的渗透压与碘原子的最佳平衡。

拓展阅读

◆ Katayama H, Yamaguchi K, Kozuka T, Takashima T, Seez P, Matsuura K. (1990) Adverse reactions to ionic and nonionic contrast media. A report from the Japanese Committee on the Safety of Contrast Media. *Radiology* 175(3), 621-628.
◆ Singh J, Daftary A. (2008) Iodinated contrast media and their adverse reactions. *J Nucl Med Technol* 36(2),69-74.

目前医用碘对比剂在市面上通常以品牌名及一个数字的形式命名；如优维显 370（德国拜耳公司），其中这个数字代表了每毫升溶液中碘的浓度，通常被称为对比剂的浓度。优维显 370，也就是说每毫升溶液含有 370mg 的碘。浓度越高的对比剂其成像的对比度越好，黏度及渗透压也越高。但这也增高了不良反应的发生率（请参阅对比剂不良反

应，第 49 页）。对比剂碘浓度的选择取决于所要成像的器官。在心血管 CT 中，通常使用 300～400mgI/ml 的碘对比剂。

二、静脉对比剂的使用

（一）高压注射器

在高压注射器被常规使用前，对比剂是通过静脉输液或手推团注的方式给药。手推团注方式存在以下几方面的不足。

- 由于使用的静脉导管尺寸不定，导致流率不定。
- 负责注射对比剂的医护人员需要留在扫描室内，增加了医护人员辐射暴露的风险。

采用高压注射器可有效规避这些问题，原因如下。

- 注射速率及流量固定，使地成像的对比度更佳。
- 可进行精确地团注注射，从而最大限度地增加了感兴趣区的对比度。
- 可精确控制给药时间。

用于心血管 CT 的高压注射器，其头端包含 2 个针筒（即"双头"，图 7-1）分别装有对比剂及生理盐水。该装置是通过一个注射组件与患者连接，由影像科技师在控制室中通过控制台设置控制注射（图 7-1），对比剂及生理盐水的流率、注射时间均可控。

（二）生理盐水冲洗

生理盐水冲洗具有以下几方面的作用。

- 可促进对比剂从静脉循环至动脉，增加动脉强化效果，避免多余的对比剂负荷。
- 可减少静脉强化，从而降低源自头臂静脉及上腔静脉的条纹伪影；在心血管 CT 成像中，右心室显著增强可引起右冠状动脉的条纹

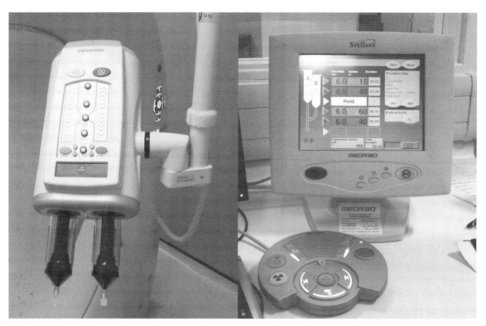

▲ 图 7-1　双头式高压注射器（左图）及对比剂注射控制台（右图）

伪影，有可能影响诊断的准确性。

（三）血管入径

高压注射器是受压力的限制；因此，如果套管太小的话，在预先设定的流速下给药是不可能的。在心血管 CT 成像中，典型的 ≥ 5ml/s 的注射流率（成人受检者，20G 的套管是最低要求，且最好是经肘静脉给药。如套管过小，注射时会有破裂和对比剂外溢的风险（请参阅静脉对比剂，第 46 页）。按照现代的高压注射器设计，当给药过程中压力超过一定的阈值时，可暂停对比剂的注射。

除非是使用型号可兼容于 CT 检查的导管，否则不建议常规使用中心静脉导管、外周插入中心静脉导管（PICC）及隧道式中心静脉导管注射对比剂。制造厂商提供的说明书中明确指出了将中心静脉导管用于冠状动脉 CTA 所需的流速可能是不安全的，并且不同厂商公布的安全数据并不一致。对于那些由于不能进行外围静脉给药而只能通过中心静脉注射对比剂，又需要进行心血管 CT 检查的受检者来说，应

该考虑实行个体化的对策。

三、对比剂的实际应用

概述

根据 2002 年医疗仪器条例（及 2003 年的修正条例），对比剂包括任何以做出医学诊断为目的，可应用于人体的物质或物质的组合。这其中也包括静脉碘对比剂。

应由相关医生指导对比剂的注射；然而，由于各地的政策规定不同，很可能会将这一职责转嫁给影像科技师。在静脉注射对比剂时，以下几方面需要慎重考虑[1]。

• 科室内必须安排一名经过培训并获得相关资格的医生来立即处理任何严重的对比剂不良反应。

• 科室内必须另有一名在识别及治疗包括过敏在内的严重对比剂反应方面接受过专门培训的人员，该人员也可以是除医生以外的其他医护人员（如护士、放射技师等）。

- 在对受检者进行扫描安全性核查后，任何与对比剂不良反应相关的危险因素均应告知当值影像科医生，经讨论后再决定是否继续进行检查。

- 鉴于对比潜在的肾毒性，受检者在检查前应避免脱水。

- 必须备有适当的复苏药物、设备和设施，以便应对紧急情况。

- 注射对比剂前，必须征得受检者的同意，必须有书面形式的知情同意书；且事先应充分告知受检者检查的目的及风险。

- 在开始注射对比剂后的最初 5min 内，应对所有受检者进行实时监测。

- 对比剂注射完成后，应对受检者至少进行 15min 的监测；对于有对比剂不良反应危险因素的受检者，监测 30min 较为合适。

- 所有的对比剂不良反应均应在扫描报告、病历及放射信息系统中详细记录。

参考文献

[1] The Royal Australian and New Zealand College of Radiologists. Iodinated Contrast Media Guideline. Sydney: RANZCR; 2018 (endorsed by Royal College of Radiologists [UK]).

四、对比剂不良反应

在注射对比剂前，应先获取受检者的一些必要信息。理想情况下，这些信息应在申请检查时获得，且还应在受检者到院检查时予以确认。欧洲及美国治疗对比剂不良反应的指南相似。以下是经澳大利亚及新西兰皇家放射学院推荐的针对成人受检者的对比剂使用指导意见，该指导意见已获英国皇家放射学院认可并用来修正其之前在 2010 年发布的指南[1]。我们建议，所有科室均应基于该指导意见来建立自己的对比剂不良反应处理流程。

（一）既往出现过对比剂不良反应者的处理

- 事先确定既往对比剂不良反应的确切性质及所使用的对比剂。

- 如既往对比剂不良反应为中度不良反应（如支气管痉挛或需要治疗的荨麻疹）或重度不良反应（如喉头水肿、严重支气管痉挛），则需要慎重权衡不良反应风险与检查受益，平衡不进行诊断性检查与发生对比剂不良反应的危害性。

- 如确定检查是必要的，应进行以下处理。

➢ 使用与既往引起不良反应不同的（非离子的、低渗透的）对比剂。

➢ 对受检者保持密切的医学观察。

➢ 确保附近有足够的急救设备。

➢ 在注射对比剂后，保持静脉通路并至少观察 30min。

（二）肾功能损害

- 对比剂肾毒性的风险与受检者肾功能、对比剂用量及水化状态相关。

- 患有充血性心力衰竭、年龄 > 70 岁及使用肾毒性药物，均为受检者肾功能损害的危险因素。

- 对所有肾脏疾病患者及因糖尿病而需要服用二甲双胍的患者均需进行预估肾小球滤过率（eGFR）检测。

- 对于 eGFR > 45ml/（min·1.73m^2）的受检者因对比剂引起急性肾损伤的风险几乎是不存在的；而在 eGFR 为 30~45ml/（min·1.73m^2）患者中，其发生率也非常低。除肾功能严重恶化的情况外，对这些患者没有必要在 CT 检查前进行水化。

- 对于 eGFR < 30ml/（min·1.73m^2）的受检者，需评估使用碘对比剂的风险与获益。

- 严重的肾脏损害本身不应被视为对比剂应用的绝对禁忌证。
- 如确有必要进行检查，以下处理有助于降低对比剂不良反应的发生风险。

  ➢ 尽量使用最少量的低渗非离子型单体对比剂或等渗非离子型二聚体对比剂。

  ➢ 在注射对比剂前，确保受检者充分水化。对门诊就诊的受检者，口服水化通常就足够了；但如需注射大量对比剂，选择静脉补液更好。

  ➢ 尚无足够证据表明预防性应用 N- 乙酰半胱氨酸对于对比剂肾病高危人群有益 [2]。

参考文献

[1] The Royal Australian and New Zealand College of Radiologists. Iodinated Contrast Media Guideline. Sydney: RANZCR; 2018 (endorsed by Royal College of Radiologists [UK]).

[2] If considered, the most common protocol is NAC 600 mg po bd the day before and the day of scanning.

（三）哮喘

- 对于哮喘患者，使用低渗对比剂出现不良反应的可能性是正常人的 6 倍（使用高渗对比剂出现不良反应的可能性是正常人的 10 倍）。
- 应确定受检者是否患有哮喘或慢性阻塞性肺部疾病，以及症状是否得到良好控制。
- 在受检者存在活动性喘鸣或无法控制的症状情况下，应推迟常规 CT 检查。
- 如哮喘已得到很好的控制，则评估 CT 检查的获益与风险，尤其是非增强扫描（或替代成像方式）是否可提供所需的诊断信息。
- 如确定检查是必要的，应进行以下处理。

  ➢ 使用非离子型低渗对比剂。

➢ 对受检者保持密切的医学观察。

➢ 确保附近有足够的急救设备。

➢ 在注射对比剂后，保持静脉通路并至少观察 30min。

（四）多重过敏或需治疗的严重过敏

- 此类患者出现对比剂不良反应的风险较高。
- 需评估 CT 检查的获益与风险，尤其是非增强扫描（或替代成像方式）是否可提供所需的诊断信息。
- 如确定检查是必要的，应进行以下处理。

  ➢ 使用非离子型低渗对比剂。

  ➢ 对受检者保持密切的医学观察。

  ➢ 确保急救车就在附近。

  ➢ 在注射对比剂后，保持静脉通路并观察至少 30min。

- 尚无确凿证据表明预防性使用激素能够预防严重的对比剂不良反应发生。

（五）糖尿病

- 对于糖尿病患者，应充分考虑到对比剂肾毒性的风险，对比剂的使用应严格遵循指南。
- 尚无确凿证据表明，由于对需使用二甲双胍的患者注射对比剂引发的乳酸性酸中毒会导致严重的问题，而停用二甲双胍则可能会带来更多的问题。
- 如受检者 eGFR $>$ 30ml/（min·1.73m^2），二甲双胍可继续使用。
- 如受检者 eGFR $<$ 30ml/（min·1.73m^2）或未知，应与临床医生讨论后再决定 CT 检查前是否停用二甲双胍 48h，且应在重新恢复应用二甲双胍前进行肾功能检查。

五、对比剂不良反应的处理

所有的影像科内均应放置碘对比剂不良反应的治疗策略文件、标准的复苏指南（如 ABCDE 法）。

（一）恶心／呕吐

- 轻微、短暂的症状：仅支持治疗即可。
- 严重、持续性的症状：应考虑给予止吐药物治疗。

（二）荨麻疹

- 散在的、一过性荨麻疹：支持治疗，包括医学观察。
- 散在的、持续性荨麻疹：应给予适当的 H_1- 抗组胺药（肌内注射、静脉注射或口服）。
- 非常严重的荨麻疹：应考虑予以 $0.1\sim0.3ml$ 肾上腺素（$1:1000$，肌内注射），可根据实际需要重复给药。

（三）支气管痉挛

- 通过氧气面罩给氧（$6\sim10L/min$）。
- 吸入 β_2 受体激动药，最好以雾化吸入方式给药。
- 合理使用肾上腺素。
  ➢ 在受检者血压正常的情况下，可给予 $0.1\sim0.3ml$ 肾上腺素（$1:1000$，肌内注射）；如受检者高龄或同时患有冠状动脉疾病，则应酌情减少用量。
  ➢ 如受检者血压较低，可给予 $0.5ml$ 肾上腺素（$1:1000$，肌内注射）。

（四）喉头水肿

- 通过氧气面罩给氧（$6\sim10L/min$）。
- 给予 $0.5ml$ 肾上腺素（$1:1000$，肌内注射），可根据实际需要重复给药。

（五）低血压

- 孤立性低血压，处理方法如下。
  ➢ 抬高受检者下肢。
  ➢ 通过氧气面罩给氧（$6\sim10L/min$）。
  ➢ 正常生理盐水静脉滴注（快速）。
  ➢ 如上述处理仍无效，则给予 $0.5ml$ 肾上腺素（$1:1000$，肌内注射），可根据实际需要重复给药。
- 迷走神经反射（低血压＋心动过缓），处理方法如下。
  ➢ 抬高受检者下肢。
  ➢ 通过氧气面罩给氧（$6\sim10L/min$）。
  ➢ 静脉注射阿托品 $0.6mg$，每 $3\sim5min$ 一次，总剂量为 $3mg$。
  ➢ 正常生理盐水静脉滴注（快速）。

（六）全身性过敏反应

- 呼叫急救小组。
- 采用 ABCDE 法进行复苏，优先气道保护（麻醉师早期介入）。
- 抬高受检者下肢。
- 通过氧气面罩给氧（$6\sim10L/min$）。
- 给予 $0.5ml$ 肾上腺素（$1:1000$，肌内注射），可根据实际需要重复给药。
- 给予 H_1 抗组胺药（如苯海拉明，$25\sim50mg$，静脉注射）。

（七）对比剂外溢

- 应在受检者病历及扫描报告中详细记录该事件及处理意见。
- 抬高受检者患肢。
- 使用冰袋冰敷相应区域。
- 如症状不能迅速缓解，应收入院治疗并实施监护。
- 如受检者出现皮肤水疱、感觉异常、组

织灌注改变、疼痛加重或持续超过 4h，提示发生严重损伤，建议向外科（或整形科）医生咨询。

（八）迟发皮肤反应

- 有报道称，皮肤反应可在注射对比剂

1 周后发生。

- 通常仅需对症处理。

- 迟发皮肤反应对受检者今后对比剂使用的影响尚不能确定，但应将其详细记录在病历中。

第8章
扫描方案
Scan protocols

王 辉 译

徐 磊 校

一、概述

冠状动脉 CT 血管造影扫描方案由不同的图像采集步骤组成，其中几个步骤是以后续扫描的设置为目的（如定义扫描范围、确定气管隆嵴的位置及增强扫描时间等）。常规扫描方案，可按照以下步骤实施。

（一）定位像扫描

• 扫描始自肺顶部，止于心脏底部（图 8-1）。

• 采集前位图像或后前位＋侧位图像。

• 定位扫描用于定义后续的扫描范围。

（二）冠状动脉钙化积分扫描

• 由于冠状动脉 CT 血管造影辐射剂量进一步降低，冠状动脉钙化积分扫描目前已不常用。

• 采用前瞻性心电门控非增强扫描，3mm/3mm 序列，采集时相为 60%～75% 的 R–R 间期。

• 扫描范围自气管隆嵴至心脏下缘。

• 采集数据用于确定钙化积分，常用 Agatston 评分系统（请参阅第 108 页）。

（三）控制扫描

• 定位气管隆嵴的位置。

• 如为冠状动脉钙化积分扫描，可略过此步骤。因为除可在此数据集上确定气管隆嵴的位置以外，也可在定位像上确定气管隆嵴的位置。

（四）对比剂团注峰值测试

• 可计算升主动脉最佳增强的时间，并以此来计算注射对比剂后的延迟扫描时间。

• 如采用对比剂追踪技术，则可略过此步骤（请参阅第 55 页）。

（五）冠状动脉 CT 血管造影

• 可选择前瞻性或回顾性心电门控扫描（请参阅第 16 页）。

• 应通过钙化积分扫描或定位像扫描来确定后续扫描范围。

• 在 2 个平面上的扫描视野均应包括心脏。

个体化的心脏 CT 扫描方案可能有别于上述推荐方案。以下内容列举了采用西门子（Siemens）Sensation 64 层 CT 扫描仪进行扫描的典型扫描协议示例。建议查阅扫描仪的技术

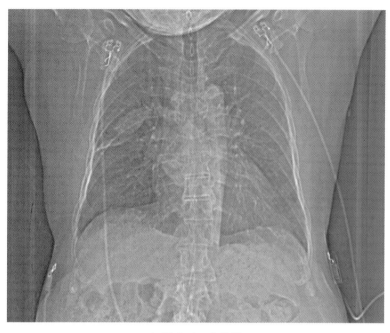

▲ 图 8-1　定位像

心电电极均位于心脏 CT 扫描所需要的视野之外。基于该图可确定后续扫描的范围（请参阅扫描方案，第 53 页）

规范，并咨询当地的 CT 医学物理学专家，调整设置更适合于本科室情况的扫描协议。

特定条件的扫描协议（请参阅经导管主动脉瓣植入术前 CT 检查，第 174 页）将在其他章节中进行介绍。

二、优化扫描时间

冠状动脉 CT 血管造影需从外周静脉注射对比剂。对比剂经外周静脉进入肺循环后再通过升主动脉到达冠状动脉，对比剂通过时间是未知的，这是一个潜在的问题。如果图像采集时团注对比剂仍在右心系统中循环（过早），或对比剂已通过近端升主动脉（过晚），会因为冠状动脉强化不足使得图像质量无法满足诊断需求。因此，优化对比剂注入和触发扫描之间的延迟时间至关重要。

目前，可通过 2 种几乎同样有效的方法来确定延迟时间：对比剂团注峰值测试及团注跟踪技术。

（一）团注峰值测试

- 对比剂团注峰值测试（图 8-2）。

- 扫描起始层面选择在气管隆嵴下方 1cm 处。

- 注射测试对比剂：通常以 5ml/s 的速率注射 10～25ml 对比剂，而后以 4ml/s 的速率注射 40～50ml 的生理盐水。

- 扫描间隔 1s，可得到一系列 10mm 层厚的图像（通常 20～30 层）。

- 如观察到升主动脉的强化，则表明对比剂进入动脉循环；之后随着对比剂流出，强化程度逐渐下降，在明确看到对比剂流出前，应持续扫描。

- 通过 CT 工作站上的对比增强评估软件，可将感兴趣区（ROI）放置于升主动脉，测量峰值强化时间。

- 主动脉峰值强化时间可用来估计冠状动脉峰值强化时间：由于冠状动脉远端对比剂填充所需时间较长，其峰值强化时间被估算为主

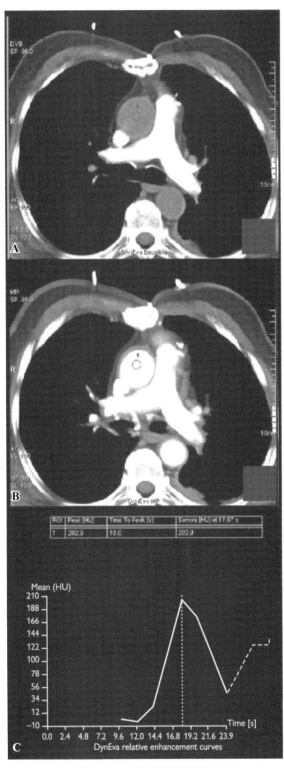

▲ 图 8-2 对比剂团注峰值测试

感兴趣区域（ROI）位于升主动脉，注射 10~25ml 对比剂（A 和 B）后进行监测，每秒采集一幅图像，根据 ROI 内的时间密度曲线，可得到峰值强化时间（C）

动脉峰值强化时间再加上一个额外的时间间隔（扫描仪型号不同，这一时间也有所不同，一般为 2~6s）。

• 图像采集期间，计算得出的扫描延迟时间被输入到扫描协议中，在注射对比剂后，一旦到达延迟时间即触发扫描。

（二）团注跟踪

• 与对比剂团注峰值测试相同，团注跟踪扫描起始层面也位于气管隆嵴下方 1cm 处。

• 将感兴趣区放置于升主动脉。

• 扫描与对比剂注射同步激活进行。

• 通过团注跟踪软件，可在 ROI 内 CT 值达到一定阈值（通常为 100~150HU）时触发扫描。

• 应事先设定好达到阈值后的扫描延迟时间（通常为 5~8s），以便受检者呼吸配合及扫描床的移动。

• 需要注意的是，将 ROI 放置在靠近上腔静脉的区域或任何钙化结构上均有可能导致过早触发扫描。

（三）扫描延迟时间的决定因素

扫描延迟时间在很大程度上取决于受检者的心输出量及静脉留置针的位置和大小。在心功能不全患者中，使用对比剂团注峰值测试时，需要增加测试层面以应对主动脉的充盈延迟；否则，对比剂团注将在主动脉增强之前结束，这会导致患者反复的辐射暴露。

三、冠状动脉钙化积分

（一）适应证

该扫描方案的适用性将在其他章节讨论（请参阅第 108 页）。简而言之，其为一个低剂量的非增强扫描，用于评估冠状动脉钙化的程度及钙化分布情况，是动脉粥样硬化的一种替代标记。虽然最初钙化积分是通过电子束 CT（EBCT）获得的，但目前初钙化积分也可通过多层 CT（MSCT）来获得。由于如今冠状动脉 CT 血管造影的辐射剂量已经非常低，该钙化积分扫描已不常被采用。

（二）扫描组成

钙化积分扫描（表 8-1 至表 8-3，图 8-3）。

表 8-1 冠状动脉钙化积分

冠状动脉钙化积分扫描参数	
心电门控 / 扫描模式	前瞻性 /60% ～75% R–R 间期采集
扫描范围	自气管隆嵴至心底
管电压	120kVp
有效管电流	30mAs

表 8-2　图像重建

图像重建参数	
重建层厚 / 层间距	3mm/3mm
卷积核（请参阅第 71 页）	中度 – 平滑
窗设定	纵隔窗

表 8-3　辐射暴露

辐射暴露剂量	
有效剂量	≤ 1mSv

四、冠状动脉 CT 成像

（一）适应证

见第 108 页。

（二）扫描组成

- 定位像。

- 钙化积分 / 对照扫描（可选）。

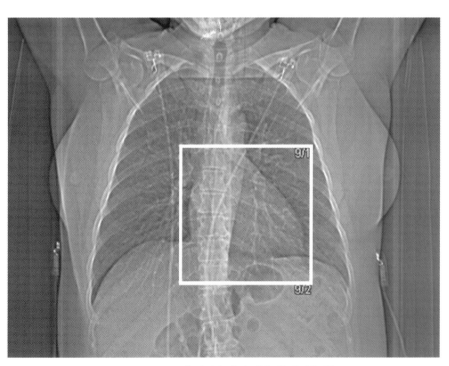

▲ 图 8-3　冠状动脉钙化积分扫描重建视野
其上、下边界分别通过气管隆嵴、心脏下缘来确定，外部边界通过心脏外侧边界来确定

- 对比剂团注峰值测试（如采用团注跟踪法，则不需要进行团注峰值测试）。
- 冠状动脉CT血管造影。

（三）增强方案

1. 对比剂团注峰值测试

- 以5ml/s的速率注射15ml对比剂。
- 然后以5ml/s的速率注射40ml的0.9% 生理盐水。

2. 主要图像采集

- 以5ml/s的速率注射60ml对比剂。
- 然后以5ml/s的速率注射40ml静脉对比剂与0.9% 生理盐水的混合液（50：50）。

（四）64层CT冠状动脉成像扫描参数

见表8-4至表8-6，图8-4。

表8-4 64层CT冠状动脉成像扫描参数

心电门控 / 扫描模式	前瞻性心电门控 / 贯序扫描或螺旋扫描 回顾性心电门控 / 螺旋扫描
扫描范围	自气管隆嵴至心脏下缘*
管电压	120kVp（成人，BMI＞35kg/m²） 100kVp（标准身材） 80kVp（体型瘦小）
有效管电流	770mAs
螺距	0.2

* 如受检者曾接受过乳内动脉旁路移植术，则扫描范围应包括乳内动脉开口（肺尖下位置）至心脏下缘

表8-5 图像重建

	肺	心脏
重建层厚 / 层间距	3mm/3mm	0.75mm/0.75mm
卷积核（请参阅第71页）	锐利	中度 – 平滑（标准） 中度 – 锐利（支架）
扫描时间窗	肺窗	纵隔窗

表8-6 辐射暴露

有效剂量	1~15mSv（取决于心电门控技术，请参阅第16页）

五、心电门控肺动脉CT成像

（一）适应证

该扫描方案的临床适应证将在其他章节讨论（请参阅第270页）。简而言之，心电门控肺动脉CT成像可作为评估肺动脉高压及先天性心脏病的方法之一。

（二）扫描组成

除扫描范围外，心电门控肺动脉CT成像与冠状动脉CT成像的扫描及重建参数相同（请参阅第56页）。

（三）增强方案

通常采用三期增强。

- 以5ml/s的流率注射70ml对比剂。
- 以5ml/s的速率注射60ml静脉对比剂与0.9% 生理盐水的混合液（50：50）。
- 以5ml/s的速率注射40ml静脉对比剂与0.9% 生理盐水的混合液（50：50）。

（四）扫描范围

自肺尖至心脏下缘（图8-5）。

（五）细节问题

扫描延迟时间是复杂多样的，因为在原发性肺动脉高压的患者中对比剂的通过时间会有延迟，而在先天性心脏病患者中扫描延迟时间也是多变的。对这些患者来说，对比剂团注峰值测试或团注追踪都是可用的（请参阅第54页），后者可能相对更为简便。概述2种方法如下。

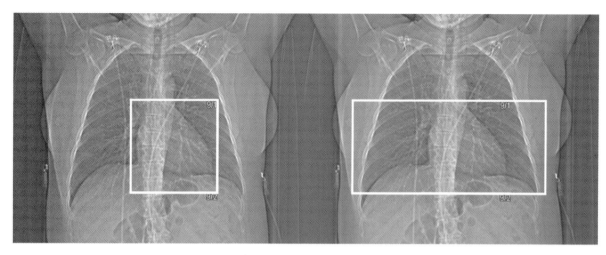

▲ 图 8-4　心脏（左图）及肺（右图）重建视野

其上、下边界通过气管隆嵴、心脏下缘来确定，外部边界通过心脏外侧边界（心脏视野）及皮肤边缘（肺视野）来确定。对于冠状动脉旁路移植术后患者，重建视野应参照心电门控肺动脉 CT 成像（CTPA）所示（图 8-5，请参阅第 58 页）

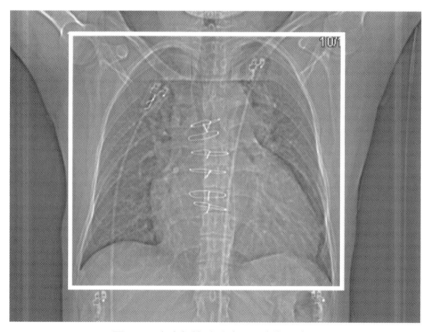

▲ 图 8-5　心电门控肺动脉 CT 成像重建视野

其上、下边界分别通过肺尖、心脏下缘来确定，外部边界通过皮肤边缘来确定。这也是冠状动脉旁路移植的扫描视野

- 可在主肺动脉放置团注追踪的感兴趣区（ROI），阈值设定为 100HU。

- 或者，可将 ROI 定位于受检者之外，并开始注射对比剂，一旦看到强化达到阈值就手动启动采集。

六、心电门控肺静脉 CT 成像

（一）适应证

该扫描方案的临床适应证将在其他章节讨论（请参阅第 168 页）。简而言之，心电门控肺静脉 CT 成像的目的是在电生理测试前评估左心房及肺静脉解剖。

（二）扫描组成

- 对比剂团注峰值测试。
- 心电门控肺静脉 CT 成像与冠状动脉 CT 成像具有相同的扫描及重建参数（请参阅第 56 页）。

（三）增强方案

1. 团注峰值测试

- 以 5ml/s 的流率静脉注射 20ml 对比剂。
- 然后，以 5ml/s 的流率再注射 10ml 的 0.9% 生理盐水。

2. 主要图像采集

通常采用三期增强。

- 以 5ml/s 的流率注射 70ml 对比剂。
- 以 5ml/s 的流率注射 60ml 静脉对比剂与 0.9% 生理盐水的混合液（70：30）。
- 以 5ml/s 的流率注射 40ml 的 0.9% 生理盐水。

（四）细节问题

心电门控肺静脉 CT 成像的扫描延迟的时间与冠状动脉 CT 成像大致相同，但并没有增加用于主动脉峰值增强的"3s"，因此扫描开始的相对早一些。

第9章
心血管CT检查的难题
Difficult scenarios

王　辉　译

徐　磊　校

一、心律失常患者的检查

（一）概述

获取高质量的冠状动脉 CTA 图像，需要保证受检者保持有规律的心律。进行 MSCT 检查时，在受检者心率 < 60 次 / 分钟的情况下，有利于获得最佳的图像质量。此外，受检者的心律对前瞻性心电门控（请参阅第 16 页）图像质量的影响较大；在受检者心律失常的情况下，图像伪影及数据重合错误是不可避免的。而回顾性心电门控（请参阅第 16 页）的灵活性更大，因为数据是从整个心脏周期中连续获取的，可在 R-R 间期内任意时间点上查看图像。

（二）一般策略

对于心律失常患者，应慎重考虑 CT 是否为其影像学检查的最好方式。如果可能，应尽量推迟 CT 检查，直至心律失常得到有效控制，尤其是对有其他替代检查方式可选择的年轻患者而言。如确认必须进行 CT 检查，无论是采用增宽曝光窗的前瞻性心电门控（例如，以 60%R-R 间期为中心，加之 200ms 的时间补偿）进行收缩期采集，还是选择回顾性心电门控，均应尽量避免非诊断性的辐射暴露。受检者心律失常会对冠状动脉的评估造成不利影响，因为在连续的心脏周期中冠状动脉的位置也会随之发生变化，这会导致错误配准伪影（请参阅第 86 页）。

对心律失常患者应降低扫描螺距（请参阅第 13 页），这样做虽然会增加辐射剂量，但能够提高检查成功率。

（三）期前收缩

在心电门控冠状动脉 CT 血管造影检查中，期前收缩是一个严重问题。心室的收缩模式因房性或室性过早收缩而改变，与正常窦性搏动相比，期前收缩会导致在连续心动周期中心脏的位置发生变化，从造成生心脏数据的配准错误（图 9-1 及图 9-2）。期前收缩是不可预测的，还可能会因为 CT 检查时注射对比剂而加重。

心电数据编辑（可在软件条件允许的情况下进行）

• 应将来自室性期前收缩的数据移除，尽管这可能导致最终重建图像中产生带状伪影。

• 相对于室性期前收缩，房性期前收缩更难处理，因为房性期前收缩之后间歇是多变的。一般来说，受检者的心率越慢，心电编辑成功的可能性越高。

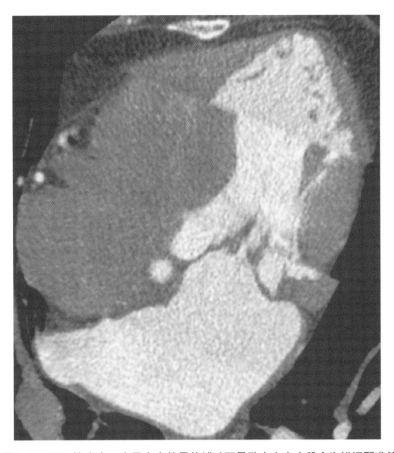

▲ 图 9-1 CTA 检查中，由于心室的异位搏动而导致在心室中段产生错误配准伪影

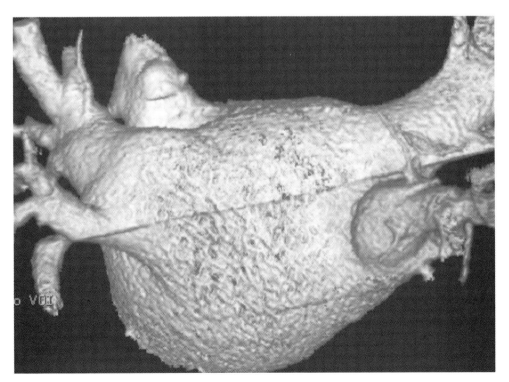

▲ 图 9-2 CTA 检查中，由于心室的异位搏动而导致在左心房与肺静脉产生错误配准伪影

（四）一度房室传导阻滞

此类心律失常使得 P 波出现在常规扫描数据中舒张期的位置。P 波后的心房收缩改变了右冠状动脉及回旋支的位置，并改变了最小心脏运动期相。

根据 P 波的位置，最佳相位（舒张末期或收缩早期）可用于多平面图像重建。成功的前瞻性心电门控扫描需在采集图像之前识别一度房室传导阻滞并调整扫描触发。

（五）房性心动过速

尽管改变了心室充盈模式，房性心动过速仍保持着与窦性心律相似的激动模式。收缩期可能是获得诊断图像的最佳时相。

（六）室性心动过速

室性心动过速会导致明显异常的心脏激活模式，目前无论采用什么型号的扫描仪及扫描模式，通过心电数据编辑来补偿这一影响几乎是不可能的。

（七）窦性心动过速

在心脏周期中，冠状动脉的正常运动（请参阅第 83 页）因心动过速而加快，这会导致运动伪影的产生。多种图像后处理技术的应用，包括多期相重建或多节段重建（请参阅第 69 页），可在不同程度上提高检查成功率。如心动过速是规律性的，则可根据其固有的节律来调整心电门控，并根据实际心率来选择门控心率（如窦性心动过速为 100 次 / 分钟，可选择 50 次 / 分钟作为门控心率）。

（八）心房颤动

心房颤动是一种常见的心律失常，在 > 69 岁的老年人中发病率 > 5%。R–R 间期的变化限制了心电门控的准确性。采用双源或宽探测器 CT 可提高图像质量。在积极控制心率及获得多期数据的前提下，采用 64 排 CT 进行扫描有利于获得可满足诊断要求的图像。如在电生理检查和（或）消融治疗前进行 CT 检查，获得左心房及肺静脉的解剖学信息（请参阅第 168 页）即可，并不需要准确评估冠状动脉。

（九）严重心动过缓

如受检者 R–R 间期超过图像采集时间，则可能会由于在每个心动周期结束前停止采集而造成数据丢失，从而产生带状伪影。此时可采用心电门控替代，允许以预设的心率扫描，获得门控数据集。虽然可能与真实心动周期的期相并不完全一致，但图像能够满足诊断（如 75%R–R 间期重建的图像并不是心脏舒张末期）。

（十）结论

对心律失常患者进行冠状动脉 CT 血管造影时，应精心制定扫描方案，尽量实现最佳的心率控制效果，并选择适合的图像后处理技术（可能涉及心电数据编辑）。

由于现有 CT 扫描技术及临床实际问题，心律失常无法得到有效控制的患者的 CT 检查申请可能会被拒绝，同时也会向申请人做出解释。这将有利于提高今后 CT 检查的合理性。

宽探测器 CT 技术通常能够解决大多数心律失常对 CT 成像造成的不利影响，尽管其图像质量往往仍比心率控制良好的窦性心律受检者的图像质量稍差。

二、肥胖受检者的检查

（一）概述

在世界范围内，50% 的成人被认为超重

（BMI ≥ 25kg/m²）[1]。单就美国来说，这一比例可能上升至＞ 70%[2]。独立于其他危险因素，肥胖人群罹患心血管疾病的风险大增。病态肥胖（BMI ＞ 40kg/m²）者中，冠状动脉疾病相关死亡率高。

一直以来，对肥胖的受检者进行心血管成像检查都是一个挑战，且影像诊断的准确性也低于标准体型人群。

• SPECT 成像：肥胖会增加软组织的 X 线衰减。

• 负荷超声心动图：肥胖使得声窗困难。

• 有创性血管造影：肥胖会增加检查相关并发症的风险，且会由于肥胖导致射线穿透性下降而造成图像质量下降。

在肥胖患者中，冠状动脉 CT 血管造影也存在诊断准确性下降的问题，这主要是由于 X 线散射增加及图像信噪比下降。图像噪声过高会导致对小血管及非钙化斑块轮廓的显示较差。

显然，几乎任何类型的 CT 检查都有减少辐射剂量的机会（ICRP 第 87 号及 102 号出版物）。尤其是心血管 CT，通过体重适配方案已被证实可使男性受检者的有效剂量降低约 12%，女性受检者的有效剂量降低约 25%。

（二）肥胖受检者的扫描方案

对于肥胖或病态肥胖的受检者，CT 检查时需要进行特殊的调整，以获得满足诊断要求的图像。在采集心脏 CT 图像时，辐射剂量与图像质量之间的平衡尤为重要。

通过以下调整，可降低图像噪声。

• 增大管电压、管电流(请参阅第 12 页)：增大管电压＝增加 X 线光子能量＝增加 X 线的射束穿透力，增大管电流＝增加 X 线束强度。这些变化可增强探测器的信号（图 9-3）。需要注意的是，通常"标准"的辐射剂量是

按照体重 70kg 的成人来计算的；鉴于此，在肥胖的受检者中，增加 X 线能量可能并不等同于增加辐射剂量，Δdose（Δ 辐射剂量）= Δenergy（ΔX 线能量）/Δmass（Δ 体重）。

• 心电门控剂量调制（请参阅第 17 页）：在指定的 R–R 间期增大管电流。在回顾性心电门控扫描中，通过该方法可明显降低整体辐射剂量，且可用于对肥胖或病态肥胖的受检者进行检查，以补偿增加管电流、管电压带来的辐射剂量增加。

• 注意心率控制（请参阅第 41 页）：这可能会进一步减少代偿剂量；确保受检者心率＜ 65 次 / 分钟可有效减少运动伪影的发生。

• 使用更高浓度的碘对比剂（370mgI/ml 或 400mgI/ml）或更高的对比剂注射流率（7ml/s）。

• 采用双源 CT：对于病态肥胖的受检者，与采用单源 CT 相比，采用双源 CT 进行检查可能会获得更好的图像质量。

• 使用特殊的重建算法：选择时间分辨率为 83、105、125、165ms 的收缩期及舒张期（共 8 个图像数据集）最佳重建，适用于双源 CT 的方法包括使用平滑卷积核（请参阅第 71 页）及使用 0.75mm 层厚。其中噪声最低的数据集可用于多期相重建。

（三）结论

冠状动脉 CT 成像可应用于肥胖甚至病态肥胖的受检者，但可能需要提高曝光参数，这会导致辐射剂量增加。在一定程度上，辐射剂量问题可通过一些技术手段来解决。这些手段包括：改变管电流或电压，改变扫描长度，采用管电流调制技术。前瞻性心电门控技术也有助于降低剂量。无论如何，都需要在辐射剂量与图像质量之间进行权衡，临床医生、受检者、技师及影像科医生均应该清楚这一点。

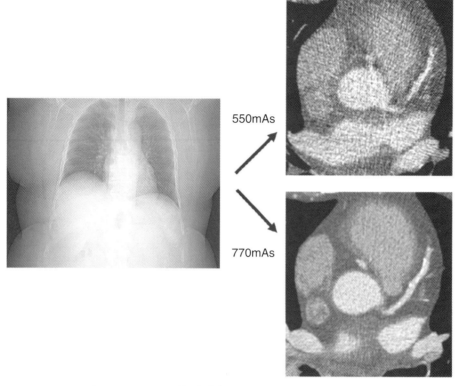

550mAs

770mAs

▲ 图 9-3　对肥胖受检者进行检查时增大 X 线管电流的效果

从定位像（左图）可见，受检者明显超重。使用 500mAs 管电流（右上图）扫描获得的图像与使用 770mAs 管电流（右下图）扫描获得的图像相比，噪声更高，虽然使用较高的管电流扫描时图像质量有所提高，但这也会导致辐射剂量增加

如有相关疑问，建议向当地医学物理学专家咨询。

参考文献

[1] World Health Organization, https://www.who.int/news- room/ fact- sheets/detail/obesity-and-overweight.

[2] Centres for Disease Control and Prevention, https://www.cdc. gov/nchs/fastats/obesity overweight.htm.

三、儿童受检者的检查

CT 技术的进步，尤其是机架旋转速度的增快和双源 CT 的出现，使得心电门控心血管检查能够应用到幼儿中，即使心率很高，也无须使用倍他乐克。采用合适的 CT 检查设备，能够实现在快速心率下成像并尽可能低降低辐射剂量。随着时间分辨率及空间分辨率的提

高，目前 CT 检查已经可以通过各向同性容积数据进行心脏内及血管解剖的任意平面成像。

（一）儿童受检者的选择

理想情况下，儿童受检者在心血管成像前应经过包括儿科心脏影像及心血管病医生、心胸外科医生及心脏麻醉师在内的多学科会诊。应进行以下方面的考量。

- 需要通过影像学来解释的临床问题。
- 潜在的心脏状况。
- 气道及肺功能评估。
- 受检者年龄因素：是否具备配合检查的能力（如保持静止、屏气），是否需要喂奶及包裹、给予镇静或麻醉。
- 是否需要有创性干预。
- 处理的专业性。

- 可用的成像方式。

应基于上述信息为受检者选择适合的检查方式；如 MRI、CT、超声心动图或常规血管造影检查。

（二）儿童心血管 CT 检查的适应证

与成人相同，对于儿童受检者，超声心动图也是首选的心血管成像方式。由于辐射暴露的问题，CT 为继 MRI 之后的第三选择。

MRI 可提供解剖和功能信息，常用于心室容积及分流分数的定量测量。然而，由于 MRI 扫描时间较长，常需全身麻醉。

CT 检查可在不使用镇静药物的情况下进行，可用于检查体积较小、移动速度较快的结构，如冠状动脉及肺静脉成像。CT 是目前唯一能够通过一次快速扫描就清晰显示心脏、血管及肺解剖的影像学检查方法，且在检查过程中较少用到全身麻醉及镇静。因此，心血管 CT 主要用于通过超声心动图已识别心脏内部

解剖结构，但需要评价血管解剖（图 9-4）的新生儿及婴幼儿。CT 也是在带有高级生命支持设备（如 ECMO 或左心室辅助装置）的患者中唯一可用的横断面成像技术。

在以下情况下，CT 可作为一线评估方法。

- 血管环：气道及肺部 CT 成像（图 9-5）。
- 支架成像：支架置入术后 3 个月常规行 CT 检查以评估有无支架再狭窄、断裂（图 9-6）及支架相关假性动脉瘤。
- 冠状动脉狭窄（需应用酒石酸美托洛尔）。
- 肺动脉高压：心脏及肺部评估。
- 观察肺静脉解剖（MRI 可能存在困难）。
- 肺动脉闭锁伴大型主 - 肺侧支动脉（MAPCA）：可在心导管介入术前进行 CT 检查，以确定 MAPCA 的数目及有无中心肺动脉。
- 金属植入物。
- MRI 禁忌证（如永久性起搏器、需要心血管方面高级生命支持设备）。

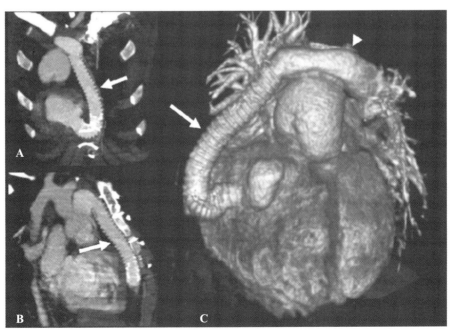

▲ 图 9-4　非心电门控心血管 CT 增强扫描，3 岁儿童，复杂先天性心脏病，右心室与肺动脉连通（箭）
A 和 B. 冠状位（A）及矢状位（B）重建（注意：管至胸骨后的距离），右心室与肺动脉连通；C. 左前斜位观三维容积成像示左肺动脉（箭头）

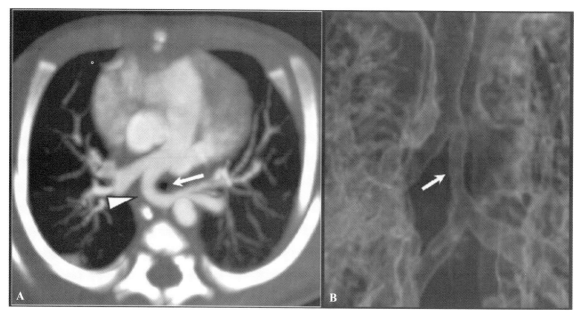

▲ 图 9-5　非心电门控心血管 CT 增强扫描，3 个月婴儿，左肺动脉吊带（箭头）

A. 轴位重建，左肺动脉吊带水平，起源于右肺动脉，经过气管后方（箭）及食管前方（鼻胃管位置）；B. 表面遮盖显示法，气道前面观，可见异常分支及支气管桥上方狭窄（箭）

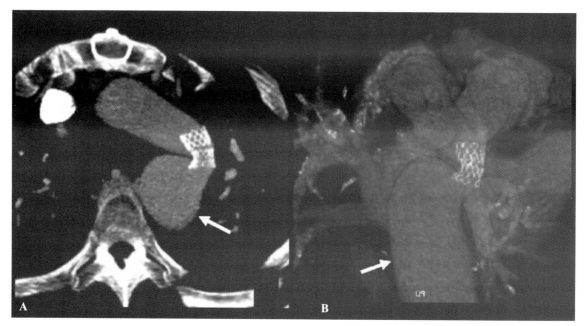

▲ 图 9-6　心电门控心血管 CT 增强扫描，14 岁儿童，主动脉缩窄支架断裂

A. 支架水平斜轴位重建，近端降主动脉扩张（箭）；B. 主动脉容积再现重建，后面观

（三）儿童受检者的准备

• 需要注意的是，检查前对所有受检儿童应做好充分的准备。无论是对幼儿通过游戏的方式说明，还是对年龄较大的儿童直接进行讲解，均应详细介绍检查过程，以确保其全程充分配合检查。

• 对 2～3 个月及年龄更小的婴儿可在没

有任何干预的情况下进行扫描。给婴儿喂食并让其自然睡眠（即"喂食和包裹"），理想情况下，检查应安排在其自然睡眠期间。

- 对于那些无法入睡配合检查的婴幼儿，其体重＜15kg情况下，既往主张予以镇静；近年来，随着CT扫描速度加快，借助于婴儿固定装置，更多的扫描可在没有镇静的情况下进行。

- 镇静：口服水合氯醛（50mg/kg），如无效，可进行补充镇静（如静脉滴注地西泮，0.2～0.3mg/kg，最大剂量0.3mg/kg或10mg）。镇静药物的使用需由擅长儿科心肺复苏的医生来进行。

- 对于年龄较大的儿童，可在清醒状态下进行成像。需要注意的是，同样也需要进行屏气训练，以评估其配合完成指令的能力。如不能配合屏气，扫描应在轻柔呼吸时进行。

- 鼓励父母留在孩子身边，提供必要的帮助，让孩子安心，并帮助其在扫描时保持姿势。

（四）辐射剂量

心电门控扫描辐射剂量相对较高，扫描方案必须与受检儿童的年龄及体重相适应。可通过以下方式使辐射剂量最小化。

- 通过剂量调制，根据受检者的体型大小来调节管电流。

- 心电图（ECG）触发剂量调制（请参阅第17页）：如扫描曝光窗较宽（请参阅第54页），剂量调制可在心脏周期的收缩期减少40%管电流。当使用儿童扫描方案时，由于管电流已近输出下限，不可能再大幅降低。

- 在心动周期的哪个时相选用最大管电流，取决于受检儿童的心率（30%～70%R–R间期）。

- 在双源CT中，大螺距扫描（可达3.4）

可提供最大的时间分辨率。然而，在某些情况下，尤其是新生儿冠状动脉成像，需要常规步进式轴位扫描。可采用可变曝光窗的前瞻性心电门控，也可采用在0.2～0.5之间调整扫描螺距的回顾性心电门控（请参阅第16页），视心率而定，以确保整个心脏周期的图像数据采集。对于心率较快的受检儿童，可将扫描螺距提高至0.5，从而缩短扫描时间及减少辐射剂量。

（五）对比剂注射

- 碘海醇（欧乃派克，GE公司），300mgI/L，最高使用剂量2ml/kg，通过高压注射器以1.5～3.5ml/s的流率注射，采用慢流率注射可改善对心率＞120次/分钟的受检儿童的增强效果。碘克沙醇（威视派克，GE公司）因其良好的肾脏廓清，被一些医疗中心作为首选的对比剂。

- 在建立静脉通路困难时，可通过新生儿静脉插管手推注射对比剂，但图像对比度较差。

- 在因受检儿童运动以及由于缺乏脂肪组织而致纵隔解剖难以识别时，首选手动团注追踪法。感兴趣区应放置在扫描视野之外，在目标区域可观察到强化时开始扫描。

- Glenn及Fontan循环可能会导致形似肺栓塞表现的对比剂混合伪影。这些伪影可通过经受检儿童下肢及手臂的双重对比剂注射来减轻，或可在对比剂进入血池平衡后进行延迟扫描。

（六）扫描技术

- 从新生儿发育为青少年期间，体重变化很大。应采用与体重相适应的参数进行扫描，以避免低龄儿童过度辐射暴露。

- 对年龄较小的儿童，应选用70kVp或

80kVp 的管电流来降低辐射剂量，并提高对比剂强化程度。

- 应对整个胸部（包括肺实质）进行成像，以突出气道及肺间质异常。

（七）后处理及数据表达

斜位多平面重建必不可少。3D 及 4D 重建可用以表达图像数据，但从后处理图像中得到的结论应与原始图像对照确认。将扫描数据以 3D 及 4D 图像进行表达，具有较高的临床价值，可为心脏手术或介入心导管术提供重要的参考依据。

拓展阅读

◆ Mortensen KH and Tann O (2018) Computed tomography in paediatric heart disease. *Br.J. Radiol*, 20180201. doi：10.1259/bjr.20180201.

◆ Watanabe H，Kamiyama H, Kato M, Komori A, Abe Y, & Ayusawa M (2018) Appropriate use of a beta-blocker in paediatric coronary CT angiography. *Cardiol. Young,* 28：1148-53.

◆ HabibGeryes B，Calmon R，Donciu V, et al. (2018) Low-dose paediatric cardiac and thoracic computed tomography with prospective triggering：is it possible at any heart rate? *Phys. Med*, 49: 99-104.

◆ Singhal M, Gupta P, Singh S, & Khandelwal N (2017) Computed tomography coronary angiography is the way forward for evaluation of children with Kawasaki disease. *Glob. Cardiol. Sci. Pract*, e201728.

◆ Han BK, Rigsby CK, Hlavacek A, et al. (2015) Computed Tomography Imaging in Patients with Congenital Heart Disease Part I：Rationale and Utility. An Expert Consensus Document of the Society of Cardiovascular Computed Tomography (SCCT): Endorsed by the Society of Pediatric Radiology (SPR) and the North American Society of Cardiac Imaging (NASCI). *J. Cardiovasc. Comput. Tomogr*, 9: 475-92.

第 10 章
图像重建及后处理
Image reconstruction and processing

王 辉 张 楠 译

徐 磊 校

一、重建准备

（一）心电时相

无论选择哪一种心电门控技术进行扫描，在图像重建前，首先要在心电图（ECG）上确定起始点。这可通过以下 2 种方式来实现。

1. 相对时相

通过 R–R 间期的百分比来确定重建间隔的起始点。该方式依赖于恒定的收缩期及舒张期时间间隔。受检心率的任何变化都会改变舒张期的长短，从而影响到连续重建间隔内的 R–R 间期。

2. 绝对时相

通过 R 波之后的指定时间（单位为 ms）来确定重建间隔的起始点。这种方法取决于收缩期的长短，收缩期不像舒张期那样受心率变化影响大。因此，受检者心率变化对 R–R 间期重建间隔的影响较小。

（二）其他方面的考量

对 CT 原始数据进行重建前，还必须考虑以下几个因素。

1. 心电编辑

扫描时，由于心率的显著变化，可能需要在图像重建前进行心电编辑，以提高最终的图像质量（请参阅心电图解读错误，第 87 页）。

2. 重建层厚及层间距

重建层厚及层间距应根据扫描方案来确定。

3. 卷积滤波

卷积滤波适用于重建前的原始数据。应根据临床情况选择适当的滤波（请参阅卷积滤波及卷积核，第 71 页）。

4. 多期重建

如受检者有明显的心率及心律异常，或心脏、呼吸运动明显，则可能需要进行多期重建，以显示所有的冠状动脉。

二、反投影重建

由于 CT 重建技术中涉及的数学问题超出了本书的范围，在此仅简要介绍相关概念。

（一）生成原始数据及正弦图

X 线发射并从受检者的横轴方向穿过（图 10–1A）。在机架旋转的每个角度上，由探测器单元记录 X 线束的强度，X 线束衰减强度与 X 线束通过人体组织的平均衰减系数成正比（图 10–1A）。机架是旋转的，因而 X 线可从不同的角度穿过相同的组织，重复采集（图 10-1B 和 C）。切面采集在机架旋转 180° 后完成，加之由于扇形束的宽度及弧度提供了足够的数据，可重建轴向图像。所有收集到的数据经过预处理（以纠正错误）后来形成"原始数据"，这些原始数据可直观地以正弦图的形式表达出来。在指定的横断面上，正弦图可显示出穿过探测单元与受检者的相应投影角度上的信号强度（图 10-2）。

（二）图像重建

对原始数据通过反向投影重建算法来处理，即形成最终的图像数据。

1. 简单反投影

在任何指定的角度上，通过 X 线束焦点与探测器阵列中探测器单元之间的连线即可定义"射线路径"。X 线束的射线路径数是由探测器单元的数量决定的。射线路径可在一定程度上反映 X 线束的平均衰减系数。将从机架旋转各个角度采集到的数据进行叠加，可获得靶组织的原始图像（图 10-1D）。

2. 滤波反投影

简单反投影也存在其不足之处（图 10-1）。星状伪影是由于沿射线路径追踪平均衰减系数而产生的模糊效应所导致的。这种伪影可通过滤波处理（卷积核）来消除。滤波处理是数学上需要的，以消除星状伪影，并在反投影前应用于原始数据，这个过程即为滤波反投影（FBP）。卷积核对图像的额外影响将在其他章节讨论（请参阅卷积滤波及卷积核，第 71 页）。

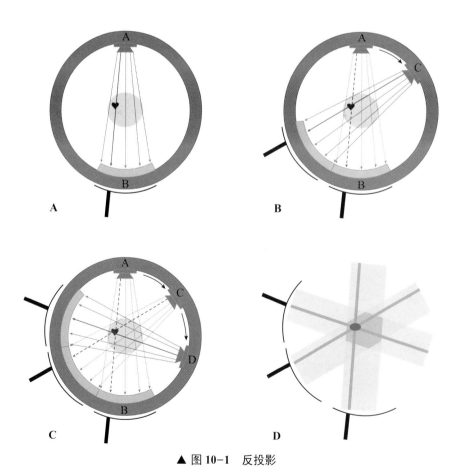

▲ 图 10-1 反投影

A 至 C. 在不同投影处连续测量 X 线强度；D. 经反向投影后形成图像。由简单反投影而产生的星状伪影，可通过对原始数据进行卷积滤波后再行反投影（滤波反投影）而消除

（三）图像分辨率

图像的空间分辨率在一定程度上取决于机架旋转一圈投影的数量，数量越大，空间分辨率越高。对于目前的 CT 扫描仪，机架每旋转一圈，大约可获得 1000～2000 个投影。与 X 线平片相比，CT 的主要优势在于具有更高的对比分辨率。对比分辨率指的是分辨图像中信号强度差异的能力。但仅通过 CT 平扫，对于密度差异并不明显的组织不易区分（对比度分辨率低）；静脉注射对比剂可提高对比度分辨率（请参阅碘对比剂，第 46 页）。

三、卷积滤波及卷积核

作为 FBP 图像重建的一部分，根据不同的需要，数据被设计成平滑或锐化图像的算法，这个过程被称为卷积滤波。卷积滤波通过数学函数有选择地增强数据中的空间频率内容，从而可根据需要增强或平滑对象边界。数学函数本身被称为核函数（即卷积核）。

卷积核的命名是基于其对图像进行平滑或锐化的程度（平滑、中等平滑、中等锐化、锐

化，表 10-1）来确定的，确切的术语因扫描仪制造厂商而异［如 Siemens 公司：b30f（中等平滑）、b46f（中等锐化）等］。

表 10-1　卷积核

算法	特点
平滑	以降低空间分辨率为代价，获得最低的图像噪声
中等平滑	多数心血管 CT 选择的核函数
中等锐化	高对比度结构（如支架或严重钙化的血管）成像的首选
锐化	空间分辨率最佳，但图像噪声高；在心血管 CT 中的应用有限，但在高分辨率胸部 CT 中应用价值较高

（一）卷积核选择对图像属性的影响

卷积核的选择对图像空间分辨率及图像噪声有影响。选择任何卷积核，对两者都需要进行平衡；例如，一个平滑卷积核具有平滑目标边界及降低噪声的作用，但也降低了空间分辨率。相比之下，一个是锐化的核函数可通过增强目标边界来提高空间分辨率，但要以图像噪声增高为代价。

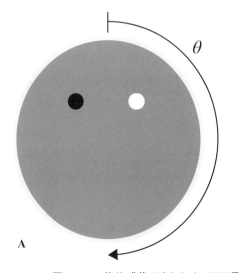

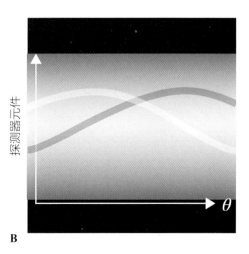

▲ 图 10-2　物体成像示例（A）以及通过 180°弧（B）采集的相应模拟正弦信号

（二）临床指征的卷积核选择

在心血管 CT 中，卷积核的选择应根据需要评估的结构特征来决定。例如，评估冠状动脉斑块时核函数的选择，在没有严重冠状动脉钙化的情况下，选择平滑卷积核能够降低图像噪声，并使冠状动脉管腔的评估更为容易；反之，当存在高度衰减的结构时，如钙化及支架，选择更锐利的卷积核有利于改善对边缘的显示及晕状效应，从而提高对冠状动脉管腔的显影。在混合型斑块中，选择适合的卷积核可增加钙化成分的平均衰减，同时降低非钙化成分的平均衰减，从而更好地评估斑块的组成及狭窄程度。

一般来说，对于多数心血管 CT，中等平滑是一个很好的选择；但在存在严重钙化的情况下，或需要评估支架时，应选择边缘增强的锐化核函数，此时中等锐化卷积核可能是最好的选择，因为其提供了空间分辨率与图像噪声之间的最佳平衡。

四、迭代重建技术

（一）概述

使用 FBP 重建图像速度快，但有一个缺点，即所获得的原始数据包含来自许多不同来源的噪声及散杂信号（散射 X 线、X 线通量的统计变化及由于探测器的材料和电子设备的结构而产生的电子噪声）。尽管利用平滑卷积核可部分缓解 FBP 技术的图像噪声（请参阅卷积滤波及卷积核，第 71 页），但仍会产生颗粒状噪声。包含迭代算法在内的以减少或纠正这种图像噪声为目的的重建方法称为迭代重建（IR）技术。IR 技术可作为补充或用于代替滤波反投影。

（二）迭代降噪技术

最初用于当代 CT 扫描仪的 IR 技术采用选择性降噪算法，该算法试图通过减低像素值的局部变化来降低图像噪声。仅在均匀区域应用这种平滑技术，不会对边缘及空间分辨率产生不利影响。选择性降噪算法可用于 FBP 重建图像中（在图像空间或图像域进行操作）。

此外，该算法也可在原始数据中应用（对原始数据或原始数据域进行操作），用于在 FBP 重建前去除噪声。

（三）迭代前向投影及对比技术

一般认为，"真正的" IR 技术是指通过模拟采集过程（前向投影），从最初重建的图像数据集来生成合成的原始数据。将合成的原始数据与实际的原始数据进行对照，对原始图像进行校正。这个过程重复进行，直至合成的原始数据与实际的原始数据足够接近。这意味着重建图像与真实物体相匹配。或者，当预先设定的迭代次数完成时，IR 过程终止。这种技术非常依赖于精确模拟 CT 扫描仪采集过程所获得的合成原始数据。示意图见图 10-3。

（四）基于模型的迭代重建技术

基于模型的迭代重建（MBIR）技术的独特之处在于，用于生成合成原始数据的前向投影方法尽可能真实地模拟实际的采集过程，包括来自所有来源的噪声。这需要 X 线相互作用及散射产生的物理建模，以及 CT 采集系统的光学建模，包括有限尺寸的 X 线源、探测器元件及采集方式。每个 MBIR 算法必须针对特定 CT 扫描仪模型的组件，且计算量非常大，胸腔容积的重建时间可达数十分钟。与 FBP 重建相比，MBIR 在降低噪声、减少伪影及提高空间分辨率方面具有很大的潜力。

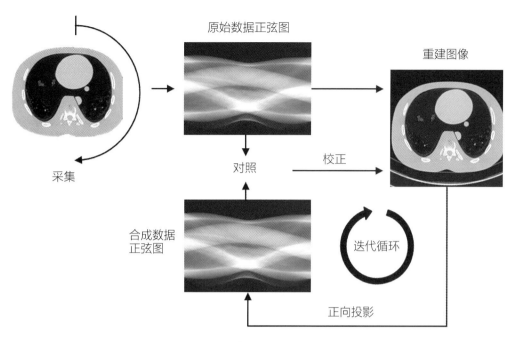

原始数据正弦图

重建图像

采集

对照　　　校正

合成数据
正弦图

迭代循环

正向投影

▲ 图 10-3　重建示意图

合成数据正向投影，与原始数据对照，全迭代重建技术校正步骤。图像数据来源于胸部体膜成像

（五）混合迭代重建

混合迭代重建是一种使用有限迭代技术而非完全 MBIR 的实用方法。其图像重建时间短，但只具有 MBIR 的一部分降噪能力。最终的图像通常是 IR 与 FBP 重建混合，既可得益于 IR 的降噪，又可得益于 FBP 的核函数特异性边缘增强或平滑。

（六）受检者剂量的影响

通过 IR 技术可获得比传统 FBP 重建技术噪声更低的图像，在相似的噪声水平下，使用 IR 技术可在较低的辐射剂量下对受检者进行扫描。因此，IR 有时也被当作是一种降低辐射剂量的方法。

（七）图像质量的影响

IR 在降低图像噪声方面的能力已得到证实。但需要注意的是，在图像空间中采取积极的降噪算法，可能会对边缘细节显示及图像空间分辨率产生不利影响。FBP 技术的数学原理是众所周知的，而商业化医用 IR 解决方案则采用其专用的算法；在使用时（如冠状动脉钙化积分），选择 IR 技术而非 FBP 技术可能会导致定量成像测量结果发生变化。

五、CT 图像矩阵

数字图像由预设大小（通常为 512×512）的像素矩阵组成，可在其中对原始数据进行处理。

（一）像素及体素

像素是"图像元素"一词的缩写，表示图像中在 x、y 轴平面上显示的最小可测量部分。z 轴信息的添加为像素提供了一个体积量，因此称为"体积图像元素"或体素（图 10-4）。像素大小由视野及图像矩阵决定（图 10-5）。

（二）视野

视野（FOV）即为 CT 扫描待重建的 ROI，其是在重建之前定义的（请参阅扫描方案，第 53 页）。通常是通过选择 ROI 来紧密界定待评估组织。

（三）图像矩阵

图像矩阵即为重建 CT 数据的像素矩阵（通常是 512×512）。

示例

当使用 512×512 的图像矩阵时，40cm×40cm 的 FOV，像素大小为 0～0.6mm。典型的心脏重建 FOV 可能为 20cm×20cm，当同样使用 512×512 的图像矩阵时，其像素大小为 0～0.3mm。

需要注意的是，虽然 0.3mm 可能是图像中显示的最小可测量部分，但图像空间分辨率的限制是由系统的其他特性（例如，采样频率及探测器宽度；请参阅探测器，第 7 页）决定的。也就是说，在不考虑扫描仪的空间分辨率的情况下，将图像矩阵大小与重建 FOV 相结合而计算得出的像素大小是没有意义的。此外，图像噪声与像素大小成反比，将像素大小降低至 0.5mm 以下会产生图像噪声，且并不会显著提高空间分辨率。

（四）层厚

图像切面中标准 z 轴方向的体素是由所设定的该切面的重建厚度决定的。最小可用层厚受 CT 探测器中 z 轴方向单个探测器单元的限制。

六、CT 值及窗技术

（一）CT 值

通过滤波反投影法可为每个体素分配一个线性衰减值，对应于该体素内的组织平均衰减。线性衰减值的大小不单纯由物体本身的特性决定，同时也取决于 X 线能量的大小。因此，为排除不同 X 线能量所造成的测量误差，需要对这些衰减值进行标准化处理，根据以下公式即可获得每个体素相对于水的衰减系数。

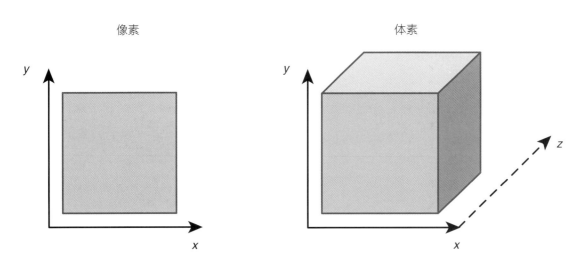

像素   体素

▲ 图 10-4　像素表示图像中最小的可测量部分。CT 数据集是三维的，纵向（z 轴）分辨率由层厚决定。因此，CT 数据集由被称为体素的体积图像元素组成

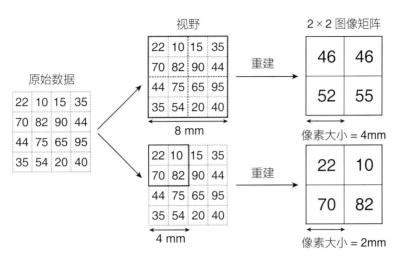

▲ 图 10-5　FOV 与像素大小的关系

在一个 2×2 的图像矩阵（顶部）上重建 8mm 的 FOV，得到的像素大小为 4mm，每个像素代表该区域内测量到的 X 线衰减值的平均值。将 FOV 减小至 4mm，并将该区域的数据同样散布至 2×2 的图像矩阵上，可产生更小的像素（2mm）。在一个 4×4 的图像矩阵上重建 8mm 的 FOV，也有同样的效果

$$\frac{\mu_{组织} - \mu_{水}}{\mu_{水}} \times 1000 = CT 值$$

其中，$\mu_{组织}$ 及 $\mu_{水}$ 分别为组织及水的线性衰减系数。标准化过程的结果即为上式中的 CT 值，并以 HU（Hounsfield Unit）为单位，其可反映出与水相比，靶组织的相对衰减情况（图 10-6）。

水的 CT 值定义为 0HU，平均线性衰减值高于水的体素其 CT 值为正，低于水的体素则 CT 值为负。目前 CT 扫描仪可检测到的 CT 值上限为 30 000HU。空气的 CT 值为 −1000HU，骨骼的 CT 值通常为 400～1000HU，金属夹或起搏器电极等异物的 CT 值还会更高。

（二）窗技术

图像的 CT 值与 8 位灰阶值相对应。由于 CT 值的动态范围超过灰阶值，因此需要通过窗技术来调节 CT 值与灰阶值的转换方式。显示窗表示 CT 值的感兴趣区间，其由 2 个参数决定，即窗位及窗宽。

1. 窗位

窗位为显示窗的中心 CT 值。

2. 窗宽

窗宽为显示窗中 CT 值上、下限之差，代表显示窗覆盖的 CT 值范围。CT 值高于上限的体素显示为白色，而 CT 值低于下限的体素显示为黑色。因此，窗宽决定了所显示图像中的对比度。窄窗下，在较小的 CT 值范围内分布了较大的显示灰阶值，从而可以检测到非常细微的组织密度差异。

经典的 CT 显示窗参数见表 10-2。

表 10-2　经典的 CT 显示窗参数

检查部位	窗宽（HU）	窗位（HU）
纵隔	350	25
肺	1500	−500
腹部	400	60
脑	80	40
骨	1500	300

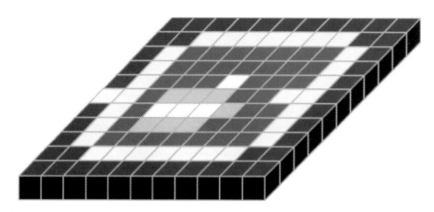

▲ 图 10-6　重建图像层面由多个体积图像元素（体素）组成，每个体素对应一个 CT 值，可反映出该体积内的物质或组织相对于水的平均衰减情况

七、图像格式

原始成像数据会被重建为一系列的轴位图像，可这些轴位图像传输至外线专用工作站进行后处理。心血管 CT 扫描结束后，首先应当核查轴位图像质量，确保后续用于分析的图像质量满足诊断要求，并找到心脏运动幅度最小的 R-R 间期（通常位于舒张期，65%R-R 间期左右）。然后，可采用多种方法对这些图像进行后处理分析，包括多平面重建（请参阅多平面重建，第 76 页）、曲面重建（请参阅曲面重建，第 78 页）、最大密度投影（请参阅最大密度投影，第 78 页）和（或）3D 图像显示（请参阅 3D 图像显示，第 80 页）方法（如表面遮盖显示法、容积再现）。

一般情况下，需要结合使用这些技术以明确诊断。对所有图像进行交互式操作并观察整个血管容积数据，而不仅是粗略观察重建后的静态图像，才能获得较高的诊断准确率。

图像后处理可通过专用工作站的各种软件程序和处理工具来完成。操作者应熟悉所在机构可用的软件，因为不同供应商所提供的软件虽具有相似的功能但其操作界面不同。

无论使用哪种后处理软件，轴位图像都是所有 2D 及 3D 后处理方法的数据源。以下是各种后处理技术及其优缺点的简要概述。

八、多平面重建

可将轴位图像数据组合成容积数据。由于 CT 图像的空间分辨率实际上在所有平面上都是相等的（各向同性），因此可在任意平面上对容积数据做切面和观察，而不会出现伪影或信息丢失（图 10-7）。一旦选择了一个平面，则仅显示该平面内的体素，其空间分辨率接近于源图像。

多平面重建（MPR）图像的默认厚度通常等于轴位图像的厚度（请参阅探测器术语，第 8 页）。但根据需要，可将 MPR 前后的多个平面相加，得出"厚 MPR"图像（图 10-8）。

厚 MPR 图像与在采集过程中增加层厚的效果相当（请参阅探测器术语，第 8 页），所得图像可反映出重组层面内体素的平均衰减值。尽管会降低空间分辨率，但图像噪声也在整个层面上被平均，从而提高了最终图像的信噪比（SNR）。

（一）MPR 的优点

- 处理过程快速、简便。
- 图像中包含丰富的诊断信息。

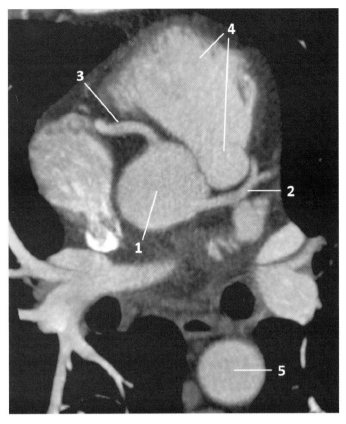

▲ 图 10-7　多平面重建（MPR）

在同一层图像中显示：主动脉根部（1）及左、右冠状动脉近段（2、3）；同时可见右心室流出道（4）及降主动脉（5）

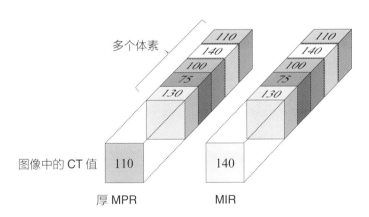

▲ 图 10-8　厚 MPR 与最大密度投影（MIP）比较

厚 MPR 显示多个体素的平均 CT 值，而 MIP 则显示最大 CT 值。如图所示，相同的体素在最终图像中显示为不同的 CT 值

- 无须进一步编辑。

（二）MPR 的缺点

- 一次只能显示一支血管。

- 只能生成 2D 视图。

- 可能会出现假性狭窄或低估真实狭窄程度的情况，这取决于手动选择的平面方向及位置。

九、曲面重建

冠状动脉走行迂曲，因此通过常规轴位图像对其进行显示时，血管影常会表现为像是在不同层面之间穿行；如右冠状动脉近段及远段通常在 x、y 轴平面上横向走行（即"平面内"，请参阅空间分辨率，第 14 页），而中段却穿行于 z 轴平面（即"穿平面"，请参阅空间分辨率，第 14 页）。

曲面重建（cMPR）是 MPR 的一种变体，通过沿预定义的曲面在 CT 容积数据中采样，从而创建 2D 图像。根据目标冠状动脉腔内 CT 值，通过半自动的方法选择弯曲中心线，然后沿着该中心线形成一个弯曲的平面，并将其平展成为一幅 2D 图像（图 10-9）。

由于 cMPR 尤其适用于弯曲血管结构的显示，故成为冠状动脉影像学分析的重要重建方式。cMPR 图像可绕冠状动脉的中心线旋转，以完整显示冠状动脉的 360° 视图。此外，可垂直于中心线观察冠状动脉的短轴切面，从而在冠状动脉任意平面评估狭窄的径线及面积。

需要注意的是，cMPR 图像的可信程度仅与冠状动脉中心线有关（请参阅中心线追踪错误，第 90 页）。中心线生成不正确可能会导致重组层面管腔明显狭窄（偏离真实中心线）或数据重复（中心线在冠状动脉内绕圈）。在分析 cMPR 图像前，必须对中心线进行核查。

十、最大密度投影

最大密度投影（MIP）图像是由任意平面为中心的一组层面数据组成的（请参阅多平

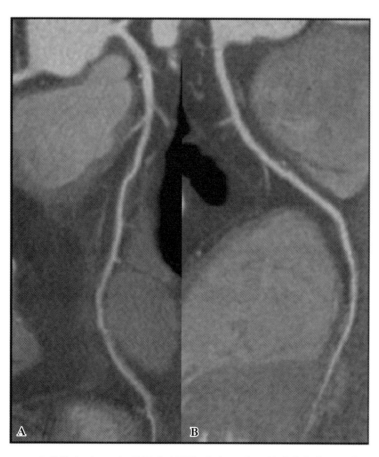

▲ 图 10-9　左前降支（LAD）曲面重建图像（A）及右冠状动脉的曲面重建图像（B）

面重建，第 76 页 ）。但与厚 MPR 图像显示所有重组层面体素的平均 CT 值不同的是，MIP 图像显示的是该组所有层面中最大的 CT 值（图 10-8、图 10-10 及图 10-11 ）。

如在 MIP 图像中骨骼或钙化等高衰减特性的结构可能会成为主要显示的内容，从而牺牲其他结构（冠状动脉等）的显示。因此，在存在冠状动脉钙化的情况下，MIP 图像对于管腔显示能力欠佳。此外，CT 值最高的体素几乎很少位于同一层面。因此 MIP 可能会造成图像平面内不同结构重叠的错觉，而实际上这些结构在穿平面（纵向）方向上存在一定的距离。重叠程度取决于所选的 MIP 图像层厚，层厚越小，这种重叠效应的程度越小。

利用交互式过程对容积数据进行编辑，又称为滑动薄层最大密度投影（STS-MIP），其可弥补 MIP 图像的一部分不足。通过选择一个薄层 MPR，沿容积数据移动层面，每移动一步均可创建一幅 MIP 图像。薄层 MIP 图像可显示血管的"路线图"，还可沿血管走行利用 MPR 进一步评估血管。该方法特别适用于桥血管的分析。

（一）MIP 的优点

- 处理过程快速、简便。
- 有利于区分血管与背景图像（图 10-11）。
- 由于图像设置参数较少，MIP 的可重复性及稳定性均优于容积再现重建。

（二）MIP 的缺点

- 易错误评价解剖空间关系。
- 需要进行大量编辑。
- 易高估管腔狭窄程度。
- 尤其不适用于在存在严重钙化或支架的情况下评估管腔狭窄程度。
- 没法提供 3D 深度信息。

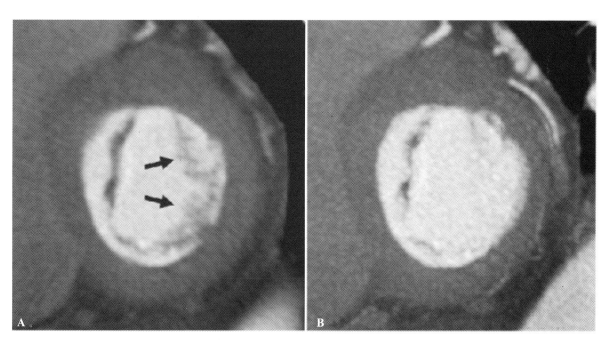

▲ 图 10-10　舒张期二尖瓣厚 MPR（A）及 MIP 短轴图像（B）

两者均位于同一平面，层厚为 5mm；厚 MPR 可见二尖瓣后叶（箭），而在 MIP 上显示不清。这是由于左心室高密度的对比剂体素被投影在 MIP 图像上，影响了低密度二尖瓣后叶的显示

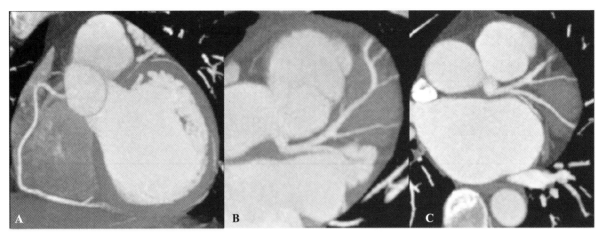

▲ 图 10-11　右冠状动脉（A）及左冠状动脉（B 和 C）MIP 图像

冠状动脉由于被高密度对比剂充填，最终在 MIP 图像中显影

十一、3D 图像显示

（一）表面遮蔽显示

表面遮盖显示法（SSD）是最早可用的 3D 成像技术，目前其在很大程度上已被 3D VR 技术所取代。与 3D VR 相比，由于仅使用约 10% 的图像数据，SSD 的计算强度较低。

SSD 重建时，需要为预重建的对象表面设置临床相关阈值（例如，软组织窗常用于显示心脏表面）。

通过 SSD 算法，在容积数据集中搜索低于此阈值的体素，并识别出超出阈值的边界部分。在这些边界处进行表面重建，并根据灰阶进行着色。"虚拟"光源用来确定表面遮蔽，可模拟表面反射及阴影，以增强深度感。

SSD 具有快速、灵活的优势，但不适用于边界差异小的对象。此外，这种以二分类模式来确定表面的方法，使得所有高于阈值的体素均以同样的方式显示出来，会遗漏很多图像信息。

（二）容积再现

3D 容积再现（3D VR）技术是目前生成 3D 图像的主要方法。该方法需计算整个容积数据，因此计算量大，需要在具有高端图像处理硬件的专用工作站上进行。

创建 3D 图像需要考虑到容积数据集内观察者视线方向上的每一个体素，并将计算值呈现在最终图像上。每种组织类型均被分配颜色、透明度及阴影，以区别于其他相邻结构。对每个体素按连续统一体进行分类（而不是用于 SSD 的二分类系统），从而可更好地与具有相似衰减特性的组织相区分。并可通过更改显示窗的设置来修改 3D 图像数据的显示方式。

从临床角度来看，通过 VR 可很好地显示空间关系（图 10-12）。因此，VR 特别适用于评估复杂的解剖结构；如冠状动脉起源异常、桥血管及先天性心脏病，尤其是在向不熟悉心脏 CT 的人解读这些解剖关系时。但 3D VR 通常需要大量的手动编辑，且其在评估冠状动脉狭窄方面的价值极其有限。

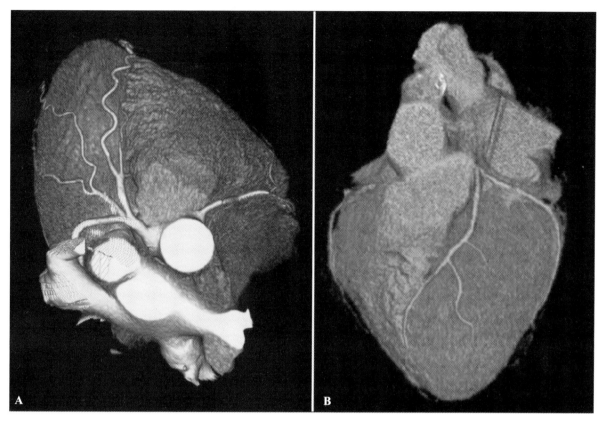

▲ 图 10-12 头足位（A）及左前斜位（B）VR 图像

第 11 章
伪影的来源
Sources of artefact

张　楠　译

徐　磊　校

一、线束硬化伪影

当 X 线束穿过任何给定的组织时，能量较低的 X 线会先发生衰减而被消除。因此，剩余光束中能量较高的 X 线所占的比例增高。这可能会导致两种伪影，即杯状伪影及条纹伪影。

（一）杯状伪影

与图像边缘相比，图像中心的计算衰减值会被低估。这是因为 X 线束在机架旋转过程中被均分，高能 X 线往往位于中心而低能 X 线却分布在周围。

一般情况下，可通过光束过滤（请参阅准直器，第 7 页）及校正系数来避免杯状伪影。校正系数是通过对体模进行校准确定的。在对有支架置入或有环形钙化的冠状动脉进行 CTA 时，可能会因杯状伪影使得冠状动脉管腔呈现低密度，从而误诊为非钙化斑块，甚至误诊为管腔闭塞（请参阅晕状伪影，第 24 页）。

（二）条纹伪影

多种原因均可导致条纹伪影；但在线束硬化的背景下，条纹伪影主要出现在高对比度结构（如被对比剂填充的上腔静脉、密集钙化的区域、支架、金属夹、起搏器导线）的后方。

高对比度的材料会滤除能量较低的 X 线，而 CT 值是根据能量较高的 X 线束计算得出的，因此衰减值较低（图 11-1）。条纹伪影最严重时，几乎没有光子到达探测器，从而导致投影数据不完整（光子匮乏）。

（三）技巧与窍门

注射对比剂时进行生理盐水冲洗，可最大程度地减少上腔静脉内高密度对比剂造成的条纹伪影（请参阅冠状动脉 CT 成像，第 56 页）。在高度增强的右心房可能会出现线束硬化伪影，并导致右冠状动脉 CT 值测量不准确；该伪影的影像学表现类似于非钙化斑块。通过使用多期相对比剂注射方案可减少这种伪影的发生。首先，注射纯对比剂，随后追加注入生理盐水或对比剂与生理盐水的混合液（通常按 1∶1 混合）。通过后处理软件中的插值算法，可将金属物体（如手术夹或起搏器导线）引起的条纹伪影减至最少。

（四）导致条纹伪影的其他原因

• 混叠效应：一次管球旋转过程中数据采样不足，导致重建期间出现条纹伪影。

• 部分容积效应（请参阅部分容积效应，第 83 页）。

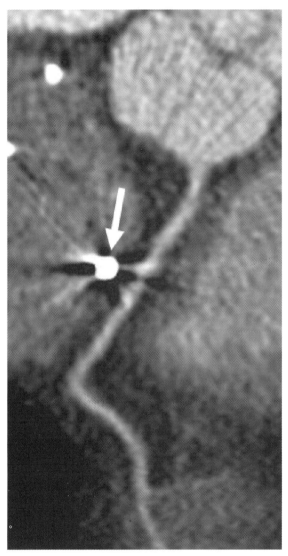

▲ 图 11-1　由起搏器导线引起的线束硬化伪影（箭）
由于线束硬化伪影，导线周围表现为黑色区域，提示衰减值较低。在这种情况下，伪影穿过相邻的右冠状动脉，出现管腔严重狭窄的假象。起搏器导线周围还可见影响整个图像的放射状伪影，这很可能是混叠效应的结果

- 运动伪影（请参阅运动伪影，第 83 页）。

二、部分容积效应

当体素代表的区域包含 2 种及以上具有不同衰减系数的组织时，就会发生部分容积效应。此时，整个体素的衰减值是不同衰减值的加权平均值。当体素仅由衰减值非常高的结构（如钙化或金属）部分填充时，整个体素呈高

衰减，图像表现为高密度（图 11-2）。一个体积小但高衰减的物体，其衰减值在整个体素上被平均，因此该物体的大小会被高估。通常，这种情况会出现在冠状动脉钙化及支架上，并产生晕状伪影。

这可能导致高估钙化病变的严重程度（图 11-3），并对冠状动脉管腔的观察造成干扰。

通过使用适当的窗宽及窗位，可在视觉上减少晕状伪影（请参阅 CT 值及窗技术，第 74 页）。这对于正确判断高密度结构［如冠状动脉钙化（图 11-4）或支架］尤为重要。

技巧与窍门

增加窗宽可减轻晕状效应的影响，并减少对于钙化及支架内狭窄的过度评价。理想情况下，窗位应设置为钙化的 CT 值。

三、运动伪影

在图像采集过程中，最常见的伪影是与受检者位置移动（图 11-5）或呼吸运动（图 11-6）有关的伪影。运动伪影通常表现为与运动对象的边缘相切的条纹状。这是由于扫描期间成像对象发生移动导致重建错误而产生的。

临床上，运动伪影可能会导致低衰减区域的出现，易与软斑块或狭窄相混淆。在冠状动脉 CT 成像中，运动伪影在右冠状动脉最为常见，表现为阶梯状伪影。如发现同一水平面上的多支血管出现狭窄，应考虑到运动伪影。

（一）技巧与窍门

- *受检者的依从性十分重要。应告知受检者在扫描期间屏气不宜采用最大限度吸气后屏气，而是应当小幅度吸气后屏气并尽量保持较长时间。呼吸训练应在 CT 扫描床上进行。扫描前进行呼吸训练，可大幅提高扫描成功率。*

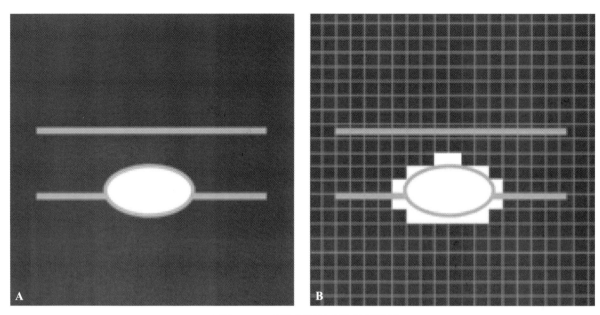

▲ 图 11-2　部分容积效应及晕状伪影

A. 冠状动脉管壁钙化斑块长轴示意图；B. 当对血管进行 CT 成像时，像素可能会被钙化部分填充，高衰减值在整个像素上被平均，导致对钙化程度的高估

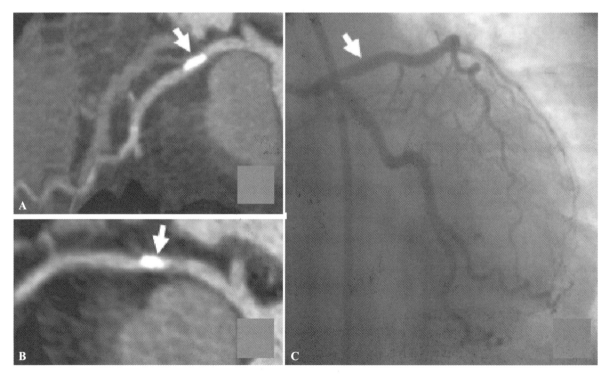

▲ 图 11-3　晕状伪影

A 和 B. 在 CTA 图像上，由于部分容积效应（晕状伪影），左前降支（LAD）钙化（箭）占据了冠状动脉大部分管腔；C.DSA 图像显示 LAD 管腔通畅（箭）

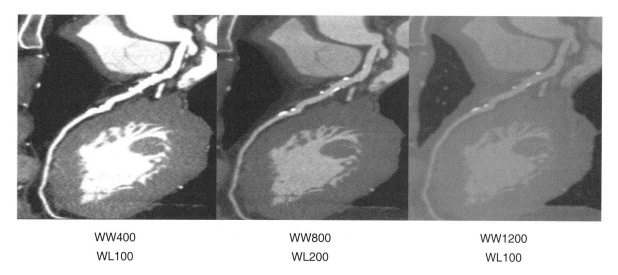

WW400 WW800 WW1200
WL100 WL200 WL100

▲ 图 11-4　窗技术对晕状伪影的减少作用

增加窗宽（图像从左至右）可减少晕状伪影及对冠状动脉狭窄的过度评价

WW. 窗宽；WL. 窗位（请参阅 CT 值及窗技术，第 74 页）

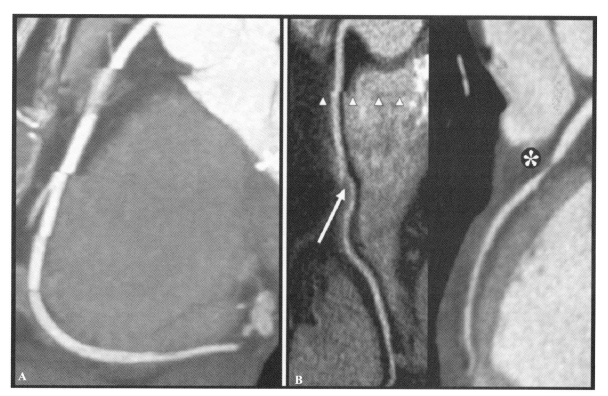

▲ 图 11-5　运动伪影通常会引起明显的错层（A），但呈线性表现（B，箭），与真正由软斑块所致的管腔狭窄相比，其狭窄表现得较为生硬、突然。当仅从某一方向观察时，分支开口的伪影（箭头）也会导致出现明显的管腔狭窄假象（*）

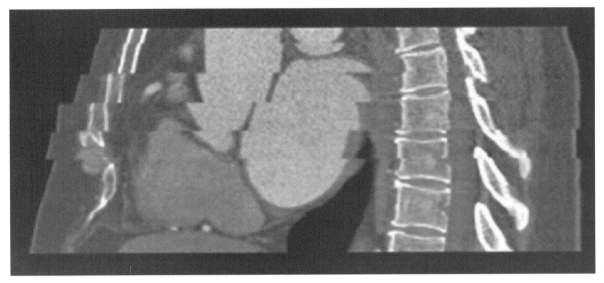

▲ 图 11-6　心脏及胸骨的错层表现，有助于识别呼吸运动伪影

- 扫描期间受检者保持静止是关键。

- 曲面重建需旋转 360° 采集，以便进行完整评估。

- 真正由非钙化斑块所致的狭窄通常具有一个重要特征，即血管平滑且逐渐变细。

（二）心率的影响

如扫描过程中受检者心率发生明显的变化（如心房颤动），数据集包含 R-R 间期不同时相的数据，则多时相重建（请参阅第 69 页）时即可出现阶梯状运动伪影。

四、数据缺失及插值错误

在相对正常的层面之间出现一个或多个明显模糊的层面，大多是由于螺距选择不当或心电图（ECG）追踪不良所致。

（一）螺距选择不当

螺距的定义已在前文中给出（请参阅扫描螺距，第 13 页）。在回顾性心电门控扫描过程中，如螺距过大会导致数据缺失，因为数据在空间中分布过于分散，无法精确插值。这通常是由于受检者心动过缓造成的。数据缺失可能会被不适当地插值，从而产生明显的伪影（图 11-7）。

（二）ECG 追踪不良

ECG 中出现杂波或 QRS 波群较小时，可能会导致追踪软件无法识别，并将数据分配至心动周期的某个不合适的时相（图 11-8）。在某些情况下，QRS 波群可能会被完全忽视。这类似于心动过缓的情况，螺距相对增大会导致数据缺失及插值错误的出现。

技巧与窍门

- 刮除受检者的胸毛，并将心电电极放置于其靠近心脏的位置，可降低经胸阻抗，获得高质量的 ECG 波形。

- 擦拭受检者皮肤表面，有助于改善电极片与皮肤的接触情况。改善接触情况也是电极片的非黏合面被设计制作成粗糙表面的目的。

- 如 VR 图像出现异常，首先应彻底核查原始数据及轴位数据。

- 对于显著心动过缓的受检者，应适当调整扫描螺距，以确保在 z 轴方向实现完全覆盖。

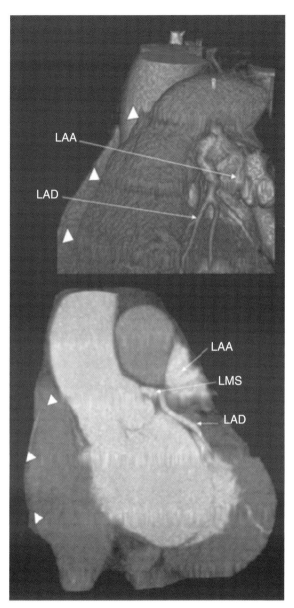

▲ 图 11-7 受检者心率为 32 次 / 分钟，由于心动过缓，导致数据缺失（箭头）。最大密度投影（**MIP**）图像清晰显示 **LAD** 起源于左主干（**LMS**），但数据插值错误导致左心耳（**LAA**）与左前降支（**LAD**）相连。轴位图像可明确 **LMS** 与 **LAD** 连接正常

五、心电图解读错误

稳定、规律的受检者心律（图 11-9）有助于获得高质量的图像。如 R-R 间期变异度过大，则会导致将连续心动周期内的影像数据分配到心动周期的不同时相，从而产生阶梯状伪影（图 11-10）或导致图像模糊，降低诊断准确率。

有些受检者在接受心血管 CT 扫描前已有心律失常的表现（如心房颤动），对此类受检者可在扫描前确认并取消检查。另有一些受检者可能在心血管 CT 扫描期间出现无法预测的心律失常（如异位搏动），此类受检者检查前的心率是稳定的，但图像数据采集过程中心率突然升高；对于这种情况，可在后处理阶段通过心电编辑技术来保证诊断的准确性。

心电编辑

心电编辑涉及：采集后回顾分析 ECG 波形、识别异位搏动、评估 R-R 间期的变异度。如 R-R 间期的变异度保持在可接受的范围内，则无须进行心电编辑。当 R-R 间期的变异度较高时，可通过以下方式调整 ECG 波形上心动周期时间窗的位置。

- 完全删除某些时间窗（如在异位搏动后），并在随后的长间歇心动周期中插入新的时间窗（图 11-8）。

- 如连续多个 R-R 间期出现长间歇，则在全程插入新的时间窗。

- 如 R 波识别错误，导致采集触发错误，可手动将同步点调整回正常的 R 波，从而使重建时相匹配至恰当的心动周期时相。

心电编辑是改善 64 层 CT 图像质量的重要方法。然而，大于 64 排螺旋 CT 及双源 CT 的应用，降低了冠状动脉 CT 成像对于受检者心率及心律的要求。如单心动周期 CT 成像不再必须依赖于正常规律的 R-R 间期。新型 CT 具有自动检测异位搏动的能力，直至检测到规律的 R-R 间期才开始进行数据采集。

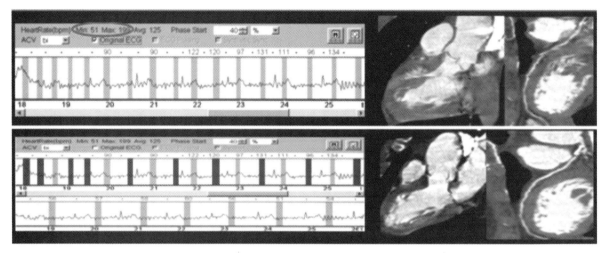

▲ 图 11-8　追踪质量差、ECG 基线不稳，同时 R 波低平（左上图），导致采集触发错误。心率为 51 ~ 199 次 / 分钟。
MPR 图像伪影明显（右上图）。通过心电编辑（左下图）技术可消除了大部分伪影（右下图）（见本书彩图部分）

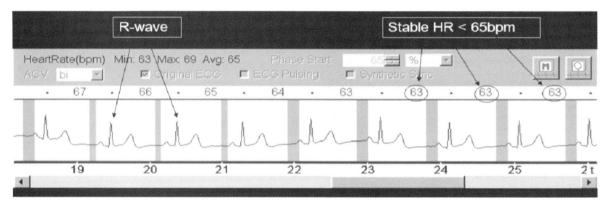

▲ 图 11-9　受检者心律平稳且心率 < 65 次 / 分钟，同时 ECG 有明显的 R 波，这对于获得高质量的图像至关重要。
可将 R 波与 ECG 的其他波形清晰地区分开

六、伪影造成的冠状动脉狭窄假象

（一）假性狭窄

冠状动脉假性狭窄在临床工作中并不少见，但对其进行准确识别的难度较大。其一般可表现为：在某一时相重建可观察到狭窄，但改变重建时相后狭窄不明显（图 11-11）。产生冠状动脉狭窄假象的原因尚不清楚，其中一个原因可能是在某个时相下血管在 3D 空间上的扭转与运动造成了狭窄的表现。

技巧与窍门

对于孤立的非钙化性狭窄，应尽可能在多个期相进行评估，以辨别真性狭窄和伪影。

（二）冠状动脉表面覆盖结构

造成冠状动脉假性狭窄的另一个常见原因可能为冠状动脉毗邻的静脉内充填对比剂，导致相邻冠状动脉管腔内衰减的损失，从而表现为假性低密度软斑块（图 11-12）。

技巧与窍门

去除 VR 图像上的静脉，可显示邻近静脉

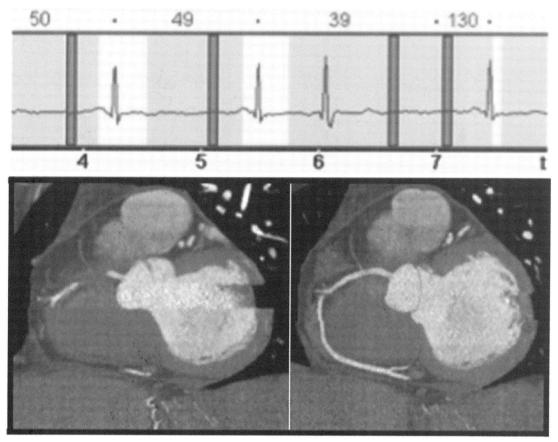

▲ 图 11-10　异位搏动患者的 ECG（上图），在心电编辑前，右冠状动脉存在阶梯状伪影（左下图）；心电编辑后伪影消失（右下图）

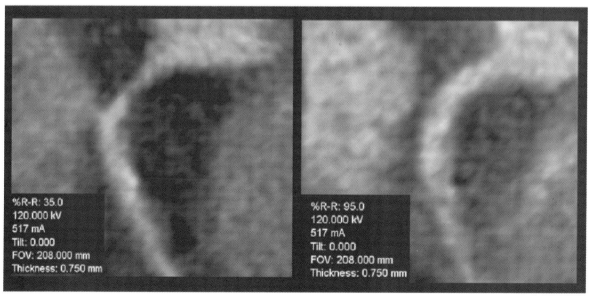

▲ 图 11-11　利用 35%R-R 间期的时相进行重建，可见右冠状动脉近段存在假性狭窄（左图），改变重建时相后（95%R-R 间期），右冠状动脉近段管腔通畅（右图）

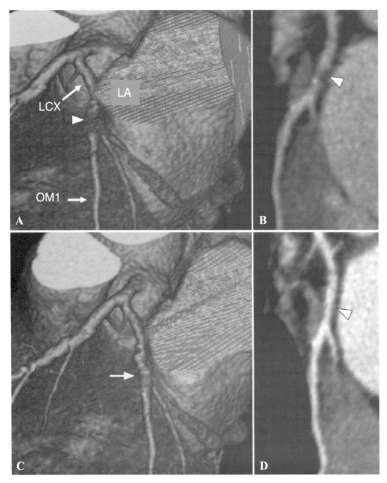

▲ 图 11-12　由于冠状动脉表面覆盖结构而引起的假性狭窄

A 和 B. 左心房（LA）及心大静脉（A，箭头）覆盖于左旋支（LCX）表面，导致动脉管腔内的衰减降低（B，箭头），显示为类似于软斑块表现的假性狭窄；C 和 D. 去除 LA 及心大静脉后，可观察到正常的冠状动脉管腔（箭头）。OM1. 第一钝缘支

结构下方的正常动脉。

七、中心线追踪错误

后处理操作不当会造成伪影。使用自动血管中心线跟踪软件时，如动静脉空间关系密切，则中心线可能会从动脉跳移至静脉，反之亦然（图 11-13）。中心线追踪错误最常见于以下血管。

- 左旋支、左心房斜静脉及心大静脉。
- 右冠状动脉与邻近的心小静脉，以及远端的冠状静脉窦。
- 心中静脉与后降支（PDA）。

对于钙化或管腔对比度差的区域，必须仔细核查中心线的位置。自动追踪生成的血管中心线也可能会在管腔内"绕圈"或偏离中心，从而造成伪影（图 11-14），被误认为是肌桥或使得管腔狭窄程度被严重高估。

技巧与窍门

存在以下情况时，应考虑到中心线追踪错误造成的伪影。

- 管腔最大径突然变化。
- 管腔内 CT 值突然变化。
- cMPR 图像上同一斑块重复出现。
- 通过 VR 图像核查 cMPR 中心线位置：易显示中心线"绕圈"及回溯错误。

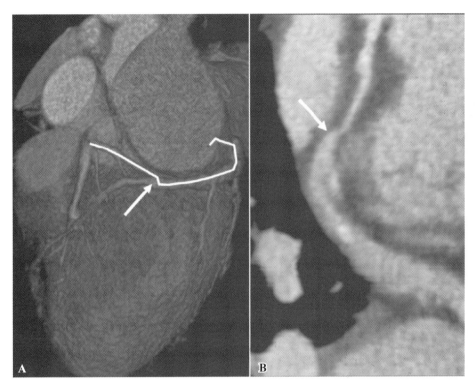

▲ 图 11-13　中心线追踪错误

A. 中心线由左旋支近段进入冠状静脉窦（箭）；B. cMPR 图像显示中心线进入冠状静脉窦（箭）处的血管直径有明显变化

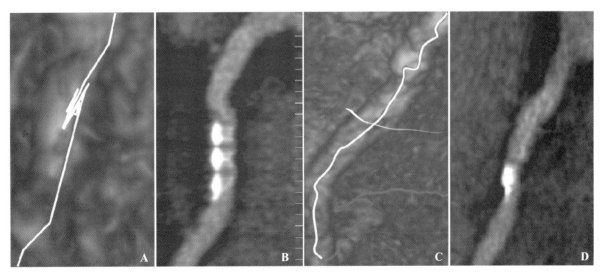

▲ 图 11-14　中心线追踪错误导致钙化病变重复伪影

A 和 B. 中心线在冠状动脉的钙化斑块区域反复"绕圈"（A），导致 cMPR 图像上钙化斑块重复出现（B）；C 和 D. 手动调整中心线可消除 cMPR 图像上的大部分伪影（C），尽管一小部分伪影仍然存在（D）

第 12 章
胸部横断面解剖
Cross- sectional anatomy of the thorax

张 楠 译

徐 磊 校

一、概述

解读心血管CT（CCT）图像，要求医生能够从轴位图像上充分理解胸部的断层解剖。不仅包括心脏及冠状动脉，还包括整个视野（FOV）内的解剖结构；如肺、纵隔、骨骼、软组织（包括乳房）及上腹部结构。这有助于识别可能导致临床症状的其他原因及需要进一步检查或治疗的非心脏病变。

CCT原始图像数据被重建为轴位图像。轴位图像为重建数据的"最原始"形式。其他重建图像（如MPR、cMPR、MIP等）需进一步后处理来获得。

本章中，主要介绍胸部轴位CT图像中的横断面解剖，重点为纵隔（图12-1及图12-12，图中左上角为定位像）。

心脏、大血管、肺及其他纵隔结构的具体解剖将在以后的章节中进一步讨论。

二、胸部横断面解剖

（一）胸部骨性结构

胸部骨性结构包括12节胸椎、12对肋骨、1个胸骨及1对锁骨。

（二）气管

在 C_6 椎体层面可见气管，位于喉的下方。气管在 T_5 椎体水平分叉成左、右主支气管。气管隆嵴位于分叉的下方。相对而言，右主支气管走行方向更为垂直。

（三）食管

食管位于上胸部气管的后方，并在 T_{10} 椎体水平于中线左侧2.5cm处穿过膈肌。

（四）胸腺

胸腺为位于升主动脉及肺动脉主干前方的三角形结构。在成人中，很难区分胸腺与纵隔的其他结构。

（五）胸淋巴结

胸淋巴结包括：锁骨上淋巴结，上、下气管旁淋巴结，血管前淋巴结，椎体前淋巴结，主动脉下淋巴结，主动脉旁淋巴结，隆突下淋巴结，食管旁淋巴结，肺韧带及肺门淋巴结。

（六）升主动脉

升主动脉是主动脉的第一部分，起始自主

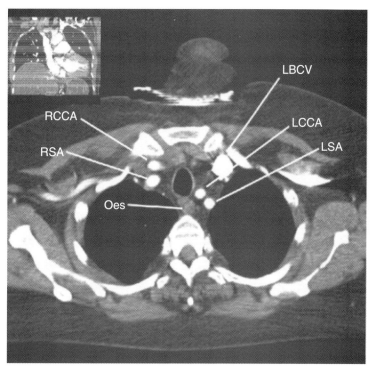

▲ 图 12−1　图中显示右颈总动脉（**RCCA**）、右锁骨下动脉（**RSA**）、食管（**Oes**）、左头臂静脉（**LBCV**）、左颈总动脉（**LCCA**）、左锁骨下动脉（**LSA**）

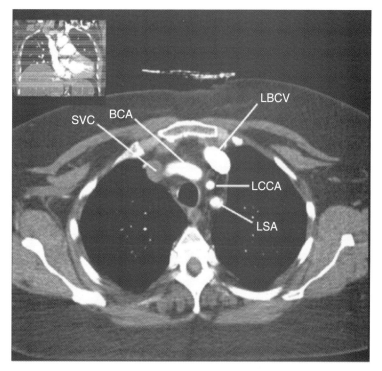

▲ 图 12−2　图中显示上腔静脉（**SVC**）、头臂动脉（**BCA**）、左头臂静脉（**LBCV**）、左颈总动脉（**LCCA**）、左锁骨下动脉（**LSA**）

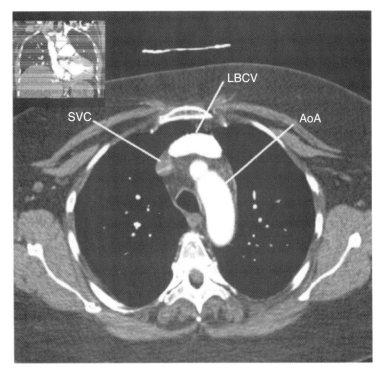

▲ 图 12-3　图中显示上腔静脉（SVC）、左头臂静脉（LBCV）、主动脉弓（AoA）

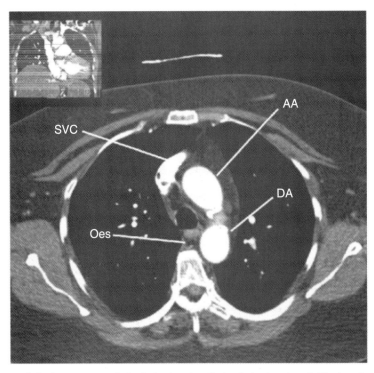

▲ 图 12-4　图中显示上腔静脉（SVC）、升主动脉（AA）、降主动脉（DA）、食管（Oes）及左、右乳内动脉（LIMA、RIMA）

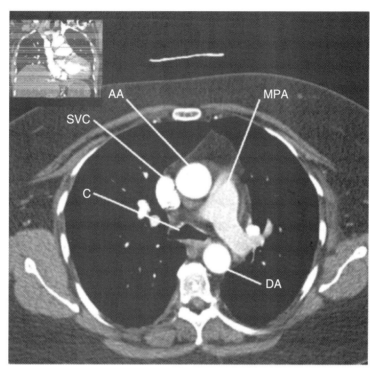

▲ 图 12-5　图中显示上腔静脉（SVC）、升主动脉（AA）、主肺动脉（MPA）、气管隆嵴（C）、降主动脉（DA）

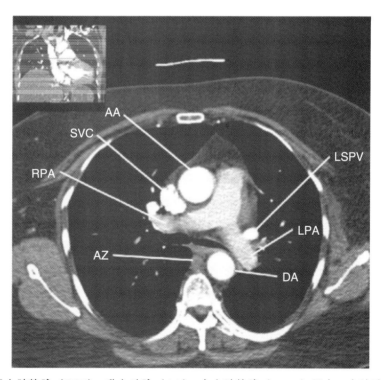

▲ 图 12-6　图中显示上腔静脉（SVC）、升主动脉（AA）、左上肺静脉（LSPV）及左、右肺动脉（LPA、RPA）、奇静脉（AZ）、降主动脉（DA）

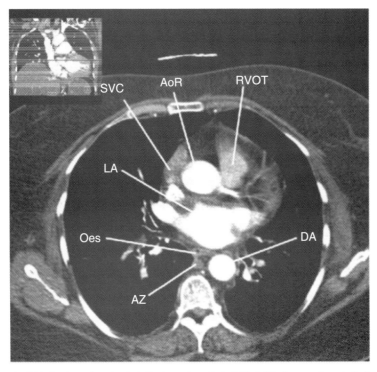

▲ 图 12-7　图中显示上腔静脉（**SVC**）、主动脉根（**AoR**）、右心室流出道（**RVOT**）、左心房（**LA**）、食管（**Oes**）、奇静脉（**AZ**）、降主动脉（**DA**）

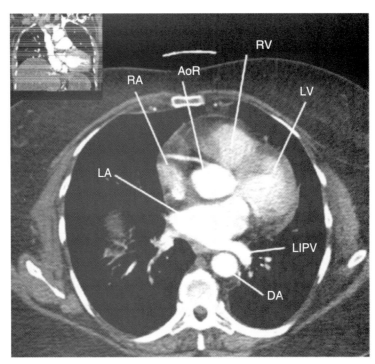

▲ 图 12-8　图中显示左心房（**LA**）、右心房（**RA**）、右心室（**RV**）、左心室（**LV**）、左下肺静脉（**LIPV**）、降主动脉（**DA**）

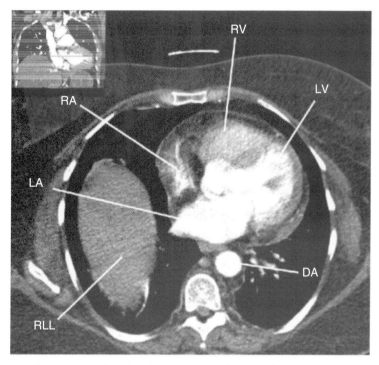

▲ 图 12-9　图中显示左心房（**LA**）、右心房（**RA**）、右心室（**RV**）、左心室（**LV**）、肝右叶（**RLL**）、降主动脉（**DA**）

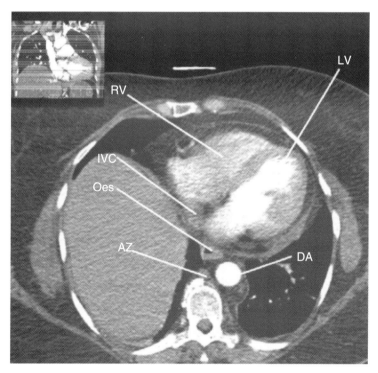

▲ 图 12-10　图中显示右心室（**RV**）、左心室（**LV**）、奇静脉（**AZ**）、降主动脉（**DA**）、食管（**Oes**）、下腔静脉（**IVC**）

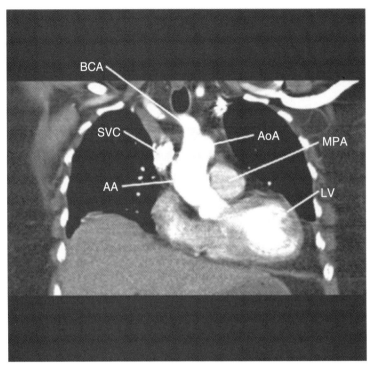

▲ 图 12-11　冠状位图像显示：左心室（LV）、升主动脉（AA）、上腔静脉（SVC）、头臂动脉（BCA）、主动脉弓（AoA）、主肺动脉（MPA）

动脉瓣。主动脉瓣为左心室及主动脉根部之间的过渡结构。主动脉窦为主动脉瓣上方主动脉壁的 3 处扩张。窦管交界处为主动脉窦上方的升主动脉变窄处。

（七）主动脉弓

主动脉弓是升主动脉的延续，发出头臂干、左颈总动脉及左锁骨下动脉。

（八）降主动脉

降主动脉是主动脉弓的延续，在 T_{12} 椎体水平穿过横膈，发出 9 个成对的肋间动脉分支，通常位于第 3 肋至第 11 肋间隙。肋下动脉位于第 12 肋骨下方，发出分布至支气管及食管的细小动脉分支。

（九）头臂动脉 / 干

头臂动脉 / 干为主动脉弓发出的第一条分支，发出右颈总动脉及右锁骨下动脉。

（十）左颈总动脉

左颈总动脉为主动脉弓发出的第二条分支。

（十一）左锁骨下动脉

左锁骨下动脉为主动脉弓发出的第三条分支。

（十二）乳内动脉

乳内动脉（也称为胸内动脉）分为左、右乳内动脉，分别起自左、右锁骨下动脉，在胸骨两侧胸腔内向下走行。

（十三）右头臂静脉

右头臂静脉由右颈内静脉及右锁骨下静脉汇合形成。

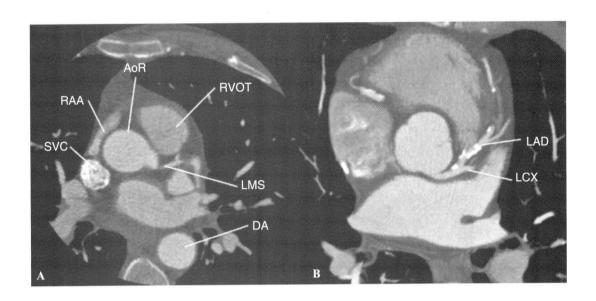

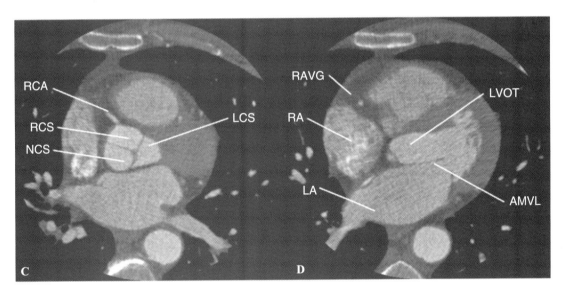

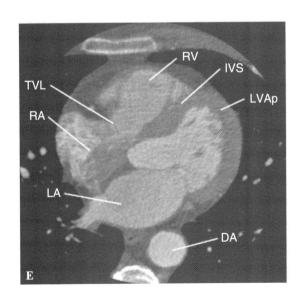

▲ 图 12-12　头－足方向心脏及冠状动脉轴位解剖图像

图中显示上腔静脉（SVC）、主动脉根部（AoR）、右心室流出道（RVOT）、右心耳（RAA）、左主干（LMS）、降主动脉（DA）、左前降支（LAD）、左回旋动脉（LCX）、左冠窦（LCS）、右冠窦（RCS）、无冠窦（NCS）、右冠状动脉（RCA）、左心房（LA）、右心房（RA）、右房室沟（RAVG）、二尖瓣前叶（AMVL）、室间隔（IVS）、左心室心尖（LVAp）、三尖瓣叶（TVL）

（十四）左头臂静脉

左头臂静脉由左颈内静脉及左锁骨下静脉汇合形成。

（十五）奇静脉

奇静脉于后纵隔右侧上升至 T_4 / T_5 椎体水平，随后弓形向前走行汇入上腔静脉。

（十六）上腔静脉

上腔静脉由右头臂静脉及左头臂静脉在右侧第一肋软骨下缘交界处汇合形成。

（十七）下腔静脉

下腔静脉在 T_8 椎体水平穿过横膈膜，回流至右心房。

（十八）主肺动脉

主肺动脉起自右心室，以肺动脉瓣为界，瓣膜以远为肺动脉，肺动脉主干以远分为左、右肺动脉。

（十九）右肺动脉

右肺动脉在主动脉弓下方、上腔静脉后方走行，于右肺门处走行于右肺静脉后方。

（二十）左肺动脉

左肺动脉在降主动脉前方、支气管左上方走行，通过动脉导管韧带（动脉导管的残迹）与主动脉弓相连。

（二十一）肺静脉

肺静脉接收肺部血流，回流至左心房；双侧均分为上、下肺静脉。

（二十二）右心房

右心房接收来自冠状静脉窦、上腔静脉及下腔静脉的血流。

（二十三）右心室

右心室是位于心脏最前部的心腔，包含 3 组乳头肌及 1 个调节束。

（二十四）左心房

左心房是位于心脏最后部的心腔，其后方与肺左叶支气管及食管毗邻。4 条肺静脉在左心房的上、下后外侧缘汇入。

（二十五）左心室

左心室长轴位于人体左前斜平面内，构成大部分左心缘。左心室的后外侧为左心缘的主要构成部分。

（二十六）膈肌

右半膈肌比左半膈肌高出约 1～1.5cm。

（二十七）上腹部结构

CCT 图像中可见的上腹部结构常包括肝脏、胆囊、胰腺、脾脏、肾上腺、肾脏、胃、肠。

第13章
冠状动脉及心脏静脉
The coronary arteries and cardiac veins

张　楠　梁俊福　译

徐　磊　校

一、冠状动脉循环

心肌由左冠状动脉及右冠状动脉供血。前者供应大部分左心室；后者供应右心室，通常也供应左心室下壁。尽管存在变异（请参阅冠状动脉起源异常，第222页）；但大多数情况下，符合这种解剖学特征。其分支血管变异较多。通过冠状动脉CT成像观察冠状动脉的分布情况尤为重要，对于随后进行心肌灌注显像或有创性冠状动脉造影（ICA）检查具有指导意义。

（一）解剖学术语的注释

对心脏及其相关结构是根据"Valentine"位置来进行描述的，即从心尖观察。这种描述常常并不能反映该组织结构在人体内的真实位置；例如，左心室实际位于右心室的后面，因此更恰当的名称应该是"后心室"。目前已有约定俗成的命名原则，虽然这看起来可能并不重要，但规范的命名却与先天性心脏病（CHD）的诊治密切相关，因为先天性心脏病患者的冠状动脉与心脏之间往往缺乏正常的对应关系（请参阅冠状动脉起源异常，第222页）。

（二）冠状动脉优势型

心脏的下壁由冠状动脉后降支（PDA）供血。PDA在85%～90%的个体中由右冠状动脉（RCA）发出，在10%～15%的个体中由左旋支发出。发出PDA的动脉称为"优势动脉"。在约1%的个体中，右冠状动脉及回旋支均发出PDA，此时称为"均衡型"冠状动脉。

评价心功能及灌注结果时，冠状动脉优势型是很重要的信息。下壁缺血可能反映左旋支或RCA梗阻性病变。此外，如果非优势性的RCA存在梗阻性病变，且其对左心室心肌供血范围很小，可采取保守治疗。在所有的报告中均应明确冠状动脉优势型。

二、冠状动脉开口及左冠状动脉

（一）冠状动脉开口

2个冠状动脉开口均应位于窦管（ST）交界10mm以内的范围，该范围之内的变异属正常变异。如冠状动脉开口位于ST交界上方或下方＞10mm，则分别为开口过高与开口过低。

冠状动脉起源于最靠近肺动脉的主动脉窦。可从位于远离肺动脉主干的主动脉窦，面向肺动脉的方向观察，从而定义左、右冠状动脉。此时，位于观察者左手方向的冠状动脉是左冠状动脉，另一支血管则为右冠状动脉。这一规则（Leiden 规则）也适用于先天性心脏病的情况（请参阅冠状动脉起源异常，第 222 页），可确保在特殊情况下也获得一致的冠状动脉命名。

（二）左心冠状动脉

冠状动脉左主干（LMS）通常起源于左冠窦，位置低于 RCA 开口平面。通常在左心耳及肺动脉主干之间走行约 1~2cm 后分为 LAD 及左旋支（LCX），LAD 在前室间沟内向下延伸至心尖（图 13-1），LCX 在左房室间沟（LAVG）内向后走行（图 13-2）。

左心室前外侧壁由 LCX 分支（钝缘支）供血，LAD 动脉通过对角支向心肌供血。将冠状动脉分支按数字排序命名，以距离最近的分支为"第一"（例如，第一对角支），以此类推。

在约 1/4 的个体中，左主干分叉处可见第三条分支，位于 LAD 与 LCX 之间，称为中间支（intermediate or ramus intermedius branch），为左室前外侧壁供血。

LAD 发出间隔支，为室间隔的前 2/3 供血。

三、右冠状动脉

通常，RCA 自右冠窦前方发出后在右房室间沟（RAVG）内向前然后向下走行，到达心脏的后方（图 13-3 及图 13-4）。

RCA 近端分支为圆锥支，绕行在右心室流出道周围。圆锥支及窦房结动脉（另一个近端分支）为右心室流出道、右心房及窦房结供血。有时，这些分支也可能直接起自右冠窦。

在右心室缘，RCA 通常会发出一条锐缘支，为右心室前壁（或游离壁）供血。

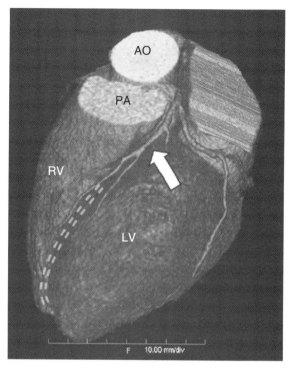

▲ 图 13-1 左前降支（箭）起自左主干分叉处，并在前室间沟（虚线）内走行，为前壁、心尖部及大部分室间隔供血

AO. 主动脉；PA. 肺动脉；RV. 右心室；LV. 左心室

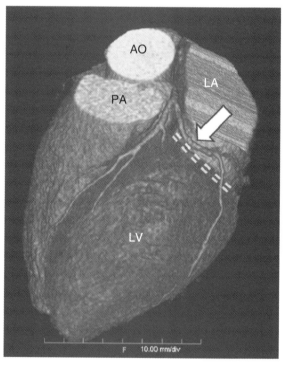

▲ 图 13-2 左旋支（箭）起自左主干分叉处，并沿 LAVG（虚线）走行，为左心室侧壁供血

AO. 主动脉；PA. 肺动脉；LV. 左心室

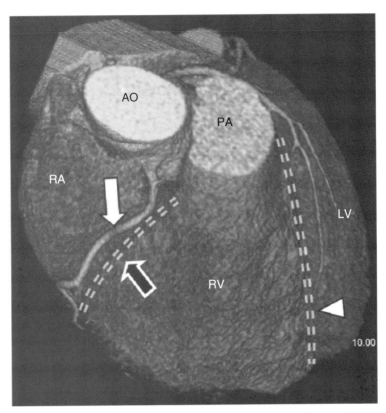

▲ 图 13-3　**RCA**（白箭）起自主动脉的前部，并沿 **RAVG**（黑箭）走行。图中还可见位于前室间沟内（箭头）的 **LAD**

AO. 主动脉；PA. 肺动脉；RA. 右心房；RV. 右心室；LV. 左心室

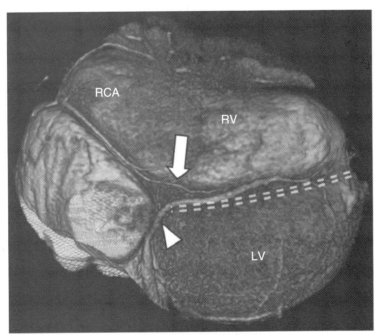

▲ 图 13-4　**RCA** 优势型，**RCA** 绕过右心缘，在 **RAVG** 的下方发出后降支（箭），并走行于后室间沟（虚线）。心中静脉（箭头）也在后室间沟内走行

RCA. 右冠状动脉；RV. 右心室；LV. 左心室

当冠状动脉为 RCA 优势型时，RCA 可走行至 RAVG 的下部，并发出走行于后室间沟的后降支。在约 50% 的 RCA 优势型人群中，还有一条明显的后外侧支，沿 LAVG 的下半部分走行，供应左心室下外侧壁心肌。这一分支还可能为二尖瓣的下间隔乳头肌供血，因此对其进行准确识别尤为重要。

四、心脏静脉系统

人们对心脏静脉解剖的认识仅次于对冠状动脉解剖的认识，后者通常因其在冠状动脉介入诊疗方面的作用而更受关注。认识心脏静脉解剖变得越来越重要，尤其是在对需要双腔起搏器植入的患者进行诊疗时，其作用更为显著。CCT 越来越多地用于选择合适的心脏静脉来置入左心室起搏器电极。冠状动脉 CT 血管成像需动脉期注射对比剂，因心脏静脉直径较大且位于心外脂肪内，所以能够也很容易地观察到。

与冠状动脉相比，心脏静脉的解剖变异更为显著。下文所述仅作为个体病例心脏静脉命名的指导。

解剖分类

对于心脏静脉系统的变异，其分类系统众多。其中一种简单的方法是将心脏静脉分为以下几部分。

- 冠状窦及其属支：引流左心室及右心室下部
- 心脏前静脉：引流右心室前壁及前外侧壁，可单支直接汇入右心房或多个静脉交汇后汇入右心房。
- 心最小静脉：引流心内膜下部分心肌，直接开口于 4 个心腔中的任意一个。

简而言之，心脏静脉是根据其引流心外膜下左（冠状窦及其属支）、右（心前静脉）心室或心内膜下（心小静脉）区域来命名的。

CCT 最常用于评估冠状静脉窦及其属支。但影像学在评估心前静脉或心小静脉方面无明确作用。

五、冠状窦及其属支

（一）解剖

- 冠状窦为心脏大静脉的延续（图 13-5）。
- 以下两者位于左房室间沟（按照定义）。
- ➤ 左心房斜静脉与心大静脉交界处。
- ➤ Vieussens 瓣：分隔心大静脉与冠状静脉窦的静脉瓣，通常位于静脉跨过左心室边缘处。

在实践中，可能很难界定以上 2 个概念。左心室边缘常用来定义冠状窦静脉窦的起始。

- 冠状窦开口于右心房。
- 尽管冠状窦大多呈椭圆形，但其变异仍较大。
- 心力衰竭时冠状窦扩大。

（二）临床重要性

冠状窦是双腔起搏器置入左心室的标记点，也是与射频消融治疗相关的重要部位（请参阅左心房及肺静脉评估，第 168 页）。应对冠状窦的大小、位置及与邻近冠状动脉的关系进行评估分析。

（三）心大静脉

- 心大静脉为前室间静脉的延续。
- 心大静脉走行于左房室间沟（图 13-6 及图 13-7）。
- 大部分心大静脉位于左旋支的浅层，但也可能位于深层。
- 心大静脉汇入冠状窦。

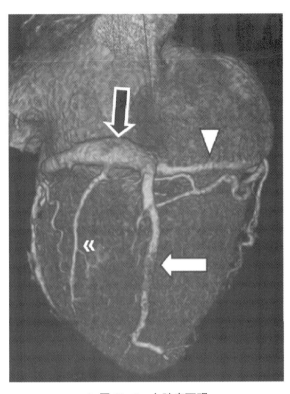

▲ 图 13-5 心脏底面观

冠状窦（黑箭）接收来自左心室下静脉（双箭头）的血流。心中静脉（白箭）走行于后室间沟，汇入冠状窦。心小静脉同样可在右房室间沟内显示（单箭头）

（四）前室间静脉

• 前室间静脉起源于前室间沟，通常位于心尖部（图 13-6）。

• 尽管前室间静脉通常走行于肺动脉主干与左心耳之间，但在其离开前室间沟的位置常见变异。

• 前室间静脉从左侧进入左房室间沟后，成为心大静脉。

• 前室间静脉接收来自左心室远端的静脉血流。

（五）心中静脉

• 心中静脉走行于后室间沟（图 13-5、图 13-7 及图 13-8 ）。

• 心中静脉接收来自心底面以及室间隔大部的静脉血流。

• 尽管心中静脉通常汇入冠状窦，但也可直接与右心房沟通。

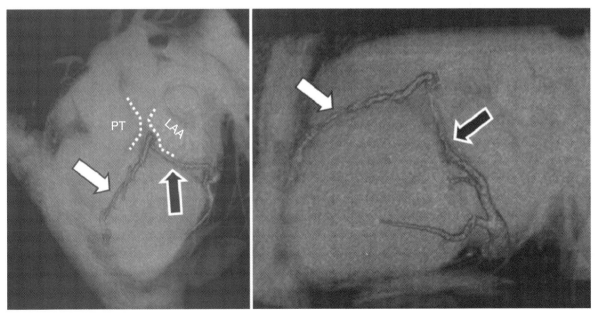

▲ 图 13-6 前室间静脉（白箭）从心尖至心底走行于前室间沟，穿过肺动脉主干（PT）及左心耳（LAA）进入左房室沟，成为心大静脉（黑箭）

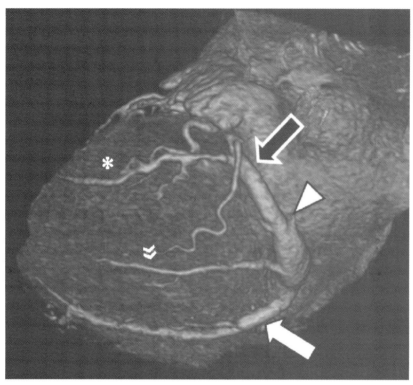

▲ 图 13-7　心脏左侧面观，心大静脉（黑箭）接收来自左缘静脉（*）的血流。将左心房斜静脉（箭头）与心大静脉的汇合处定义为冠状窦的起点，冠状窦接收来自左心室下静脉（双箭）及心中静脉（白箭）的血流

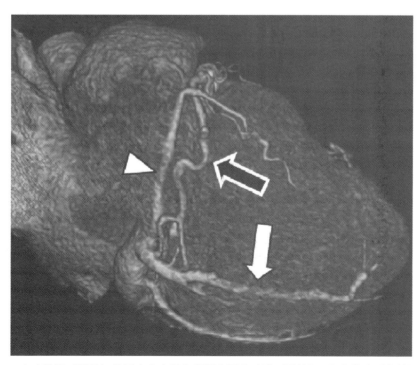

▲ 图 13-8　心小静脉（箭头）位于右房室间沟邻近右冠状动脉（黑箭），心中静脉（白箭）位于后室间沟

（六）心小静脉

- 心小静脉走行于右房室间沟下部（图 13-7 及图 13-8）。
- 心小静脉接收来自右心室膈面的静脉血流。
- 心小静脉汇入冠状静脉窦。

（七）心脏静脉属支

- 心脏静脉属支的解剖变异较大。
- 左（或钝）缘静脉最常见，接收左心室前外侧壁的静脉血流，而后汇入心大静脉（图 13-6）。
- 左心室下静脉引流左心室下侧壁，并终止于在冠状窦（常见）或心大静脉（少见）（图 13-7）。
- 左心房斜静脉沿左房下侧壁走行，常位于左肺静脉与左心耳之间。临床上，将左心房斜静脉与心大静脉的汇合处定义为冠状窦起始部（图 13-6）。然而，左心房斜静脉是胚胎期左侧上腔静脉系统的残留；因此，可能表现为永存左上腔静脉。

第 14 章
冠心病影像评估
Assessment of coronary artery disease

梁俊福　译

徐　磊　校

一、冠状动脉钙化积分

冠状动脉钙化积分扫描是一种基于心血管CT平扫来分析冠状动脉粥样硬化的方法。近几十年来，冠状动脉钙化积分在无症状人群未来发生心血管事件的预测、评估及判别方面具有重要作用。

（一）冠状动脉钙化的病理生理学基础

• 冠状动脉钙化积分与尸检中冠状动脉粥样硬化的程度密切相关，因此其可作为冠状动脉粥样硬化的有效诊断指标。

• 尽管心血管CT平扫不能显示所有类型的斑块，但潜在冠状动脉粥样硬化人群中，仍可发现较大比例的冠状动脉有钙化。

（二）冠状动脉钙化评分

• 心血管CT平扫需心电门控采集图像，厚度为3mm。

• 冠状动脉钙化积分为面积 $\geq 1mm^2$ 且CT值 $\geq 130HU$ 的冠状动脉钙化斑块评分的总和（图14-1）。

• 根据最大CT值对每一需要评价的病变进行评分：1分，130～199HU；2分，200～299HU；3分，300～399HU；4分，$\geq 400HU$。冠状动

脉钙化积分为各病变评分的总和。

• 目前有多个软件包可提供半自动化冠状动脉钙化积分测量。无论选择哪种软件包，冠状动脉钙化积分测量均具有高度可重复性。

• 根据钙化积分可将冠状动脉钙化严重程度分为5个等级：无钙化（0分）、轻微钙化（1～9分）、轻度钙化（10～99分）、中度钙化（100～399分）、重度钙化（≥ 400分）。

• 国际心血管CT学会建议标准化报告（CAC-DRS）[1]推荐按照钙化积分（0分、1～99分、100～299分、> 300分）及所累及的血管数进行分类（CAC-DRS 0-3），并推荐应用和（或）加强药物治疗（他汀类药物、阿司匹林）。

（三）冠状动脉钙化的临床特征

• 冠状动脉钙化积分与冠状动脉钙化的传统危险因素成正相关。

• 冠状动脉钙化的程度因年龄、性别和种族而异。

• 男性冠状动脉钙化积分更高，并随年龄增长而增高（图14-2）。

（四）冠状动脉钙化积分的临床意义

• 多项研究已证实冠状动脉钙化积分在预后评估中的价值，对患者的预后评估时间可扩

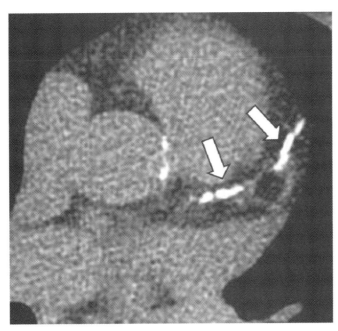

▲ 图 14-1　冠状动脉 CT 平扫检查示冠状动脉钙化位于左前降支（箭）

展至 10 年以后。

• 该预后信息独立于其他所有心血管疾病危险因素。

• 钙化积分可作为冠状动脉粥样硬化负荷的一个重要指标，用于预测、评估及判别未来发生心血管病的风险。

• 冠状动脉钙化积分既独立于传统的临床危险因素，又可作为其补充，相对于 C 反应蛋白、颈动脉内中膜厚度、家族史、踝臂指数更有利于准确预测未来发生心血管病的风险。

• 在冠状动脉钙化积分为 0 分的人群中，心血管病风险非常低（年发病率＜ 1%），如 5 年钙化积分为 0 分则可排除冠心病风险。

• 冠状动脉钙化进展是预测未来心血管事件的特异性标志。冠状动脉钙化积分每年增长＞ 15%，则死亡风险将增高 4～8 倍。

（五）冠状动脉钙化积分的潜在应用

• 冠状动脉钙化积分可作为识别适合一级预防性治疗（如他汀类药物、阿司匹林）人群的潜在指标。多种族动脉粥样硬化研究（MESA）数据表明，冠状动脉钙化积分＞ 100 分可能是推荐他汀类药物和阿司匹林治疗的潜在条件（表 14-1）。美国心脏病学会（ACC）/美国心脏协会（AHA）指南指出，冠状动脉钙化积分＞ 300 分或基于年龄、性别、种族的第三 / 四分位数，表示存在高风险，需要高强度他汀类药物治疗。

冠状动脉钙化体积及密度是预测潜在心血管事件的新标志物。MESA 研究表明，与较低冠状动脉钙化体积的人群相比，具有较大冠状动脉钙化体积者更易罹患冠心病及发生其他心血管事件。与冠状动脉钙化密度较高的人群相比，心血管事件在冠状动脉钙化密度较低的人群中也更为常见。

参考文献

[1] CAC-DRS: Coronary Artery Calcium Data and Reporting System (2018) An expert consensus document of the Society of Cardiovascular Computed Tomography (SCCT). *Journal of Cardiovascular Computed Tomography* 12: 185-91.

无症状男性（*n*=15 238）

	≤34	35~40	41~45	46~50	51~55	56~60	61~65	66~70	71~75	>75
样本量	446	1011	1873	2503	2915	2385	1765	1212	679	429
10%	0	0	0	0	0	0	0	1	8	17
20%	0	0	0	0	0	0	0	23	51	91
25%	**0**	**0**	**0**	**0**	**0**	**1**	**12**	**41**	**81**	**148**
30%	0	0	0	0	0	4	25	66	121	233
40%	0	0	0	0	4	15	59	128	216	358
50%	**0**	**0**	**0**	**2**	**14**	**42**	**114**	**211**	**328**	**562**
60%	0	0	1	8	36	89	206	351	493	816
70%	0	1	4	26	80	166	335	554	749	1223
75%	**0**	**3**	**8**	**41**	**116**	**227**	**421**	**709**	**918**	**1409**
80%	2	5	14	67	161	314	543	888	1119	1658
90%	12	23	56	174	379	654	996	1484	1667	2396

无症状女性（*n*=6067）

	≤34	41~45	46~50	51~55	56~60	61~65	66~70	71~75	>75
样本量	331	407	885	1213	1091	770	626	437	297
10%	0	0	0	0	0	0	0	0	0
20%	0	0	0	0	0	0	0	0	6
25%	**0**	**0**	**0**	**0**	**0**	**0**	**0**	**4**	**25**
30%	0	0	0	0	0	0	0	10	40
40%	0	0	0	0	0	0	3	29	86
50%	**0**	**0**	**0**	**0**	**0**	**2**	**17**	**67**	**157**
60%	0	0	0	0	2	17	48	120	314
70%	0	0	0	3	12	55	114	217	403
75%	**0**	**0**	**2**	**7**	**29**	**81**	**163**	**310**	**577**
80%	0	0	3	16	56	114	215	398	775
90%	2	5	35	79	166	273	481	738	1193

▲ 图 14-2 冠状动脉钙化的患者年龄及性别分布

表 14–1　依据冠状动脉钙化负荷对他汀类药物治疗动脉粥样硬化性心血管病及冠状动脉性心脏病件的 10 年评估分组

用　药	样本量（例）	动脉粥样硬化性心血管病	冠状动脉性心脏病
		*10 年 NNT（30% RRR）	*10 年 NNT（30% RRR）
推荐他汀类药物	2337	—	—
CAC 积分为 0	978	64	139
CAC 积分为 1～100	714	28	59
CAC 积分＞ 100	685	22	34
任何等级 CAC	1399	28	43
考虑应用他汀类药物	589	—	—
CAC 积分为 0	338	223	556
CAC 积分为 1～100	184	43	67
CAC 积分＞ 100	67	53	71
任何等级 CAC	251	46	69
不推荐他汀类药物	1792	—	—
CAC 积分为 0	1417	257	371
CAC 积分为 1～100	298	334	1112
CAC 积分＞ 100	77	35	35
任何等级 CAC	375	124	159

*. Cochrane 关于他汀类药物治疗 Meta 分析显示，一级预防相对风险减低 30%。推荐他汀类药物组：45～75 岁患者，低密度脂蛋白胆固醇≥ 190mg/dl；糖尿病患者，低密度脂蛋白胆固醇 70～189mg/dl；非糖尿病患者，低密度脂蛋白胆固醇 70～189mg/dl；患者 10 年动脉粥样硬化性心血管病患病风险≥ 7.5%。考虑他汀类药物组：患者 10 年动脉粥样硬化性心血管病患病风险为 5%～< 7.5%。不推荐他汀类药物组：患者 10 年动脉粥样硬化性心血管病患病风险< 5%。NNT. 需要治疗的患者数；RRR. 相关风险减低；CAC. 冠状动脉钙化

引 自 Journal of the American College of Cardiology, Vol 66, Nasir K, Bittencourt MS, Blaha MJ, et al; Implications of Coronary Artery Calcium Testing Among Statin Candidates According to American College of Cardiology/American heart Association Cholesterol Management Guidelines: MESA（Multi–Ethnic Study of Atherosclerosis）, pp.1657–68, Copyright（2015）, with permission from Elsevier

（六）冠状动脉钙化积分的局限性

• 冠状动脉钙化仅用于预测无症状人群的风险；对于有症状患者，其预后效果仍未可知。

• 冠状动脉钙化程度与冠状动脉造影所示管腔狭窄严重程度并无密切相关性，尽管敏感度较高，但特异度低。冠状动脉钙化积分不能作为诊断阻塞性冠心病的决定因素。

• 除 40 岁以下急性胸痛患者外，冠状动脉无钙化（钙化积分为 0 分）对于阻塞性冠心病具有较高的阴性预测值。

• 由于缺乏临床证据，钙化积分不能用于监测稳定冠状动脉粥样硬化病变药物（如他汀类药物）治疗的疗效。

二、心外膜脂肪及心包脂肪

心血管 CT 除了能够直观显示心脏及冠状动脉图像外，还可准确评估邻近组织的解剖结

构，包括心包及纵隔脂肪。这些脂肪组织与部分冠状动脉外膜直接相邻，具有与内脏脂肪相似的代谢及免疫作用。尤其是心脏周围脂肪组织，已知其为动脉粥样硬化及冠心病进展的危险因素[1,2]。因此，对其进行定量分析可作为对钙化积分的补充，以改善相关疾病的个体风险评估。

（一）界定心外膜及心包脂肪

心旁脂肪组织可分为两大部分，即心外膜脂肪组织（EAT）及心包脂肪组织（PAT）。以心包为界，可定义心包内、外脂肪（图 14-3）。对心外膜脂肪，尤其是围绕冠状动脉的脂肪（血管周围脂肪）可进行定量测量[3]。EAT 及 PAT 的体积通常可用于预测预后，作为心包脂肪组织 CT 值测量的补充；CT 值也可能具有额外的预后价值。可在用于评估冠状动脉钙化的平扫 CT 图像上对 PAT 及 EAT 进行评估，无须额外辐射或费用。人工或半自动分割心脏后，EAT 及 PAT 代表分割后 CT 值低的部分，以往所有体素的 CT 值为 -95～45HU[4]（图 14-3，图中红色及蓝色部分）。

（二）临床数据

大量研究表明，校正传统心血管危险因素后，以下因素与 EAT 及 PAT 容积相关。

• 是否存在冠状动脉斑块及具有高危斑块的特征[5]。

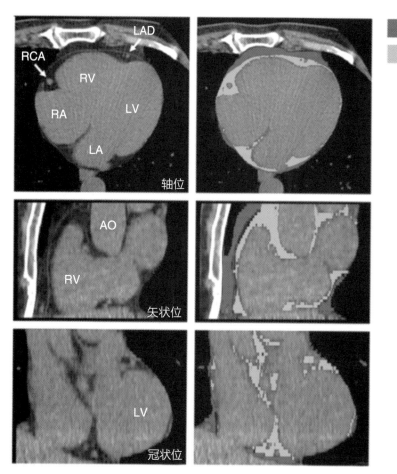

心包脂肪组织
心外膜脂肪组织

▲ 图 14-3　心脏轴位、矢状位及冠状位多平面重建显示心包（蓝色）及心外膜（红色）脂肪组织
LA. 左心房；LAD. 左前降支；LV. 左心室；AO. 主动脉；RA. 右心房；RCA. 右冠状动脉；RV. 右心室（见本书彩图部分）

- 斑块体积及成分。
- 冠状动脉钙化积分。
- 心房颤动。
- 糖尿病。

此外，在冠状动脉钙化积分基础上，EAT体积对未来主要恶性心血管事件及全因死亡有进一步的预后价值[1]。血管周围脂肪密度指数可能是冠状动脉炎症的诊断指标且能够预测心源性死亡[3]。

（三）未来思考

有证据表明，EAT 及 PAT 测量对预后评价的作用仍然是有限的。特别是在缺乏采用统一分类及测量方法进行大规模随机对照试验的情况下。一旦建立了统一易行的标准，对 EAT及 PAT 进行测量可能能够大幅改善 CAD 危险人群的评估，并可能为动脉粥样硬化自然病程的研究提供新的信息。

参考文献

[1] Spearman JV, Renker M, Schoepf UJ, et al. (2015) Prognostic value of epicardial fat volume measurements by computed tomography: a systematic review of the literature. *Eur Radiol* 25 (11): 3372-81.

[2] Antonopoulos AS, Sanna F, Sabharwal N, et al. (2017) Detecting human coronary inflammation by imaging perivascular fat. Sci Transl Med 9 (398). https://www.ncbi. nlm.nih.gov/pubmed/28701474

[3] Oikonomou EK, Marwan M, Desai My, et al. (2018) Non-invasive detection of coronary inflammation using computed tomography and prediction of residual cardiovascular risk (the CRISP CT study): a post-hoc analysis of prospective outcome data. *Lancet* 392 (10151): 929-39.

[4] Rosito GA, Massaro JM, hoffmann U, et al. (2008) Pericardial fat, visceral abdominal fat, cardiovascular disease risk factors, and vascular calcification in a community-based sample: The Framingham heart Study. *Circulation* 117 (5): 605-13.

[5] Schlett Cl, Ferencik M, Kriegel MF, et al. (2012) Association of pericardial fat and coronary highrisk lesions as determined by cardiac CT. *Atherosclerosis* 222 (1): 129-34.

三、冠状动脉 CT 血管造影（CCTA）

简介

目前，CCTA 已广泛应用于疑似冠心病患者的评估。数百项研究已经表明，CCTA 具有较高的诊断准确性，且阴性预测值较高。大量注册研究表明，CCTA 对评价冠心病预后具有重要意义，且 CCTA 阴性的患者预后良好。

近年来，以结局为导向的研究已超出对CCTA 诊断准确性的评估，并表明基于 CCTA结果可进行临床治疗策略。特别需要说明，这些研究评估了心血管事件终点，这对诊断性影像试验评价心血管疾病是第一位的。

大量多中心随机对照试验评估了CCTA 指导治疗对于临床结局的影响（如SCOTHEART，请参阅第 118 页；PROMISE，请参阅第 119 页）。这些研究表明，CCTA 的应用改变了后续的随访及治疗（包括药物治疗及血运重建）结果。CCTA 用于诊断及指导随访，可有效改善临床结局，降低致死率及非致死性心肌梗死的发生风险。

这些研究均支持英国国家卫生与临床优化研究所（NICE）最新更新的指南。NICE 推荐将 CCTA 作为可疑心绞痛（典型、非典型心绞痛或非心绞痛伴心电图异常胸痛）患者首选的一项诊断性检查方法（请参阅第 14 章第 114页）[1]。CCTA 在急性胸痛患者中的应用见第14 章第 122 页。

参考文献

[1] National Institute for Hhealth and Care Excellence. Chest pain of recent onset: assessment and diagnosis. Llondon: NICE; 2010. NICE clinical guideline No 95.

四、CCTA 诊断准确性

所有检查对疑似冠心病患者的评估，其诊断准确性都十分重要。大量研究将 CCTA 的诊断准确性与多种不同金标准进行对比分析，得出以下结果。

• 在 50% 及 70% 的阈值下，CTCA 对冠状动脉疾病及梗阻性冠状动脉疾病的识别具有良好的诊断准确性。

• CCTA 具有较高的阴性预测值，表面其可用于识别正常冠状动脉。

• CCTA 易高估冠状动脉狭窄的严重程度，而不是低估狭窄程度。

• 对于冠状动脉大量钙化患者，CCTA 的诊断准确性明显减低，这是由于晕状伪影及线束硬化伪影的影响。

• 与有创性冠状动脉造影（ICA）相比，CCTA 诊断准确性的 Meta 分析研究表明，其敏感度为 90%～99%，特异度为 88%～96%（表 14-2）。

• 与其他常用的影像学检查方法相比，CCTA 具有良好的诊断效能（表 14-3）。

参考文献

[1] Mowatt G, Cummins E, Waugh N, et al. (2008) Systematic review of the clinical effectiveness and cost-effectiveness

表 14-2　冠状动脉 CT 血管造影与有创性冠状动脉造影对比的 Meta 分析

评估水平	试验	Sens（%）	Spec（%）	PPV（%）	NPV（%）	PLR	NLP
患者水平	Mowatt 等[1]	99	89	93	100	9.3	0.02
	Stein 等[2]	98	88	93	96	8.0	0.03
	Sun 等[3]	99	91	94	99	—	—
	Von Ballmoos 等[4]	100	89	—	—	9.2	0
节段水平	Mowatt 等[1]	90	97	76	99	26.1	0.10
	Stein 等[2]	90	96	73	99	20.6	0.10
	Sun 等[3]	92	97	84	99	—	—
	Von Ballmoos 等[4]	91	96	—	—	21.8	0.09

Sens. 敏感度；Spec. 特异度；PPV. 阳性预测值；NPV. 阴性预测值；PLR. 阳性似然比；NLR. 阴性似然比

表 14-3　2016 年 NICE Meta 分析中常用影像学检查评估疑似心绞痛患者的诊断效能（%）

检查方法	ICA，50% 狭窄		ICA，70% 狭窄	
	敏感度	特异度	敏感度	特异度
CCTA	96	79	96	72
CT 钙化积分为 0	99	49	—	—
负荷超声心电图	77	86	64	90
磁共振灌注成像	84	85	93	81
SPECT	81	78	76	76

of 64-slice or higher computed tomography angiography as an alternative to invasive coronary angiography in the investigation of coronary artery disease. *Health Technol Assess* 12: ⅲ -143.

[2] Stein PD, yaekoub Ay, Matta F, et al. (2008) 64-slice CT for diagnosis of coronary artery disease：a systematic review. *Am J Med* 121: 715-25.

[3] Sun Z & Ng K-H (2012) Diagnostic value of coronary CT angiography with prospective ECG gating in the diagnosis of coronary artery disease: a systematic review and meta-analysis. *International Journal of Cardiovascular Imaging* 28 (8): 2109-19.

[4] Ballmoos von MW, Haring B, Juillerat P, & Alkadhi H (2011) Meta-analysis：diagnostic performance of low-radiation-dose coronary computed tomography angiography. *Annals of Internal Medicine* 154 (6): 413-20.

五、斑块特征

（一）CCTA 检测高危斑块

通过 CCTA 检查，可依据钙化及密度高低对斑块进行分类。临床上，可将斑块分为钙化、非钙化及部分钙化斑块。钙化斑块的任何相邻像素面积＞ $1mm^2$ 且 CT 值＞ 130HU[1]，以往研究也曾报道过其他阈值（如＞ 220HU）[2]。通常，非钙化纤维斑块的 CT 值为 90～150HU，而其中低密度斑块的 CT 值为 30～50HU，甚至更低[2]。不同部位斑块的特征存在明显重叠，难以进行准确区分。近年来，随着新型半自动化软件包的研发及应用，使得对不同斑块的特征的评估及定量分析更加标准化、可重复性更好。

在过去的几年中，各种高危斑块的 CCTA 特征已经明确，且被证实可用于预测临床结局。

（二）低密度斑块

低密度斑块的 CT 值较低，一般为 30～50HU，在 CCTA 上表示存在坏死核心。虽然其最初是以二元方式定义为存在或不存在，但需要注意的是，低密度斑块的体积是评价斑块危险性的重要指标。现已表明，低密度斑块体积越大越易导致破裂[3]、心肌缺血[4]，即使在无管腔狭窄的情况下也是如此。

（三）正性重构

正性重构（PR）通常是指与血管近端正常管径横截面相比，由于斑块向外生长致使管径增粗 5%～10%[2, 5]。CCTA 虽不能检测炎症，但可显示斑块的几何形状及构成。PR 与巨噬细胞数量密切相关。慢性纤维斑块无 PR。

（四）餐巾环征及斑点状钙化

餐巾环征在 CTA 上表现为在低密度核心的周围有高密度（＜ 130HU）的边缘[6]。斑点状钙化指在斑块内形成小钙化点。斑点状钙化的存在结合其他高危斑块特征，与不良预后密切相关，但斑点状钙化并不是独立的危险因素。在组织病理学[7]或有创性斑块形态评估检查［如血管内超声（IVUS）、光学相干断层成像（OCT）］中，低密度斑块、正性重构、餐巾环征、斑点状钙化与薄纤维帽及巨噬细胞浸润相关。

（五）高危斑块特征及结局

高危斑块特征除了在责任病变部位常见外，也与急性冠脉综合征后续发展相关。一项涉及 1059 例患者 CCTA 检查的研究分析了动脉粥样硬化病变是否存在正性重构及低密度斑块，结果表明在具有这 2 种斑块特征的患者中有 22.2% 进展为急性冠脉综合征，而在无这 2 种斑块特征的患者中仅有 5% 进展为急性冠脉综合征[3]。准确识别高危斑块特征在中期随访中同样能预测心脏事件[8]。在 3158 例接受 CCTA 检查并随访（3.9±2.4）年的患者中，具有高危斑块特征的患者心血管事件发生率明显高于无高危斑块特征者。上述研究还表明，在具有高危特征的斑块中并不是每一处病变都表现出相同的结局。相对于小负荷高危斑块或没有进展的患者，斑块负荷较大、狭窄程度严重及斑块进展的患者更有可能发生心血管事件。在上述研究[8]中，具有高危特征但未进展的斑块未导致任何心血管事件发生，而具有高危特征并导致管腔狭窄或随访进展的斑块是引发心脏事件的高危因素。

参考文献

[1] Blaha MJ, Mortensen MB, Kianoush S, Tota-Maharaj R, & Cainzos-Achirica M (2017) Coronary artery calcium scoring: is it time for a change in methodology? *JACC Cardiovasc Imaging* 10 (8): 923-37.

[2] Motoyama S, Kondo T, Sarai M, et al. (2007) Multi-slice computed tomographic characteristics of coronary lesions in acute coronary syndromes. *Journal of the American College of Cardiology* 50: 319-26.

[3] Motoyama S, Sarai M, harigaya H, et al. (2009) Computed tomographic angiography characteristics of atherosclerotic plaques subsequently resulting in acute coronary syndrome. *Journal of the American College of Cardiology* 54: 49-57.

[4] Ahmadi A, leipsic J, ovrehus KA, et al. (2018) lesion-specific and vessel-related determinants of fractional flow reserve beyond coronary artery stenosis. *JACC Cardiovascular Imaging* 11: 521-30.

[5] Glagov S, Weisenberg E, Zarins CK, Stankunavicius R, & Kolettis GJ (1987) Compensatory enlargement of human atherosclerotic coronary arteries. *New England Journal of Medicine* 316: 1371-5.

[6] Maurovich-horvat P, hoffmann U, Vorpahl M, Nakano M, Virmani R, & Alkadhi H (2010) The napkin-ring sign: CT signature of high-risk coronary plaques? *JACC Cardiovascular Imaging* 3: 440-4.

[7] Falk E, Nakano M, Bentzon JF, Finn AV, & Virmani R (2013) Update on acute coronary syndromes: the pathologists' view. *Eur Heart J* 34: 719-28.

[8] Motoyama S, Ito H, Sarai M, et al. (2015) Plaque characterization by coronary computed tomography angiography and the likelihood of acute coronary events in mid-term follow-up. *Journal of the American College of Cardiology* 66: 337-46.

六、确定病变严重程度（不局限于管腔狭窄）

（一）概述

基于过去 10 年来已发表的文献[1,2]，分析

发现血流储备分数（FFR）引导治疗目前已成为稳定型缺血性心脏病（SIHD）患者的标准治疗方式。然而，目前尚不清楚一个管腔狭窄功能指标是如何预测斑块特性及临床结局的。既往认为，预后与斑块形态有关。近期研究表明，斑块形态特征是决定血流减少及引起缺血的主要因素，而与管腔狭窄程度无关。

虽然管腔狭窄是 FFR 的预测因子[3]，但狭窄与缺血之间却并非完全对应[4-6]。常常有狭窄却无缺血（SWOI），也可能出现无狭窄的缺血性病变（IWOS）[7, 8]。既往认为，这是由于二维有创性冠状动脉造影（ICA）判读的局限性导致所示的狭窄与实际缺血不匹配。然而，采用更精确测量管腔狭窄的方法，如通过血管内超声（IVUS）来测量管腔最小径（MlD）及管腔最小面积（MlA），仍不能与 FFR 判定狭窄取得高度一致[9]。因此，有学者试图通过其他解剖特征（如病变长度、出入口的角度、参考血管的大小等）来解释这些差异[10]。近年有研究报道，CTA 所示低密度斑块（存在坏死核心）的体积是通过 FFR 判定特异性缺血病变的决定因素，而非管腔狭窄程度。事实上，在所有的病变特征中，低密度斑块体积及管腔狭窄程度是仅有且最重要的 2 个因素，其在多元模型中均为 FFR 的独立预测因子[8,11,12]。

因此，在传统双变量（狭窄、缺血）模型中，现已加入第三个变量（低密度斑块体积）。低密度斑块体积的重要性在轻中度狭窄病变中更为明显，因为这组病例的特异性缺血病变并不是解剖上重度狭窄的结果，而是最大充血时相对显著的狭窄。

（二）低密度斑块体积如何独立于管腔狭窄程度预测 FFR？

FFR 的测量并非静态测量，冠状动脉也不是钢性管道。除狭窄程度外，注入腺苷后血管

的状态在狭窄后压力测量中起到主要的决定作用。测量 FFR 时，注入腺苷扩张远端小动脉床可降低狭窄区域的压力。随着压力下降，主动脉与冠状动脉远端血管床之间形成更大的梯度，导致冠状动脉血流增加（最大充血状态）。心外膜冠状动脉对最大充血状态的反应是通过自身调节机制进一步扩张血管，因此将硝酸甘油作为常规给药而获取的 FFR 值就更大。在管腔重度狭窄的经典病例中，由于静息状态血管狭窄处于最大舒张状态，将不会进一步扩张。因此，处于最大充血时，血管无法调节额外血流，将在充血的同时导致狭窄后压力下降[11]。

如有轻中度管腔狭窄，且斑块有较大坏死核心，那么病变部位的血管扩张能力将受到一定程度的损害。血管其他节段在最大充血时扩张，轻中度狭窄的血管表现为功能性显著狭窄（相对显著狭窄）。跨狭窄部位置压力的下降与管腔半径的四次方成反比，压力与血流之间形成特殊的曲线关系，表明任何固定或动态的狭窄在生学理上均有重要意义[13]。因此，与同一血管其他节段相比，狭窄部位血管由于舒张功能障碍，在最大充血时管腔直径变化受限，可引起明显的血流动力学异常，从而导致 FFR 测量的异常。

斑块有较大坏死核心时，血管无法扩张，其可能原因如下。

• 斑块存在大的坏死核心，通常也具有显著的正性重构并已达到极限[14]。因此，病变部位血管因已处于最大舒张状态而不能继续扩张。

• 富含脂肪的较大坏死核心，由于局限性炎症及氧化应激，导致内皮功能受损[7, 15-17]，使得局部内皮细胞依赖血管舒张机制降低。

需要注意的是，这种血管舒张损伤并非单一的现象，而是表现出一系列的损伤，其取决于坏死核的大小、斑块的总体积、正性重构程度、参考血管的体积及血管舒张储备。

作为最重要的高危斑块指征，低密度斑块体积与 FFR 的相互作用能更好地解释 FFR 的预后结局。FFR 阴性病变可能不存在较大的坏死核心，因此预后更好。故 FFR 是一种对高危斑块敏感但并非特异的检查指标。

参考文献

[1] De Bruyne B, Pijls Nh, Kalesan B, et al. (2012) Fractional flow reserve-guided PCI versus medical therapy in stable coronary disease. *New England Journal of Medicine* 367: 991-1001.

[2] Tonino PA, De Bruyne B, Pijls Nh, et al. (2009) Fractional flow reserve versus angiography for guiding percutaneous coronary intervention. *New England Journal of Medicine* 360: 213-24.

[3] Gould Kl, lipscomb K, & Calvert C (1975) Compensatory changes of the distal coronary vascular bed during progressive coronary constriction. *Circulation* 51: 1085-94.

[4] Park SJ, Kang SJ, Ahn JM, et al. (2012) Visual-functional mismatch between coronary angiography and fractional flow reserve. *JACC Cardiovascular Interventions* 5: 1029-36.

[5] Tonino PA, Fearon WF, De Bruyne B, et al. (2010) Angiographic versus functional severity of coronary artery stenoses in the FAME study fractional flow reserve versus angiography in multivessel evaluation. *Journal of the American College of Cardiology* 55: 2816-21.

[6] layland J, oldroyd KG, Curzen N, et al. (2015) Fractional flow reserve vs. angiography in guiding management to optimize outcomes in non-ST-segment elevation myocardial infarction: the British heart Foundation FAMoUS-NSTEMI randomized trial. *European Heart Journal* 36: 100-11.

[7] Ahmadi A, Kini A, & Narula J (2015) Discordance between ischemia and stenosis, or PINSS and NIPSS: are we ready for new vocabulary? *JACC Cardiovascular Imaging* 8: 111-4.

[8] Ahmadi A, Stone GW, leipsic J, et al. (2016) Association of coronary stenosis and plaque morphology with fractional flow reserve and outcomes. JAMA Cardiology 1 (3) : 350-7.

[9] Johnson NP, Kirkeeide Rl, & Gould Kl (2013) Coronary anatomy to predict physiology: fundamental limits. Circulation Cardiovascular Imaging 8: 817-32.

[10] Kern MJ & Samady h (2010) Current concepts of integrated coronary physiology in the catheterization laboratory. Journal of the American College of Cardiology 55: 173-85.

[11] Ahmadi A, leipsic J, ovrehus KA, et al. (2018) lesion-specific and vessel-related determinants of fractional

flow reserve beyond coronary artery stenosis. *JACC Cardiovascular Imaging* 11: 521-530.

[12] Gaur S, ovrehus KA, Dey D, et al. (2016) Coronary plaque quantification and fractional flow reserve by coronary computed tomography angiography identify ischaemia-causing lesions. *European Heart Journal* 37 (15) : 1220-7.

[13] Spaan JA, Piek JJ, hoffman JI, & Siebes M (2006) Physiological basis of clinically used coronary hemodynamic indices. *Circulation* 113: 446-55.

[14] Glagov S, Weisenberg E, Zarins CK, Stankunavicius R, & Kolettis GJ (1987) Compensatory enlargement of human atherosclerotic coronary arteries. *New England Journal of Medicine* 316: 1371-5.

[15] Lavi S, Bae Jh, Rihal CS, et al. (2009) Segmental coronary endothelial dysfunction in patients with minimal atherosclerosis is associated with necrotic core plaques. Heart 95: 1525-30.

[16] Lavi S, McConnell JP, Rihal CS, et al. (2007) local production of lipoprotein-associated phospholipase A2 and lysophosphatidylcholine in the coronary circulation: association with early coronary atherosclerosis and endothelial dysfunction in humans. *Circulation* 115: 2715-21.

[17] Lavi S, Yang Eh, Prasad A, et al. (2008) The interaction between coronary endothelial dysfunction, local oxidative stress, and endogenous nitric oxide in humans. *Hypertension* 51: 127-33.

七、从注册研究中获得的 CCTA 预后价值

已有多项大型注册研究应用 CCTA 评价疑似冠心病患者的预后。其中最著名是冠状动脉 CT 血管造影国际多中心注册研究临床结局评估（CONFIRM）。

• CCTA 阴性与后续事件低危及预后良好相关。

• CCTA 异常与后续心血管事件风险及死亡率增高相关。

• 一项涉及 1127 例患者的单中心研究发现，CCTA 检查结果正常者预后良好，冠状动脉病变严重程度越高，则患者预后越差[1]。

• 冠状动脉病变严重程度及病变负荷与死亡风险成正相关[2]。

• 对于无可变危险因素的患者来说，任何冠状动脉病变的存在均与 5 年死亡率增高密切相关[3]。

• 对于存在近端非阻塞性钙化或混合斑块及存在近端任意狭窄的患者，可进行全因死亡率预测，风险比分别为 2.34（95%CI：2.04~2.68）、1.51（95%CI：1.41~1.63）[4]。

• 非阻塞性冠状动脉病变患者死亡风险的增高程度与单支阻塞性病变相当。

参考文献

[1] Min JK, Shaw lJ, Devereux RB, et al. (2007) Prognostic value of multidetector coronary computed tomographic angiography for prediction of all-cause mortality. *Journal of the American College of Cardiology* 50 (12): 1161-70.

[2] Hadamitzky M, Achenbach S, Al-Mallah M, et al. (2013) optimized prognostic score for coronary computed tomographic angiography：results from the CONFIRM registry (Coronary CT Angiography EvaluatioN For Clinical outcomes：An InteRnational Multicenter Registry) . Journal of the American College of Cardiology 62 (5): 468-76.

[3] Cheruvu C, Precious B, Naoum C, et al. (2016) long-term prognostic utility of coronary CT angiography in patients with no modifiable coronary artery disease risk factors: results from the 5-year follow-up of the CONFIRM International Multicenter Registry. *Journal of Cardiovascular Computed Tomography* 10 (1): 22-7.

[4] Desieve S, Shaw lJ, Min JK, et al. (2017) Improved 5-year prediction of all-cause mortality by coronary CT angiography applying the CONFIRM score. *European Heart Journal—Cardiovascular Imaging* 18 (3): 286-93.

八、CCTA 随机对照试验

在 CCTA 临床效能评价方面，有 2 项经典的大型随机试验，即 SCOT-HEART 试验及 PROMISE 试验。

（一）SCOT-HEART

SCOT-HEART 试验是一项关于 CCTA 的大型多中心与标准诊疗随机对照试验[1]。

• SCOT-HEART 试验共纳入 4146 例患者。

• 受试者为稳定型心绞痛疑似冠心病的门

诊患者。

· 受试者被随机分配至标准诊疗组或标准诊疗 +CCTA 组。

· 受试者人口学信息见表 14-4。

· 主要结局事件为 6 周内确诊为严重冠心病继发心绞痛。

（二）PROMISE

PROMISE 试验（即评价胸痛的多中心前瞻性影像研究）是一项将 CCTA 与功能学检查相对照的大型多中心随机对照试验[2]。

· PROMISE 试验共纳入 10 003 例患者。

· 受试者为症状稳定的疑似冠心病门诊患者，考虑进行无创性检查。

· 受试者随机接受 CCTA 解剖形态学检查或功能学检查（如动态心电图、负荷超声心动描技术及放射性核素灌注显像）。

· 受试者人口学信息见表 14-4。

· 27% 的受试者以胸痛之外的首发症状（如呼吸困难、头晕或疲劳）就诊。

· 主要结局事件为全因死亡、心肌梗死、因不稳定型心绞痛住院治疗及发生心血管或诊断性试验的主要并发症。

九、CCTA 对后续检查的影响

注册研究及随机对照试验已表明，CCTA 的应用改变了后续的检查策略。

· 对疑似冠心病患者应用 CCTA，可改变约 1/4 患者的诊断结果[1]。

· 这种影响涉及冠心病及冠心病所致心绞痛的确定性诊断及诊断频率的改变。

· CCTA 检查后，可能因诊断结果改变而改变了原定后续需进行的有创性或无创性影像学检查。

· SCOT-HEART 试验表明，有 15% 的标准诊疗 +CCTA 组患者在 CCTA 检查后诊疗计划发生了改变，而在标准诊疗组中仅有 1%（$P < 0.001$）。

· 通过 CCTA 可鉴别正常冠状动脉与阻塞性冠心病，故 CCTA 检查的进行与不必要的功能学检查或有创性冠状动脉造影的取消相关。

· SCOT-HEART 试验发现，标准诊疗 + CCTA 组患者 CCTA 检查后早期有创性冠状动脉造影及血运重建率有所增高；但在检查后 5 年，其有创性冠状动脉造影及血运重建率与标准诊疗组患者相似[3]。

· PROMISE 试验发现，与功能学检查组

表 14-4　SCOT-HEART 及 PROMISE 试验受试者基本信息

参　数		PROMISE	SCOT-HEART
实验设计		CCTA vs. 功能性试验	CCTA vs. 标准诊疗
样本量（例）		10 003	4146
平均年龄（岁）		61	57
女性占比（%）		53	44
预实验阻塞性冠心病发生率（%）		53	47
胸痛特征（%）	典型心绞痛	12	35
	非典型心绞痛	78	24
	无心绞痛	11	41

相比，CCTA 组中在 90 天内接受有创性冠状动脉造影的患者所占比例较高（12.2% vs. 8.1%）。接受有创性冠状动脉造影的患者增多，也反映出该研究中受试者的风险较低（冠心病患病率及临床事件发生率降低了 3 倍）。

• CCTA 有助于指导合理应用有创性冠状动脉造影，在 PROMISE 及 SCOT-HEART 这两项试验中，CCTA 的应用使得有创性冠状动脉造影结果为阴性的患者所占比例降低了 20%～60%。此外，在 SCOT-HEART 研究中，有创性冠状动脉造影检出阻塞性疾病的比例增高了 30%。

• 丹麦的一项涉及 8 6705 例患者的功能学检查或 CCTA 的注册研究结果显示，CCTA 的患者中接受有创性冠状动脉造影的比例更高 [4]。然而，在这项研究中，接受有创性冠状动脉造影且结果为阴性的患者所占比例未知。

• 另一项随机研究显示，与直接进行有创性冠状动脉造影相比，在 CCTA 指导下，有创性冠状动脉造影的比例减少了 86% [5]。

十、CCTA 对冠心病治疗计划的影响

通过 CCTA 进行决策指导，可能使临床治疗策略发生改变，具体总结如下。

• CCTA 使得预防性治疗（例如，阿司匹林、他汀类药物、血管紧张素转化酶抑制剂（ACEI）等）的应用增加。

• CCTA 使得抗心绞痛治疗减少。

• CCTA 导致更合理应用血运重建。

随机对照试验及大型注册研究均为 CCTA 指导治疗策略提供了证据。

• SCOT-HEART 试验表明，CCTA 的应用使得 23% 的标准诊疗 +CCTA 组患者改变了

原有的治疗方案，而这一比例在标准诊疗组中仅为 5%（$P < 0.000 1$）。

• 在 SCOT-HEART 试验中，CCTA 检查后接受预防性治疗的患者比例有所增高，而抗心绞痛治疗的患者比例有所降低。

• 在丹麦的一项注册研究中，8 6705 例患者接受功能学检查或 CCTA，结果显示 CCTA 指导治疗的患者服用他汀类药物及阿司匹林的比例更高 [4]。

随机对照试验及大型注册研究均为表明 CCTA 可在一定程度上反映出血运重建的改变。

• SCOT-HEART 试验发现，标准诊疗 +CCTA 组患者的血运重建在早期呈增长趋势，但与标准诊疗组相比在统计学上并无显著性差异（11.2% vs. 9.7%，$P=0.061 1$）。CCTA 检查 5 年后，2 组间血运重建并无显著性差异 [3]。

• PROMISE 试验发现，CCTA 组患者中，在有创性冠状动脉造影后血运重建的比例有所增高（6.4% vs. 3.2%，$P < 0.001$）。

• 丹麦的这项涉及 8 6705 例患者的功能学检查或 CCTA 检查的注册研究发现，在接受 CCTA 检查的患者中，血运重建率更高 [4]。

十一、CCTA 对临床结局的影响

随机对照试验结果表明，CCTA 指导的治疗决策有助于改善患者的临床结局。

（一）SCOT-HEART

• 在 19 个月的随访中，与标准诊疗组相比，标准诊疗 +CCTA 组发生致死性及非致死性心肌梗死的患者减少了 38%［26 例 vs. 42 例，风险比（HR）：0.62，95%CI：0.38～1.01，$P=0.052 7$］。

• 在一项里程碑式的事件分析中，设定改变治疗的中位时间为 50 天，标准诊疗 +CCTA

组发生致死性及非致死性心肌梗死的患者比标准诊疗组减少了50%（17例 vs. 34例，HR：0.50，95%CI：0.28～0.88，*P*=0.02）[6]。

• 与标准诊疗组相比，CCTA检查5年后随访结果显示，标准诊疗+CCTA组中致死性及非致死性心肌梗死的患者显著减少（48例 vs. 81例，HR：0.59，95%CI：0.41～0.84，*P*=0.004）[3]。

• 通过CCTA来指导治疗决策有助于改善疑似冠心病患者的临床结局。

（二）PROMISE

• 在25个月的随访中，CCTA组主要结局事件的发生率为3.3%，功能学检查组为3.0%，2组间差异无统计学意义（HR：1.04，95%CI：0.83～1.29，*P*=0.75）。

• 对PROMISE试验结果进行再次分析发现，通过CCTA能够有效鉴别非阻塞性冠心病，因为54%的结局事件发生于非阻塞性冠心病患者[7]。

• CCTA用于指导冠心病患者治疗是安全的。

（三）CCTA其他结果研究

• CAPP研究中，随机选取500例稳定型胸痛的患者进行运动负荷心电图检查或CCTA[8]，患者平均年龄59岁，其中45%为女性，显著冠心病的验前概率为45%～48%。检查后3个月，CCTA组患者心绞痛症状有较大程度的改善，但2组间主要心脏不良事件差异无统计学意义。

• Min等[9]随机选取180例稳定型胸痛患者，通过单光子发射计算机断层显像（SPECT）心肌灌注检查或CCTA检查进行分析研究；患者平均年龄56～59岁，其中44%为女性。在检查后55天随访时，2组患者的结局事件差异

无统计学意义，且2组中均无死亡病例。

（四）基于CCTA试验结果的荟萃分析

一项将SCOT-HEART、PROMISE、CAPP及Min等研究结果相结合的Meta分析如下[10]。

• 4项随机对照试验共纳入14 817例患者。

• 患者平均年龄60岁，其中49%为女性。

• CCTA检查的应用与心肌梗死年发生率的降低有关（率比：0.69，95%CI：0.49～0.98，*P*=0.038）。

• CCTA检查与全因死亡率无关（率比：0.96，95%CI：0.72～1.28，*P*=0.78）。

十二、应用CCTA指导治疗的费用问题

在评估CCTA指导治疗决策的花费时，必须考虑到CCTA及后续检查或在知晓CCTA结果后启动或取消的治疗其相关费用。

• 在SCOT-HEART及PROMISE试验中，接受CCTA检查的患者（CCTA标准诊疗+CCTA组、CCTA组）其相关诊疗费用均较未接受CCTA检查者有小幅增加。

• 在PROMISE研究中，费用的增加是由于进行有创性冠状动脉造影及血运重建的增加而引起的。

• 在SCOT-HEART研究中，各组间血运重建率相似，相关诊疗费用的增加主要是由于进行CCTA检查。

• 丹麦的一项注册研究显示，CCTA组患者相关诊疗费用有所增加是由于血运重建、阿司匹林及他汀类药物使用的增加所致。

• 对2016年更新的NICE指南中有关卫生经济学方面的内容进行分析发现，CCTA指

导治疗决策是经济、有效的方法（请参阅第 113 页）[11]。

参考文献

[1] SCoT-hEART investigators (2015) CT coronary angiography in patients with suspected angina due to coronary heart disease (SCoT-hEART): an open-label, parallel-group, multicentre trial. *Lancet* 385 (9985): 2383-91.

[2] Douglas PS, hoffmann U, Patel MR, et al. (2015) outcomes of anatomical versus functional testing for coronary artery disease. *New England Journal of Medicine* 372 (14): 1291-300.

[3] SCoT-hEART investigators, Newby DE, Adamson PD, Berry C, et al. (2018) Coronary CT angiography and 5-year risk of myocardial infarction. *New England Journal of Medicine* 379 (10): 924-33.

[4] Jørgensen ME, Andersson C, Norgaard Bl, et al. (2017) Functional testing or coronary computed tomography angiography in patients with stable coronary artery disease. *JACC* 69 (14) : 1761-70. the PRoMISE trial. *Circulation* 135 (24): 2320-32.

[5] Dewey M, Rief M, Martus P, et al. (2016) Evaluation of computed tomography in patients with atypical angina or chest pain clinically referred for invasive coronary angiography: randomised controlled trial. *BMJ* 355: i5441.

[6] Williams MC, hunter A, Shah AS, et al. (2016) Use of coronary computed tomographic angiography to guide management of patients with coronary disease. *JACC* 67 (15): 1759-68.

[7] Hoffmann U, Ferencik M, Udelson JE, et al. (2017) Prognostic value of noninvasive cardiovascular testing in patients with stable chest pain: insights from the PROMISE Trial (Prospective Multicenter Imaging Study for Evaluation of Chest Pain) . *Circulation* 135 (24): 2320-2332.

[8] McKavanagh P, lusk l, Ball PA, et al. (2015) A comparison of cardiac computerized tomography and exercise stress electrocardiogram test for the investigation of stable chest pain: the clinical results of the CAPP randomized prospective trial. *European Heart Journal-Cardiovascular Imaging* 16 (4): 441-8.

[9] Min JK, Koduru S, Dunning AM, et al. (2012) Coronary CT angiography versus myocardial perfusion imaging for near-term quality of life, cost and radiation exposure: a prospective multicenter randomized pilot trial. *JCCT* 6 (4): 274-83.

[10] Bittencourt MS, hulten EA, et al. (2016) Clinical outcomes after evaluation of stable chest pain by coronary computed tomographic angiography versus usual care: a meta-analysis. *Circulation: Cardiovascular Imaging* 9 (4): e004419.

[11] National Institute for Hhealth and Care Excellence. Chest pain of recent onset: assessment and diagnosis. London: NICE; 2010. NICE clinical guideline No 95.

十三、心血管 CT 在急性胸痛中的作用

急性胸痛是急诊常见且极具临床挑战性的疾病，也是急诊救治的主要方面。对于疑似急性冠脉综合征患者的评估包括临床症状评估、心电图监测及心肌生物标志物（心肌肌钙蛋白）检测。然而，仅通过这些评估并不能完全排除急性冠脉综合征，对其中大部分患者需要评估是否存在阻塞性 CAD 和（或）心肌缺血。传统的检查方式（如无创性负荷试验）可用于排除心肌缺血。CCTA 目前已成为一项检测阻塞性 CAD 的替代方法。一些研究已对 CCTA 在急诊方面的应用进行了评估，并得出 CCTA 检查有助于急性胸痛患者及早且安全的出院。CCTA 作为安全且无创性的检查方法，在中低危患者中亦具有其应用价值，能够减少急诊复诊及住院治疗。

（一）CCTA 在急性胸痛中的作用

• CCTA 是评估冠状动脉狭窄及斑块的一种可靠的方法。应用 CCTA 鉴别诊断阻塞性 CAD，其在急性胸痛与稳定型胸痛人群中的诊断准确性相似。

• CCTA 诊断为急性冠脉综合征的患者，大多存在阻塞性 CAD。

• CCTA 可用于中低风险急性冠脉综合征、首次心肌肌钙蛋白阴性、心电图阴性或不明确的急性冠脉综合征患者。

• 与传统的功能负荷试验相比，CCTA 检查的优点在于可缩短检查前的时间（即不需要等待第二次心肌肌钙蛋白结果），因此可及早明确诊断并缩短患者的急诊诊疗时间。

• 通过 CCTA 可识别非心源性胸痛（如肺栓塞、心包积液、主动脉夹层、肺炎及胸腔积液导致的胸痛）。

（二）对急性胸痛患者行 CCTA 检查的最新依据

• 一项单中心观察性研究显示，急诊救治疑似急性冠脉综合征患者时，CCTA 检查是可行的。

• 在患者住院期间的 CCTA 检查中，以冠状动脉严重狭窄及斑块来诊断急性冠脉综合征具有较高的敏感度及阴性预测值。

• 美国医疗卫生行业进行了 3 项大型多中心随机临床试验（分别为 CT-STAT、ACRIN PA 及 ROMICAT Ⅱ 试验），将 CCTA 与标准诊疗在评估急性胸痛方面的价值进行了对比，其中标准诊疗主要指功能负荷试验[1-3]。

• 随机试验纳入了疑似急性冠脉综合征、首次肌钙蛋白阴性、无冠心病史且验前概率为中低风险的患者。

• 随机试验结果显示，进行 CCTA 检查有助于缩短患者的住院时间，并可使由急诊直接出院的患者比例增高，还可安全地排除急性冠脉综合征（表 14-5）。

• CCTA 检查对于急性胸痛患者是安全、有效的，在随访期间及住院期间患者发生急性冠脉综合征及主要恶性心血管事件的风险并未增加。

• 与功能负荷试验相比，CCTA 检查并不会增加患者的总体诊疗费用。

• CCTA 会增加有创性冠状动脉造影的检查例次（36%）及冠状动脉血运重建（81%），而对心血管事件终点并无改善[4]。

• 与心肌核素灌注成像相比，CCTA 检查并不会使辐射剂量显著增加。

• 中位随访时间 1～2 年的随访结果显示，CCTA 阴性的患者预后良好[5]。

• 对于 CCTA 阴性的胸痛患者，可减少其急诊复诊次数，从而减低后续诊疗费用及医疗资源消耗。

（三）除冠状动脉狭窄以外的评估

• 评估局部室壁运动异常是可行的，且可

表 14-5　急诊科疑似急性冠脉综合征患者多中心随机对照实验 CCTA 与标准诊疗的对照研究汇总

试 验	CT-STA[1]		ACRIN[3]		ROMOCAT Ⅱ[2]	
样本量（例）	699		1370		1000	
平均年龄（岁）	50		49		54	
女性占比（%）	54		53		47	
	CCTA 组	对照组	CCTA 组	对照组	CCTA 组	对照组
急性冠脉综合征住院指数（%）	1.2	2.7	4	2	9	6
随访主要不良心血管事件发生率（%）	0.8	0.4	3	1	0.4	1.2
自就诊至确诊所用时间（h）	2.9*	6.2*	—	—	—	—
急诊治疗时长（h）	—	—	18.0*	24.8*	23.2*	30.8*
由急诊科直接排除的患者占比（%）	—	—	50*	23*	47*	12*
急诊治疗费用（美元）	2137	3458	—	—	2101	2566
辐射剂量（mSv）	12	13	—	—	14*	5*

*. CCTA 组与对照组间差异有统计学意义（$P < 0.05$）。

ACS. 急性冠脉综合征；MACE. 主要心血管不良事件；ED. 急诊；mSV. 毫西弗

改善诊断急性冠脉综合征的特异度。

需要回顾性心电门控扫描，并将导致辐射剂量显著增高。

• 据报道，急性冠脉综合征患者存在静息灌注异常，但以该表现进行诊断的敏感度较低。

• 发现首过静息灌注异常时，支持急性冠脉综合征的诊断。

• 冠状动脉高危斑块的存在（正性重构、低密度斑块、餐巾环征及斑点状钙化）与急性冠脉综合征的发生相关。该因素独立于冠状动脉狭窄，可提供额外的诊断信息[6]。

• 未来的 FFR$_{CT}$（应用标准 CCTA 无创性测量血流储备分数）研究将显示这项技术能否更有效地成功应用于急性胸痛的评估中。

• 目前初步结果显示，FFR$_{CT}$ 具有可行性并有利于减少其他检查。

• 高敏肌钙蛋白可在 CCTA 及无创性检查的患者选择方面发挥重要作用，有助于提高急性胸痛患者诊疗的有效性（缩短住院时间、降低相关费用）[7,8]。

（四）冠心病报告和数据系统对急性胸痛的作用

冠心病报告和数据系统（CAD-RADS）为 CCTA 报告提供了一个标准化的结构且也可指导下一步的临床治疗。

• 该分类评估包括狭窄程度及 4 个额外修正因素（冠状动脉旁路移植、支架置入、无法诊断及高危斑块特征）。

• 基于 CCTA 结果，CAD-RADS 旨在评估急性胸痛患者急性冠脉综合征的可能性，并进一步指导治疗（表 14-6，图 14-4）。

表 14-6　急性胸痛患者 CAD-RADS 评估与治疗建议

分　级	血管狭窄程度	ACS 可能性	建　议
CAD-RADS 0	0%	高度不可能	考虑其他诊断 出院
CAD-RADS 1	1%～24%	高度不可能	考虑其他诊断 出院 门诊预防性治疗
CAD-RADS 2	25%～49%	不大可能	考虑其他诊断 出院 如高度怀疑 ACS 或有显著的高危斑块特征，则考虑请心脏科会诊 门诊预防性治疗
CAD-RADS 3	50%～69%	可能	考虑请心脏科会诊并进行功能性负荷检查 考虑 ACS 治疗
CAD-RADS 4	A：70%～99% B：左主干 > 50% 或三支血管闭塞性冠心病	很可能	考虑请心脏科会诊并进行有创性冠状动脉造影 考虑 ACS 治疗
CAD-RADS 5	100%	极为可能	考虑请心脏科会诊并进行有创性冠状动脉造影 考虑 ACS 治疗
CAD-RADS N	无法诊断	不能排除 ACS	需要额外或其他替代性 ACS 评估

附加诊断：S. 支架；G. 旁路移植；V. 易损斑块

如右冠状动脉（RCA）近段支架内 70%～99% 狭窄，可描述为 CAD-RADS 4A/S

CAD-RADS 0　　　　　　　　　　　　　CAD-RADS 3/V

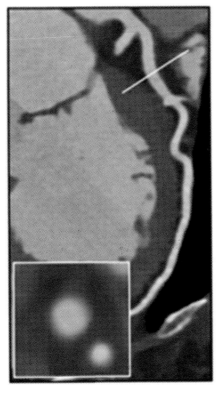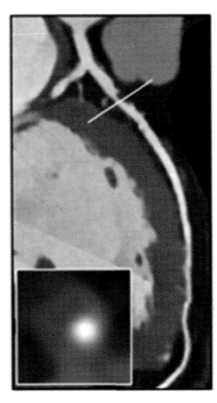

▲ 图 14-4　急性胸痛患者冠状动脉 CT 曲面重建图像

左图示正常左前降支（无狭窄且无斑块），对应报告为 CAD-RADS 0；右图示左前降支由高危斑块（低密度斑块，餐巾环征）引起的中度狭窄（50%～69%），对应报告为 CAD-RADS 3/V

（五）急性胸痛患者胸痛三联 CT 检查

在一部分患者中，急性胸痛的临床表现可能与 3 种重要心血管事件类似。这 3 种心血管事件分别为急性冠脉综合征、肺栓塞及主动脉夹层。采用心电门控 + 改良对比剂注射的扫描方案，即胸痛三联扫描（TRO 扫描），可用于鉴别急性胸痛与上述 3 种疾病。

- TRO 扫描是专门制定的心电门控扫描方案，与 CCTA 相比，需要更长的检查时间及更大的扫描范围（从胸部主动脉弓以上至心脏横膈面）。

- 采用 TRO 扫描，需要制定合适的对比剂注射方案，以实现冠状动脉、主动脉及肺动脉清晰显影。

- 通常，注射方案为快速注射高浓度对比剂后缓慢注射对比剂与生理盐水的混合液。

- 与 CCTA 相比，TRO 扫描可提高对肺栓塞及主动脉夹层的检出率[9]。

- TRO 扫描具有一定价值，但也可能会出现图像质量达不到诊断要求、辐射剂量高及对比剂用量大等情况[9]。

- TRO 扫描的主要目的在于排除急性病变；然而，某些偶然发现也可能会增加后续的检查。

- 不推荐常规应用 TRO 扫描方案。

参考文献

[1] Goldstein JA, Chinnaiyan KM, Abidov A, et al. (2011) The

CT-STAT (Coronary Computed Tomographic Angiography for Systematic Triage of Acute Chest Pain Patients to Treatment) Trial. *J Am Coll Cardiol* 58: 1414-22.

[2] Hoffmann U, Truong qA, Schoenfeld DA, et al., RoMICAT-II Investigators (2012) Coronary CT angiography versus standard evaluation in acute chest pain. *N Engl J Med* 367: 299-308.

[3] Litt hI, Gatsonis C, Snyder B, et al. (2012) CT angiography for safe discharge of patients with possible acute coronary syndromes. *N Engl J Med* 366: 1393-1403.

[4] Hulten E, Pickett C, Bittencourt MS, et al. (2013) outcomes after coronary computed tomography angiography in the emergency department: a systematic review and meta-analysis of randomized, controlled trials. *J Am Coll Cardiol* 61: 880-92.

[5] Nieman K & hoffmann U (2015) Cardiac computed tomography in patients with acute chest pain. *Eur Heart J* 36: 906-14.

[6] Puchner SB, liu T, Mayrhofer T, et al. (2014) high-risk plaque detected on coronary CT angiography predicts acute coronary syndromes independent of significant stenosis in acute chest pain: results from the RoMICAT-II trial. *J Am Coll Cardiol* 64: 684-92.

[7] Ferencik M, Mayrhofer T, lu MT, et al. (2017) high-sensitivity cardiac troponin I as a gatekeeper for coronary computed tomography angiography and stress testing in patients with acute chest pain. *Clin Chem* 63: 1724-33.

[8] Ferencik M, Liu T, Mayrhofer T, et al. (2015) hs-Troponin I followed by CT angiography improves acute coronary syndrome risk stratification accuracy and work-up in acute chest pain patients: results from RoMICAT II Trial. *JACC Cardiovasc Imaging* 8: 1272-81.

[9] Burris AC, Boura JA, Raff Gl, & Chinnaiyan KM (2015) Triple rule out versus coronary ct angiography in patients with acute chest pain: results from the ACIC Consortium. *JACC Cardiovasc Imaging* 8: 817-25.

十四、双能 CT

冠状动脉弥漫性钙化可致使 CCTA 高估管腔狭窄程度，并可能将导致不必要的有创性检查或无法解读扫描结果。

CCTA 的内在局限性包括与 X 线多光谱性相关的晕状伪影及线束硬化伪影（BHA）。

采用双能 CT 行 CCTA 检查，可通过 2 种不同的方法分析数据来减少这些伪影，即虚拟单能谱成像（VMI）和物质分解。前者已得到很好的验证。

（一）虚拟单能谱评价

借助于 VMI，可根据不同组织的原子序数来分析它们的化学组成。VMI 的成像基础包括 2 个不同能级的图像采集，其可通过 2 种不同方法来实现。

• 从 X 线源方面（Siemens 公司）：2 种不同能谱由同一机架上以 90°～94° 垂直安装的 2 个 X 线球管获得。其中一个球管以 80kVp 发射 X 线，而另一球管以 140kVp 发射 X 线。这种方法的局限是增加了散射线。

• 从探测器技术方面：该方法有以下 2 种选择。

➤ 管电压在低（80kVp）与高（140kVp）之间快速转换（GE 公司）。这种方法的局限性是无法调节管电流。

➤ 采用双层探测器（Philips 公司），探测器由 2 个不同感光材料合在一起而组成，可使高能光子通过上层而两层间相互不受影响。这种方法局限性是能谱区分欠佳。

（二）图像分析

VMI 能够在 40～140keV（Siemens 公司及 GE 公司）的能量范围内不断增加，甚至增加至 200keV（Philips 公司）的情况下重建图像。不同能级的特性及潜在应用如下。

• 低能级（40～50keV）：腔内及组织强化明显，能够减少碘对比剂用量并改善组织显影；其缺点在于，尽管可通过迭代重建改善图像质量，但图像噪声仍较高。

• 中能级（77～100keV）：有助于减少或消除线束硬化伪影及晕状伪影。

• 高能级（> 100keV）：虚拟去除碘对比（虚拟平扫）。

十五、双能 CT 与冠心病相关的临床应用

（一）减少对比剂用量

在图像质量保持不变的情况下，低能级 VMI 可显著降低 CTA 检查所需碘对比剂负荷（CCTA 降低 50%，主动脉 CTA 降低 60%）。对比剂用量的减少，可降低对比剂肾病的发生风险。

（二）冠状动脉狭窄

当冠状动脉弥漫性钙化时，CCTA 的诊断准确率明显下降。应用中能级或高能级 VMI，可减轻线束硬化伪影及晕状伪影，从而改善对于这些患者的评估，并可能有助于纳入中高危 CAD 患者。

（三）斑块特征

单能 CCTA 斑块特征评价通常会受到纤维及纤维脂肪成分 CT 值重叠的影响。双能 CT 斑块特征评价潜在优势的假设基础是，组织衰减与斑块的物理性质（原子数和密度）及传递的 X 线能量有关。由双能产生的有效 z 值（基于有效原子序数）与纤维脂肪组织含量成负相关。

尽管有研究人员建议，实际上对钙化的评估最好在 80～100keV 条件下进行，但这与最初的研究结果并不一致。此外，在最低能级状态，对单能量密度相近的 2 种组织（钙化 / 管腔、非钙化斑块 / 脂肪）的区分将得以改善。

未来研究的重点将集中在双重能量指数[计算方法：（keVa－keVb）/（keVa+keVb+2000）]、是否有助于组织特征区分，以及是否能通过双能 CT 延迟强化来清晰显示斑块内出血。

拓展阅读

◆ Shinoharay, Sakamoto M, Kuya K, et al. (2015) Assessment of carotid plaque composition using fast-kV switching dual-energy CT with gemstone detector: comparison with extracorporeal and virtual histology-intravascular ultrasound. *Neuroradiology* 57(9): 889-95.

◆ Mannelli l, MacDonald l, Mancini M, et al. (2015) Dual energy computed tomography quantification of carotid plaques calcification: comparison between monochromatic and polychromatic energies with pathology correlation. *Eur Radiol* 25(5): 1238-46.

◆ Barreto M, Schoenhagen P, Nair A, et al. (2008) Potential of dual-energy computed tomography to characterize atherosclerotic plaque: ex vivo assessment of human coronary arteries in comparison to histology. *Journal of Cardiovascular Computed Tomography* 2: 234-42.

◆ Obaid DR, Calvert PA, Gopalan D, et al. (2014) Dual-energy computed tomography imaging to determine atherosclerotic plaque composition: a prospective study with tissue validation. *Journal of Cardiovascular Computed Tomography* 8: 230-7.

十六、光谱 / 光子计数 CT

目前临床常用中的 CT 扫描设备大多采用能量集成探测器，测量每个间隔的总能量。光谱 CT 采用光子计数探测器，对接收的光子进行计数，并测量每个光子的能量。通过将能量与预先设定的能量阈值进行比较，每个读取时间周期内的任何一个光子均被分类至一个能量范围[1]。例如，在系统中设置 6 个能量阈值，即 20、30、40、50、60、70keV，能量为 35keV 的光子将归入 30～40keV 范围。最终的结果是获得基于光子能级分类的光子光谱剖面。

光谱 CT 冠状动脉斑块评估，目前仅应用在模型实验及尸检方面。虽然该技术尚处于起步阶段，但其在改进空间分辨率方面及在新领域的中应用大有前景。

潜在的应用

• K- 边缘成像：通过包含 K- 边缘值的

能量窗重建图像获得特殊的对比效果，可优化图像中的组织特征[2]。体外研究及体模实验已展示了应用该技术区分钙化与富碘区（动脉管腔）的能力，证实其可清晰显示支架内部分闭塞时对比剂填充的管腔[2,3]。需要注意的是，低能级光子易被人体组织吸收，从而限制了碘对比剂在低能级成像中的应用（原因在于 K 边缘能量值较低）。其他对比剂（如钆对比剂）可能更为合适。

• 分子影像：借助于针对特定组织的新型纳米粒子靶向对比剂，可观察斑块结构并潜在识别不稳定斑块。应用有针对性的黄金纳米颗粒结合 K 边缘成像技术，使得斑块内巨噬细胞含量的准确定量成为可能（已知斑块破裂的危险因素）[4]。在单次检查中，同时直观显示碘对比剂与钙化，这使得冠状动脉管腔及斑块结构同时显影。

参考文献

[1] Shinoharay, Sakamoto M, Kuya K, et al. (2015) Assessment of carotid plaque composition using fast-kV switching dual-energy CT with gemstone detector: comparison with extracorporeal and virtual histology-intravascular ultrasound. *Neuroradiology* 57(9): 889-95.

[2] Mannelli l, MacDonald l, Mancini M, et al. (2015) Dual energy computed tomography quantification of carotid plaques calcification: comparison between monochromatic and polychromatic energies with pathology correlation. *Eur Radiol* 25(5): 1238-46.

[3] Barreto M, Schoenhagen P, Nair A, et al. (2008) Potential of dual-energy computed tomography to characterize atherosclerotic plaque: ex vivo assessment of human coronary arteries in comparison to histology. *Journal of Cardiovascular Computed Tomography* 2: 234-42.

[4] Obaid DR, Calvert PA, Gopalan D, et al. (2014) Dual-energy computed tomography imaging to determine atherosclerotic plaque composition: a prospective study with tissue validation. *Journal of Cardiovascular Computed Tomography* 8: 230-7.

十七、CT 血流储备分数

（一）背景

当 CCTA 显示管腔狭窄时，其固有缺点是对冠心病缺血功能的阳性预测值较低。利用计算流体动力学（CFD）模拟冠状动脉血流，计算 CT 血流储备分数（FFR），已成为业内一项极具吸引力的技术，其可用于客观评价狭窄的严重程度。目前已开发出几种模型，在撰写本文时最有效的技术为 FFR$_{CT}$（Heartflow 公司）。英国国家卫生与临床优化研究所已认定有证据可支持 FFR$_{CT}$ 的应用，且其具有节约医疗成本的潜力。

（二）方法

FFR 技术复杂，需使用 CFD 数学模型处理器来模拟冠状动脉血流静止及充血状态。该方法的详细介绍已超出本书范围，且已在其他地方有所叙述，此处不再赘述。

简而言之，FFR 技术的要点包括以下几方面。

• 假定血液为牛顿流体（不可压缩、具有相对恒定黏度，在冠状动脉等较大血管中就是如此）。基于质量及动量守恒定律，应用流体动力学 Navier–Stokes 方程计算，获得冠状动脉流量及压力[1-4]。

• 对真实冠状动脉供血区域的临床评估，需通过数值法对原理方程进行估算并生成解决方案，必须应用 CFD 方法在单个心脏周期的多个时间间隔内同时求解[2]。

• 需确定血流的边界。对管腔血流的评估，以主动脉根部作为血流入口，胸主动脉和冠状动脉作为血流出口，建立冠状动脉及主动脉三维模型并求解血流方程[5]。

• 从 CCTA 数据中提取的心肌体积及质

量，可用于计算静息状态下冠状动脉的大致血流量。

- 可通过冠状动脉血流量来计算冠状动脉总阻力。通过模拟腺苷降低冠状动脉微循环至心外膜冠状动脉外周阻力的作用，利用 FFR_{CT} 模型评估冠状动脉最大充血时的血流[6]。

- FFR 值可通过求解血流速度方程及压力方程来获得[2]。

（三）临床证据

以有创性 FFR 检查作为参照标准，在预测特定的缺血病变方面，FFR_{CT} 技术比 CCTA 及有创性冠状动脉造影更加准确。有许多项目组正在对此项技术进行开发，但截至目前，该领域主要由 Heartflow FFR_{CT} 主导，其已发表 3 项独立多中心前瞻性研究。这些研究以有创性 FFR 检查为金标准来验证 HEARFLOW FFR_{CT} 的诊断效能。另有一项前瞻性研究，将 FFR_{CT} 与无创性负荷试验进行比较，用来评估其对稳定型缺血性心脏病患者的应用价值。

- DISCOVER-FlOW[7] 是第一项评估 FFR_{CT} 准确性的前瞻性研究。在该研究中，103 例患者接受 CTA 及有创性 FFR 检查，结果显示 FFR_{CT} 在预测责任病变缺血方面优于 CTA[7]。

- DEFACTO[8] 是一项涉及 252 例患者（407 根血管）的多中心研究，采用 FFR_{CT} 及有创性 FFR 检查进行评估，与有创性 FFR 检查对照，评价 FFR_{CT} 的诊断准确性。该研究的主要终点设定为诊断准确率置信区间的下限 > 70%。与有创性 FFR 对照，FFR_{CT} 的诊断准确率较之负荷超声心动图或心肌灌注显像高 15%。FFR_{CT} 结合 CTA 检查的诊断准确率为 73%（95%CI：67%～78%），未达到预设的主要终点。然而，DEFACTO 研究表明，FFR_{CT} 在判断责任病变缺血方面优于单纯使用

CTA。更重要的是，在评价管腔狭窄范围在 30%～70% 的中度狭窄方面，FFR_{CT} 具有显著优势。

- NXT 试验[9] 是第三个多中心前瞻性研究，以有创性 FFR 检查为金标准，评价 FFR_{CT} 的诊断效能。该研究评估的是迭代更新的 FFR_{CT}，并首次比较了 FFR_{CT} 与有创性冠状动脉造影（ICA）在预测 FFR 方面的价值。研究涉及的 254 例患者在 ICA 检查前已有 CTA 检查的临床指征。在该研究中，将 FFR_{CT}、CTA 及 ICA 检查结果均与有创性 FFR 检查结果进行对照，以有创性 FFR 检查结果为金标准，对比分析 FFR_{CT} 与 CTA 以 FFR_{CT} 与 ICA 间诊断准确率的差异，证实了 FFR_{CT} 评估缺血性病变责任血管的准确率优于 ICA 及 CTA 这两种通过管径狭窄来进行判断的检查方法。

FFR_{CT} 诊断准确性得到验证后，还需评估其对临床实践及患者临床结局的潜在影响。PLATFORM 试验[10] 是一项多中心前瞻性连续队列研究，共纳入 584 例患者，将 CCTA/FFR_{CT} 指导的治疗方法与无创性负荷试验诊疗标准进行比较，目的是对稳定型阻塞性 CAD 中度风险患者进行评估。PLATFORM 研究表明，非阻塞性 CAD 标准诊疗组有创性检查率为 73.3%，而同期 CCTA/FFR_{CT} 组仅为 12.4%（$P \leqslant 0.0001$）。需要注意的是，CCTA/FFR_{CT} 组中 61% 的患者避免了 ICA 检查且无相关不良事件发生。该研究表明，CCTA/FFR_{CT} 可作为有创性冠状动脉造影的前期筛查手段[11]。鉴于这些研究结果，Heartflow FFR_{CT} 已通过 FDA 及 NICE 批准。采用不同方法的机器学习算法开始应用于 FFR 计算，使之成为迅速发展的领域。

参考文献

[1] Hulten E, Ahmadi A, & Blankstein R (2015) CT assessment

of myocardial perfusion and fractional flow reserve. *Prog Cardiovasc Dis* 57: 623-31.

[2] Grunau Gl, Min JK, & leipsic J (2013) Modeling of fractional flow reserve based on coronary CT angiography. *Current Cardiology Reports* 15: 336.

[3] Perktold K, Resch M, & Peter Ro (1991) Three-dimensional numerical analysis of pulsatile flow and wall shear stress in the carotid artery bifurcation. *Journal of Biomechanics* 24: 409-20.

[4] Taylor CA, Hughes TJ, & Zarins CK (1998) Finite element modeling of three-dimensional pulsatile flow in the abdominal aorta: relevance to atherosclerosis. *Annals of Biomedical Engineering* 26: 975-87.

[5] Kim hJ, Vignon-Clementel IE, Figueroa CA, et al. (2009) on coupling a lumped parameter heart model and a three-dimensional finite element aorta model. *Annals of Biomedical Engineering* 37: 2153-69.

[6] Pijls Nh, van Son JA, Kirkeeide RL, De Bruyne B, & Gould Kl (1993) Experimental basis of determining maximum coronary, myocardial, and collateral blood flow by pressure measurements for assessing functional stenosis severity before and after percutaneous transluminal coronary angioplasty. *Circulation* 87: 1354-67.

[7] Koo BK, Erglis A, Doh Jh, et al. (2011) Diagnosis of ischemia-causing coronary stenoses by noninvasive fractional flow reserve computed from coronary computed tomographic angiograms. Results from the prospective multicenter DISCoVER-FloW (Diagnosis of IschemiaCausing Stenoses obtained Via Noninvasive Fractional Flow Reserve) study. *Journal of the American College of Cardiology* 58: 1989-97.

[8] Min JK, leipsic J, Pencina MJ, et al. (2012) Diagnostic accuracy of fractional flow reserve from anatomic CT angiography. *Journal of the American Medical Association* 308:1237-45.

[9] Norgaard Bl, leipsic J, Gaur S, et al. (2014) Diagnostic performance of noninvasive fractional flow reserve derived from coronary computed tomography angiography in suspected coronary artery disease: the NXT trial (Analysis of Coronary Blood Flow Using CT Angiography: Next Steps). *Journal of the American College of Cardiology* 63:1145-55.

[10] Douglas PS, hoffmann U, Patel MR, et al. (2015) outcomes of anatomical versus functional testing for coronary artery disease. *New England Journal of Medicine* 372: 1291-300.

[11] Kueh Sh, Boroditsky M, & leipsic J. (2017) Fractional flow reserve computed tomography in the evaluation of coronary artery disease. *Cardiovasc Diagn Ther* 7: 463-74.

第 15 章
冠状动脉支架成像
Coronary stent imaging

梁俊福 李 瑛 译

徐 磊 校

一、概述

（一）背景

目前，经皮冠状动脉介入（PCI）支架置入是临床最常用的冠状动脉血运重建方法。植入支架前，采用单纯球囊成形扩张狭窄的冠状动脉（即普通球囊血管成形术，POBA）。虽然短期效果好，但存在严重的再狭窄问题。随着球囊扩张冠状动脉支架置入技术不断发展，上述问题已在很大程度上得以解决。支架可由多种材质制成，包括不锈钢、钴铬、钽等，通过支撑效应维持冠状动脉通畅。冠状动脉支架大体上有 2 种形式：金属裸支架（BMS）、药物洗脱支架（DES）。

（二）支架内再狭窄

支架的植入可能损伤血管壁，从而导致炎症及平滑肌细胞增生（新生内膜增生）的愈合反应。过度的愈合反应则会导致支架内再狭窄，因而引起症状复发。内膜增生与肿瘤生长相似。为延缓再狭窄进程，DES 被研发而出。在 DES 中，常用的抗增生药物为西罗莫司、依维莫司、左他洛莫司及紫杉醇。与 BMS 相比，虽然支架内狭窄问题并没有完全解决，但使用 DES 可有效降低支架内再狭窄的发生率。

（三）CCT 的作用

CCT 支架成像常受部分容积效应影响（请参阅部分容积效应，第 83 页），这是判读 CCT 图像的主要问题。伪影的严重程度取决于支架的金属材质（请参阅晕状伪影，第 132 页）。尽管存在这些局限，但 CCT 仍有助于评估左主干及冠状动脉近段内支架。

以 PCI 方式植入支架时，DES 越来越多地应用于左主干病变。因为对于冠状动脉左主干病变患者来说，支架内再狭窄是非常危险的并发症。因此，对于此类患者建议常规于术后 6 个月内复查血管造影。目前已有研究证实，通过 CCT 来排除左主干及冠状动脉近段支架内再狭窄是安全、可靠的，且 CCT 可用以替代传统的有创性血管造影。CCT 支架成像的影像学分析的定义如下。

- 支架通畅（图 15-1A）。
- 新生内膜增生，定义为直径狭窄＜50%（图 15-1B）。
- 支架内再狭窄，定义为直径狭窄 50%～99%（图 15-1C）。
- 支架内闭塞，定义为管腔内完全闭塞（100%）（图 15-1D）。

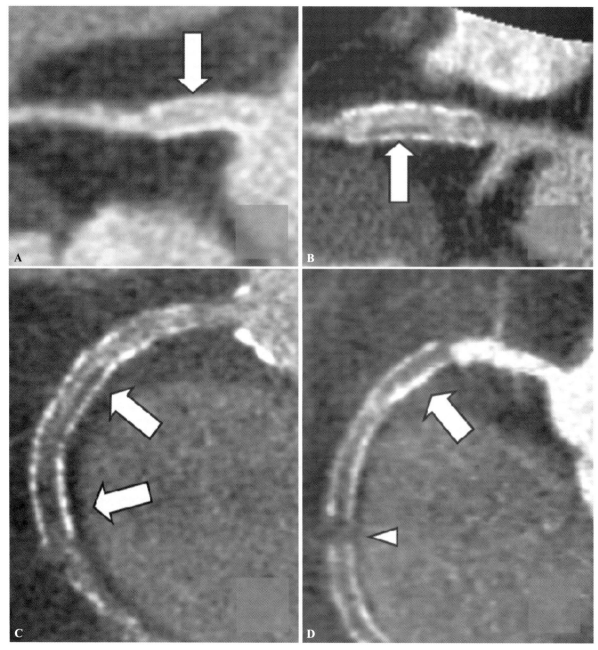

▲ 图 15-1　CCT 支架成像分析

A. 冠状动脉左主干支架置入，支架内未见充盈缺损；B. 新生内膜增生（箭），可见左前降支近段支架内壁低密度影，此类患者大多无症状；C. 支架内再狭窄（箭），表现为右冠状动脉支架内较为严重的充盈缺损，这种情况可能与患者反复发作的胸痛有关；D. 支架内闭塞（箭），表现为支架内管腔完全闭塞；需注意到右冠状动脉 2 个支架间的间隙（箭头）

二、晕状效应

部分容积效应（请参阅部分容积效应，第 83 页）会使支架小梁看起来比实际上更大，这在一定程度上对冠状动脉支架的 CCT 评估造成了影响。

- 对外观非常光亮的结构（如支架小梁）进行 CCT 成像时，相邻结构（如支架腔）的图像可能会模糊。

- 这种图像模糊的现象可能会阻碍对支架

内管腔的评估。该现象称为"晕状效应"。

- 支架远端对比剂显影不足以代表支架的通畅性，因为可能会发生经侧支途径血管逆向充盈的现象。

- 如要评估是否存在非闭塞性支架内再狭窄，则必须直接观察支架内管腔。

以下几种情况，晕状效应（图 15-2）造成的影响尤甚。

- 对于较小（直径 < 3.0mm）的支架内，支架内管腔可能完全被遮盖。

- 支架小梁较厚（≥ 0.15mm）。

- 与镁支架相比，由钢、钴铬合金或钽制成的支架其管腔可视性有限：镁支架的管腔可视性为 90%，而大多数其他支架的管腔可视性

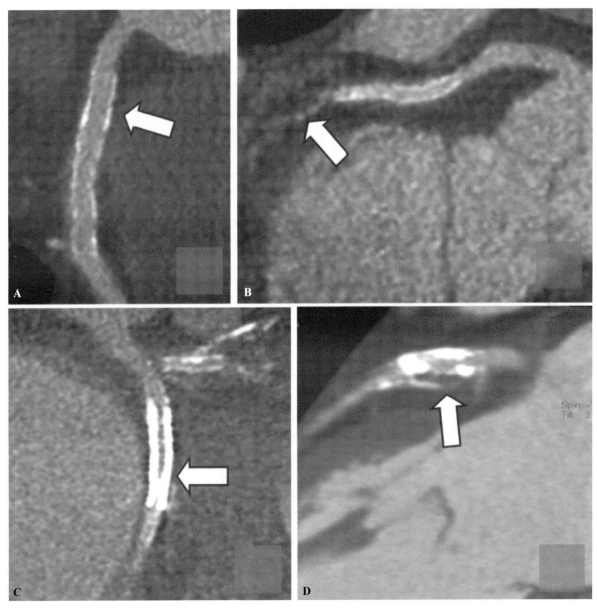

▲ 图 15-2　不同支架的晕状效应

A. 右冠状动脉内直径 3mm 支架的晕状效应很小，可排除支架内再狭窄；B. 左旋支内直径 2.25mm 支架的晕状效应严重，妨碍了对支架内腔的评估；在这个病例中，未见远端血流（箭头），表明管腔再狭窄，但管腔仍可显影，故造成误导；C. 左旋支内直径 3mm 钽支架的晕状效应非常明显，严重妨碍了对支架内管腔的评估；D. 在支架内套支架或存在血管壁重度钙化的情况下，由于金属和（或）钙化的多层结构，使得晕状效应加重

为 50%～59%。

- 重叠支架（支架内支架）及分叉支架。

三、技术要求

为弥补晕状效应的影响，冠状动脉支架成像不断改进，包括以下几方面。

- 提高空间分辨率（请参阅空间分辨率，第 14 页），采用探测器较小的扫描仪（最低要求是大于 64 层的 CCT 扫描仪）。
- 提高时间分辨率（请参阅时间分辨率，第 14 页）。晕状效应会因运动伪影而加剧（请参阅伪影的来源，第 82 页），故提高时间分辨率十分必要。
- 建议使用 β 受体阻断药对受检者进行心率控制。
- 采用专用（锐化）的卷积核重建原始数据集（请参阅滤波器及卷积核，第 71 页），以降低晕状效应（图 15-3）。

双能采集模式（应用 2 种不同的管电压；例如，80、140kV（请参阅 X 线管电压，第 12 页；双能量 CT，第 126 页）可能在不久的将来改进冠状动脉支架的评估。

四、诊断效能

在一些研究中，对 CCT 与常规血管造影评估支架内再狭窄（定义为 ≥ 50% 管腔狭窄）的价值进行了比较（表 15-1），得出以下结论。

- CCT 具有很高的阴性预测价值。
- 支架直径是支架内腔可视性最重要的预测因素：2.75mm 或 3mm 直径可作为支架直径的临界值。
- 在植入支架直径 ≥ 3mm 的患者中，双源 CT 检测支架内再狭窄的敏感度明显高于传统上基于运动心电图、心肌灌注显像及多巴

酚丁胺负荷超声心动图的诊断方法（98% vs. 65%）。

- 对左主干及左前降支（LAD）/ 左旋支（LCX）近端的支架最适合于通过 CCT 来排除支架内再狭窄，因为支架尺寸较大（图 15-4）。冠状动脉树这一部分的图像也相对不易受运动伪影的影响。

基于 9 项研究的回顾性分析显示，CT 对支架内狭窄的敏感度、特异度、阳性预测值（PPV）及阴性预测值（NPV）分别为 88%、92%、74% 及 97%[1]。

五、最新进展

目前，在大多数心脏 CT 扫描中均可使用迭代重建技术，从而在不增加患者辐射剂量的情况下降低图像噪声。且其中大多数迭代重建为混合迭代重建，使用滤波反投影（FBP）以保持可接受的重建时间。由于能够更好地抑制伪影并进一步提高的空间分辨率，基于前向投影模型的迭代重建（MBIR）已被应用于心脏成像，以获得更高质量的支架成像（图 15-5）。

一种新的技术已得以应用。低剂量非增强扫描被用作"蒙片"，采用先进的非刚性配准算法对支架进行减影，该算法有可能改善支架腔内的显示效果（图 15-6）。

六、结论

支架成像适用于以下几方面。

- 对无保护的左主干内支架（直径 > 3mm）的无症状患者进行随访。
- 对有症状但仅为中低度支架内再狭窄临床可能性且支架直径 > 3mm 的患者进行检查。

CCT 的适用性在支架显示不利的情况下应慎重考虑，例如以下几种情况。

- 支架直径＜ 3mm。
- 高密度金属、厚小梁和（或）未充分贴壁的支架。
- 支架套支架结构。
- 血管壁严重钙化。

对于自身冠状动脉病变进展的无创性评估是 CCT 的一个有意义的应用，但前提是需要达到诊断标准。组织脱垂、支架移位及贴壁不良通常会影响 CCT 诊断。

可以想象的是，未来的支架（薄壁、可吸收、非金属）将更有利于减少晕状效应的影响，增加 CCT 在 PCI 治疗后患者中的适用性。

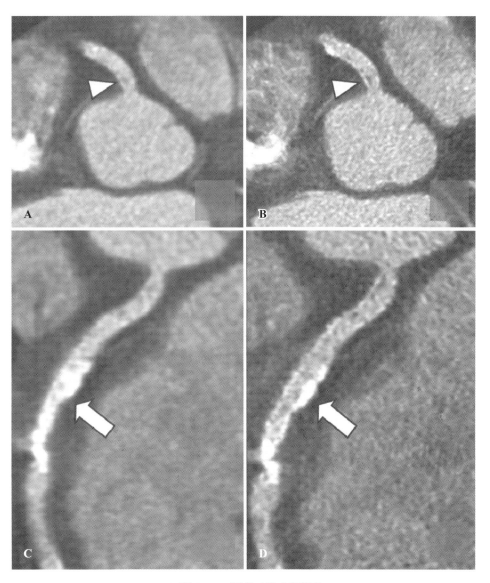

▲ 图 15-3　冠状动脉支架评价

使用中等平滑（A 和 B）及锐化（C 和 D）卷积核重建图像。平滑图像降低了噪声，但掩盖了近端冠状动脉斑块（A，箭头），并在支架区（B，箭头）加重了晕状伪影。使用锐利的卷积核导致了更高的图像噪声，但空间分辨率有所提高，从而可识别近端冠状动脉斑块（C，箭），使支架评估更为容易（D，箭）

表 15-1 支架内再狭窄诊断效能：CT 与常规血管造影比较

CT 检查	不可评价支架占比（%）	敏感度（%）	特异度（%）	阳性预测值（%）	阴性预测值（%）
64 层 CT					
Rixe[2]					
任意直径	42	86	98	86	98
直径 > 3mm	22	100	100	100	100
直径为 3mm	42	83	96	83	96
直径 < 3mm*	92	—	100	—	100
Ehara[3]					
任意直径	12	92	81	54	98
Cademartin[4]					
任意直径	7	90	86	44	98
Das[5]					
任意直径	3	97	88	78	99
Schuijf[6]					
任意直径	14	100	100	—	—
Carbone[7]					
任意直径	28	75	86	83	79
直径 ≥ 3mm	3	85	97	94	95
Hecht[8]					
任意直径	0	94	75	39	99
Carrabba[9]					
任意直径	0	84	97	92	97
Manghat[10]					
任意直径	10	85	86	61	96
直径 ≥ 3mm	0	100	94	81	100
DSCT					
Pugliese[11]					
任意直径	5	94	92	77	98
直径 ≥ 3.5mm	0	100	100	100	100
直径为 3mm	0	100	97	91	100
直径 ≤ 2.75mm	22	84	64	52	90
Oncel[12]					
任意直径	0	100	94	89	100

*. 仅有 1 个支架可用，无支架内再狭窄

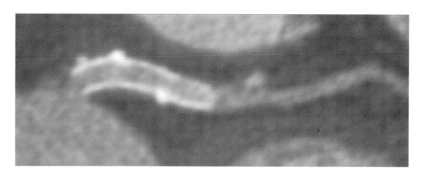

▲ 图 15-4 冠状动脉左主干内支架

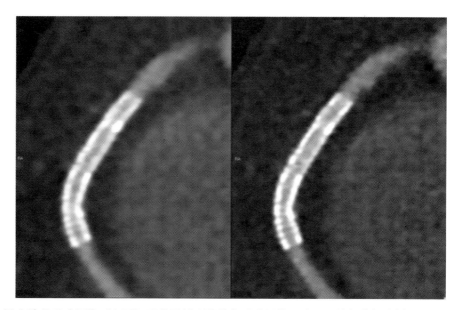

▲ 图 15-5 混合迭代重建图像（左图）及基于模型的迭代重建图像（右图）使得空间分辨率得以提高，晕状效应得以减轻

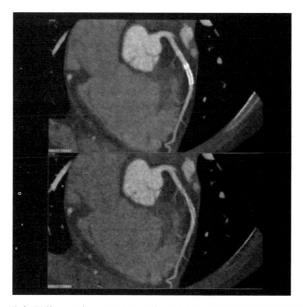

▲ 图 15-6 常规图像（顶部）及减影图像（底部）可有效改善支架内管腔的显示

参考文献

[1] Stein PD, Yaekoub AY, Matta F, et al. (2008) 64-slice CT for diagnosis of coronary artery dis-ease: a systematic review. *Am J Med* 121: 715-25.

[2] Rixe J, Achenbach S, Ropers D, et al. (2006) assessment of coronary artery stent restenosis by 64-slice multi- detector computed tomography. *Eur Heart J* 27: 2567-72.

[3] Ehara M, Kawai M, Surmely JF, et al. (2007) Diagnostic accuracy of coronary in-stent restenosis using 64-slice computed tomography: comparison with invasive coronary angiography. *J Am Coll Cardiol* 49: 951-9.

[4] Cademartiri F, Schuijf JD, Pugliese F, et al. (2007) usefulness of 64-slice multislice computed tomography coronary angiography to assess in-stent restenosis. *J Am Coll Cardiol* 49: 2204-10.

[5] Das KM, El-Menyar AA, Salam AM, et al. (2007) Contrast-enhanced 64-section coronary multidetector CT angiography versus conventional coronary angiography for stent assessment. *Radiology* 245: 424-32.

[6] Schuijf JD, Pundziute G, Jukema JW, et al. (2007) Evaluation of patients with previous coronary stent implantation with 64-section CT. *Radiology* 245: 416-23.

[7] Carbone I, Francone M, Algeri E, et al. (2008) Non-invasive evaluation of coronary artery stent patency with retrospectively ECG-gated 64-slice CT angiography. *Eur Radiol* 18: 234-43.

[8] Hecht HS, Zaric M, Jelnin V, Lubarsky L, Prakash M, & Roubin G. (2008) usefulness of 64-detector computed tomographic angiography for diagnosing in-stent restenosis in native cor-onary arteries. *Am J Cardiol* 101: 820-24.

[9] Carrabba N, Bamoshmoosh M, Carusi LM, et al. (2007) usefulness of 64-slice multidetector computed tomography for detecting drug eluting in-stent restenosis. *Am J Cardiol* 100: 1754-8.

[10] Manghat N, Van Lingen R, Hewson P, et al. (2008) usefulness of 64-detector row computed tomography for evaluation of intracoronary stents in symptomatic patients with suspected in-stent restenosis. *Am J Cardiol* 101: 1567-73.

[11] Pugliese F, Weustink AC, Van Mieghem C, et al. (2008) Dual source coronary computed tomography angiography for detecting in-stent restenosis. *Heart* 94: 848-54.

[12] Oncel D, Oncel G, Tastan A, & Tamci B (2008) evaluation of coronary stent patency and in-stent restenosis with dual-source CT coronary angiography without heart rate control. *Am J Roentgenol* 191: 56-63.

第 16 章
冠状动脉旁路移植成像
Coronary artery bypass graft imaging

李　瑛　译

徐　磊　校

一、概述

（一）背景

冠状动脉旁路移植术（CABG）于 20 世纪 60 年代问世，通过为冠状动脉狭窄的血流提供一种替代途径，使心肌血运重建成为可能。这可能是目前最为深入研究的外科手术。CAD 药物治疗的新进展表明，血运重建术（PCI 或 CABG）主要用于那些尽管采取了最佳药物治疗仍存在症状的患者。随着冠状动脉左主干 PCI 治疗的应用越来越多，临床上 PCI 与 CABG 之间的选择已经变得模糊。然而，最新的指南表明，冠心病病情越严重的患者，CABG 术后其存活率越高，需要重复手术的患者也越少[1]。

（二）桥血管

用于移植的血管包括大隐静脉（"静脉移植"）、左侧及右侧乳内动脉（LIMA、RIMA）、桡动脉、胃网膜动脉（较为少见）。一般来说，动脉移植比静脉移植具有更高的通畅率，因为移植血管能够更好地耐受体循环动脉血流动力学。

LIMA 及 RIMA 分别起源于左侧及右侧锁骨下动脉，距胸骨外缘约 1cm 处沿肋骨的内表面向下走行。当用于旁路移植时，锁骨下动脉的起源是完整的，而其余部分是活动的。远端与相关冠状动脉吻合（通常为 LAD）。其侧支被手术夹阻断，金属密度有时会在 CCT 图像上引起伪影。

其他的移植血管是从它们通常的位置采集并做好移植准备的。其一端与升主动脉吻合，另一端移植到相关冠状动脉。由于两端需要吻合，这些血管有时被称为游离移植物。

（三）游离移植物的典型解剖

• RCA 移植血管通常起源于主动脉的右前部，垂直向下走行，通常到达心脏的下表面。

• 钝缘支移植血管主要来自主动脉的左前方，并向侧壁走行（需要注意的是，LCX 主干由于其位于左侧房室沟内而难以移植）。

• LAD 及其分支的移植物从主动脉前表面开始，向下延伸至前室间沟（LAD）或心脏前外侧表面（对角支）。

（四）CCT 的作用

CCT 检查的目的是提供有关移植血管通畅性及移植血管解剖的信息。虽然严重的钙化及支架会影响评估，但也应评估原始冠状动脉，尤其是远端血管。

- 冠状动脉移植血管通常比自身冠状动脉管径更大，对运动伪影的敏感度较低，因此对狭窄的检测具有较高的诊断准确率。

- 心脏成像工作站具有三维容积再现显示功能，可很好地展示移植血管的走行及位置（图 16-1A）。

- 游离移植物（静脉移植、桡动脉移植）从升主动脉至远端吻合口的走行各不相同。

- 再次心脏手术前，医生对解剖细节的观察及认识尤其重要；移植血管经常占据胸骨后的位置，使其易在胸骨再次切开时受损（图 16-1B），对此应高度警惕。

- 右心室也位于胸部前方。术后患者中，部分右心室可能会粘连在胸骨上，且在重复手术中可能会受伤。

参考文献

[1] Wijns W, Kolh P, Danchin N, et al. (2010) Guidelines on myocardial revascularization: the task Force on Myocardial revascularization of the european Society of Cardiology (eSC) and the european association for Cardio-thoracic Surgery (EACTS). *Eur Heart J* 31(20): 2501-555.

二、扫描采集

移植血管成像的数据采集（请参阅冠状动脉 CT 成像，第 56 页）类似于标准 CTA，因为通常也需要原始冠状动脉图像信息。

- 可使用任何常规的 CCT 扫描技术，其选择取决于受检者的心率、心律，以及对功能信息的需求（即前瞻性或回顾性门控、有或无

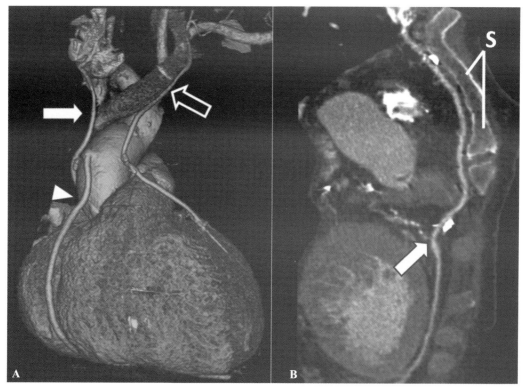

▲ 图 16-1　冠状动脉旁路移植术后（动脉桥）血管重建图像

A. VR 图像可见 LAD 的 LIMA 移植血管（空心箭）、钝缘支的 RIMA 移植血管（实心箭）及 RCA 的大隐静脉移植血管（即大隐静脉桥，SVG，箭头）的容积再现图像；B. 曲面重建显示，从 LIMA 至 LAD 有良好的远端血管（箭示吻合）。需要注意的是，外科夹造成的晕状伪影及 LIMA 与胸骨紧密毗邻（S）的位置关系（见本书彩图部分）

管电流调制）。

* 与原自身冠状动脉相比，冠状动脉移植血管对运动伪影通常并不敏感；对于心率或心律失常的患者，这增大了获得良好图像质量的机会。

* 与原血管相比，移植血管的位置相对固定，亦减少了运动伪影，提高了图像质量。

* 与自身冠状动脉远段相比，静脉移植血管的管径更大，因此也更易于评估（图 16-2）。

虽然原则上类似于标准的 CTA 采集，但对旁路移植检查有一些特殊要求。

* 扫描范围大，需覆盖吻合升主动脉的近端移植血管。

* 评价乳内移植血管时，需向头侧延伸，包括锁骨下动脉。这可通过从锁骨上方启动扫描来实现。

增大扫描范围，这同时也会延长扫描时间、增大辐射剂量。

* 扫描采集时间的延长程度取决于扫描仪的 z 轴覆盖范围 (请参阅探测器术语，第 8 页) ;

如与 320 排 CT 相比，64 排 CT 前瞻性门控轴位采集将花费更长的时间，320 排 CT 整个胸部扫描由 2 段覆盖（2×16cm=32cm），但 64 排 CT 则需要 8 段（8×4cm=32cm）。

* 在无管电流调制的回顾性门控扫描中，辐射剂量显著升高（请参阅心电门控，第 16 页）。可通过在回顾性采集期间调节管电流（mAs）或通过前瞻性采集来减少曝光。

* 移植血管检查，受检者需要更长时间屏气，以最大限度地提高图像质量。如扫描时间过长，对于有潜在心肺疾病的患者进行检查可能会比较困难。

延长扫描时间还可能会影响到对比剂注射时相。

* 如从锁骨上方开始扫描，除非调整对比剂注射方案，否则会造成远端移植血管的增强程度不理想。

* 通过增加对比剂的总量或注射速度，从而确保长时间的血管增强，可将这种风险降至最低。

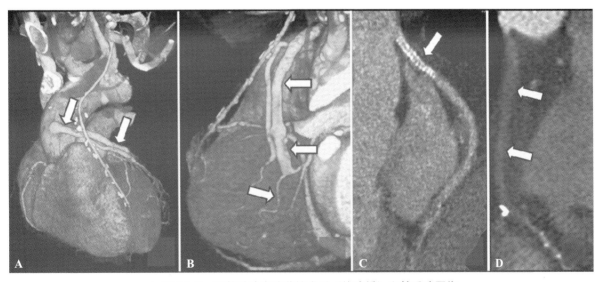

▲ 图 16-2　冠状动脉旁路移植术后（静脉桥）血管重建图像

A. 大隐静脉桥（SVG，箭）常为大口径血管，在 MSCT 上显示良好；B. 评估移植血管及其所供应的血管（箭）十分重要；在这个病例中，移植血管为左旋支的分支钝缘支供血。VR 图像并不应用于冠状动脉管腔的评估；C 和 D. SVG 可能已经植入支架（C），且比动脉移植血管更易闭塞（D）

三、图像分析与解读

金属条纹伪影（请参阅线束硬化伪影，第 82 页）是移植血管检查中常见的现象，可由胸骨线、外科移植物夹、瓣膜假体或起搏导线引起。

• 金属条纹伪影的外观为从边缘辐射的亮 / 暗条纹，会使物体边缘的显示受到影响。

• 这些伪影的出现是由于密度值突然变高（如手术夹）所致，高密度物体的 CT 值超出了 CT 的图像处理能力。

• 当感兴趣区域（如移植血管本身）被外科夹等遮挡时，图像质量降低（图 16-3B）。

• 借助于图像处理算法，能够尽可能最小化条带效应，但其程度取决于不同 CT 生产厂商的技术。

在 CABG 检查中，应考虑到部分容积效应（晕状）、线束硬化伪影及运动伪影（请参阅伪影的来源，第 82 页）

四、诊断效能

根据其心率及心律情况，通过 64 层 CT 几乎能够获得所有病例的可满足诊断要求的移植血管图像。

• CCT 对移植血管内显著狭窄（狭窄程度＞ 50%）的诊断准确率高。

• 英国国立卫生研究院进行了 64 层 CT 技术评估分析研究，对 2002—2006 年公开发表的涉及 543 例 CABG 患者的 4 项研究进行 Meta 分析[1]，对于狭窄程度＞ 50% 的移植血管，CCT 的诊断敏感度、特异度、PPV 及 NPV 分别为 99%、96%、93% 及 99%。

• 最近的一些研究，包括那些使用双源 CT 的研究，也获得了类似的结果。

• CCT 的高 NPV 使得检查结果为阴性的

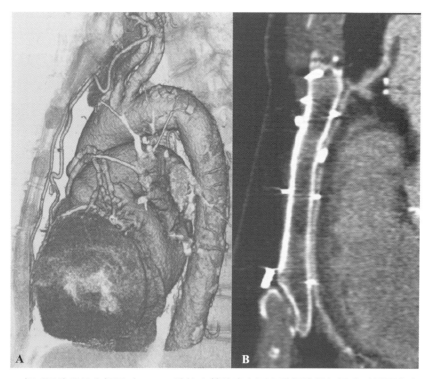

▲ 图 16-3　LIMA 相对于胸骨的走行是对 LIMA 移植血管的患者再次进行胸骨切开术时需要考虑到的重要因素
A. 通过 VR 图像可对胸骨进行 3D 评估，有助于外科医生选择最合适的手术方式；B. 同一患者的曲面重建（cMPR）图像可见手术夹及胸骨线（箭）晕状伪影，且 LIMA 走行靠近胸骨（见本书彩图部分）

患者更安心。

• 2010 年美国心脏病学会适用性标准（请参阅心血管 CT 检查的应用，第 37 页）将 CCT 作为评估有症状患者的移植血管的适应证[2]。

• 对于较小的靶血管，移植血管远端吻合口很难评价，这会显著降低诊断的可信度。

• CCT 对于原自身冠状动脉的评价结果较差，因为该血管可能存在病变及严重钙化。虽然 CCT 的 NPV 仍较高，但 PPV ≤ 80%。

参考文献

[1] Mowatt G, Cummins E, Waugh N, et al. (2008) Systematic review of the clinical effectiveness and cost-effectiveness of 64-slice or higher computed tomography angiography as an alternative to invasive coronary angiography in the investigation of coronary artery disease. *Health Technol Assess* 12(17): iii-iv, ix-143.

[2] taylor Aa, Cequeira M, Hhodgson JM, et al. (2010) AaCCF/ SCCTt/ AaCRr/ AHAaha/ AaSEe/ AaSNC/ SCAaI/ SCMRr2010 appropriate use criteria for cardiac computed tomography: a report of the Aamerican College of Cardiology Foundation Aappropriate Uuse Criteria Ttask Force, the Society of Cardiovascular Computed Ttomography, the College of Rradiology, the Hheart Aassociation, the Society of Eechocardiography, the Society of Nuclear Cardiology, the Society for Cardiovascular Aangiography and Interventions, and the Society for Cardiovascular Magnetic Rresonance. J Am Coll Cardiol 56:1864–94.

五、结论

CABG 后 CCT 成像可评估移植血管的通畅性、解剖结构、远端血流及自身冠状动脉。

• 冠状动脉移植血管比自身冠状动脉更粗大，对运动伪影的敏感度更低。

• 增大扫描范围会导致更高的辐射剂量并要求受检者的屏气时间延长；这可能会影响对比剂注射量及注射时间。

• 目前，金属条纹伪影在很大程度上仍是不可避免的。

• 部分容积效应会导致钙化及支架晕状伪影。

• 线束硬化及阶梯伪影可能会造成管腔狭窄的假象。

• 进行多方位血管分析对区分真实病变与伪影至关重要。

• 尽管存在这些潜在的缺陷，CCT 在检测移植血管狭窄方面的诊断准确率仍较高，敏感度及特异度始终 > 95%。

• 通过 CCT 很难评估远端较小移植血管吻合口。

• 原始冠状动脉可能存在病变及严重钙化，这在一定程度上降低了诊断的准确率。

第 17 章
心室病理学
Ventricular pathology

李　瑛　译

徐　磊　校

一、概述

心脏 CT 最常用于有症状冠心病患者的评价。虽然在接受冠状动脉 CT 成像的患者中，心肌结构及功能异常并不常见，但心脏 CT 对于右心室及左心室异常评价的准确率高。关注于心脏 CT 检查的医生应熟悉心肌病的影像表现及在心脏 CT 常规检查中可能遇到的心脏肿块的影像表现。

二、左心室评估

非冠状动脉心脏结构应在每一次心脏 CT 检查中进行评估。左心室评估至少应包括以下几方面[1]。

- 左心室壁厚度。
- 左心室心腔大小。
- 局部心肌异常增强。

尽管最新的适用性标准文件（2010 年出版）指出，非冠状动脉心脏 CT 在评价心室病变中的作用有限；但越来越多的证据表明，心脏 CT 在结构性心脏病评估中的作用正在扩大。当最初的影像学检查（超声心动图或 MRI）不确定时，使用心脏 CT 来评估左心室结构及功能被认为是恰当的。此外，将心脏 CT 用于评估右心室结构及功能是同样是恰当的，尤其是当怀疑有致心律失常的右心室发育不良、不适用于其他无创性影像或通过其他检查无法确诊时[2]。

至少需要 64 排探测器，从各向同性体素数据重建心脏 CT 图像，重建标准短轴、垂直长轴及水平长轴图像，类似于经胸超声心动图的图像[3]。与其他成像方式一样，根据 17 段模型（图 17-1），可采用标准术语来描述左心室壁分段[4]。

无论是在收缩期末期还是舒张末期进行测量，通过心脏 CT 获得的左心室内径与通过标准经胸超声心动图获得的结果一致[5]。此外，CT 容积评估与心脏 MRI 获得的容积数据密切相关[6-7]。通过心脏 CT 分析心室功能及病理变化时，为了在整个心动周期内获得真正的收缩末期及舒张末期心室内径和（或）室壁运动，需要回顾性心电门控动脉期采集方案。

可通过管电流调制技术来降低辐射剂量（例如，70%～80%R-R 间期内为高管电流，剩余期相管电流减少＞ 60%）[8]。采用这种方式评估左心室射血分数（EF）与心脏 MRI 及三维超声心动图测得的 EF 值具有很好的相关性[9]。值得注意的是，心脏 CT 的图像重建选择较大的层厚（1～3mm）可能是合适的，这

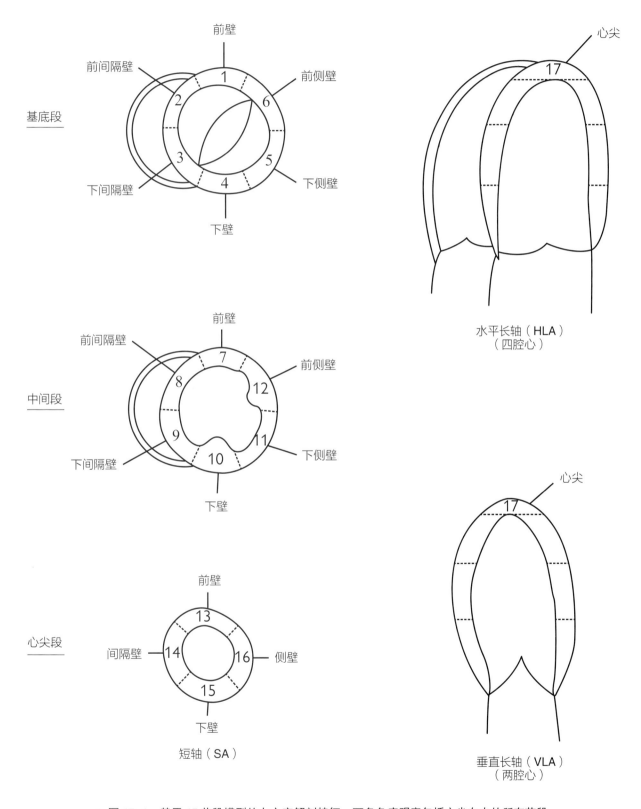

▲ 图 17-1　基于 17 节段模型的左心室解剖特征，可多角度观察包括心尖在内的所有节段

与冠状动脉 CT 评估恰恰相反。随着相关技术不断进步，可同时进行应变及应变率的计算，目前该技术已在先进的超声心动图中得以应用。

这些标准平面的复制可以通过操纵参考线来实现。

- 轴位上，光标在二尖瓣环水平居中，旋转并延伸参考线，使之平行于左心室中心线。

- 切换至冠状位，将参考线旋转至左心室心尖部，从而获得真正的短轴图像；在该平面上，从基底部至心尖部进行观察。

- 从这个短轴平面中，可将参考线在十字交叉上旋转，以获得四腔心及两腔心图像。

- 再次从短轴平面上看，向头侧旋转参考线将显示 LVOT，从而获得三腔心图像（图 17-2）。

三、右心室评估

右心室是一个复杂的几何结构（新月形），在许多心血管疾病的发病机制中起到重要作用。与心脏 MRI 相比，心脏 CT 对右心室功能的评估具有很高的准确性，其对于先天性心脏病、肺动脉高压或疑似致心律失常性右心室心肌病患者尤为重要[9]。静态成像中的右心室大小通常可由有经验的医生进行定性评估，而正常右心室的体积应该相对小于左心室，在心尖四腔心图像上不占据心尖。使用现代软件可实现 3D 右心室容积测量，但需要右心室充分对比剂充盈及采集包括收缩末期及舒张末期的数据。

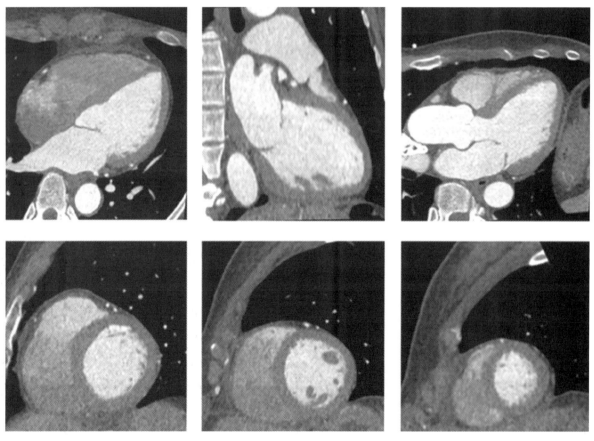

▲ 图 17-2 左心室多方位 CT 图像

正常左心室在 75%R-R 间期，基于 2mm 层厚图像进行分析。上方依次（从左至右）为心尖四腔心、两腔心及三腔心图像；下方依次（从左至右）基底段、中间段及心尖段短轴图像

四、缺血性左心室功能障碍

除通过 CTA 直接进行冠状动脉解剖评估外，心脏灌注及冠状动脉功能评估在其他章节已有详细介绍。在各种方法中，均必须评价左心室心肌的首过灌注。

（一）室壁运动异常

如果已获得一个完整的心动周期数据（通过回顾性心电门控管电流调制或前瞻性心电门控增宽曝光窗），借助于电影成像可观察到室壁运动异常，在适当的临床背景下，该表现提示缺血或梗死[8]。

（二）心肌瘢痕

除室壁变薄或动脉瘤外，通过延迟增强 CT 成像（可在首次注射对比剂 8~10min 后获得）可识别瘢痕区域。重要的是，在延迟增强扫描时，通常需要静脉注射大于正常剂量的对比剂（剂量 > 100ml）来较好地显示瘢痕。此外，这些节段可能是室性心律失常的病灶。CT 心肌延迟增强的区域与 EP 研究发现的瘢痕介导的室性心律失常有很好的相关性，其阴性预测值较高（95%），敏感度及特异度分别为 76% 及 86%[10]。这种延迟扫描被认为是射频消融前可能的标测辅助手段。小规模研究已经证实心脏 MRI 及心脏 CT 在延迟增强方面具有很好的一致性[11]。

（三）脂肪化生

首过灌注显示，低密度区域可能提示静息性缺血、梗死组织或心肌脂肪浸润的梗死组织（脂肪化生）。在非增强 CT 上，脂肪化生可与梗死（无化生）或缺血相鉴别。这种浸润更常见于陈旧性梗死，尤其是 3 年以上的陈旧病灶[12]。左心室的脂肪浸润偶见于致心律失常性

右心室心肌病（图 17-3）。

五、心肌病心脏 CT 表现

通常，心肌浸润性疾病（如心脏淀粉样变性或结节病）是通过心脏 MRI 来评价的，而心脏 CT 对这些疾病的诊断敏感度较低。心脏 CT 可诊断及鉴别左心室肥厚、肥厚型心肌病、扩张型心肌病、左心室致密化不全、应激性心肌病、致心律失常性右心室心肌病等多种病理类型的疾病（图 17-4 至图 17-6）。

（一）左心室肥厚

左心室肥厚常继发于全身性高血压（引起左心室负荷过重），左心室肥厚最常见的表现为在短轴中间段测量舒张末期心肌的向心性（对称）增厚 > 10mm。评估左心室肥厚的另一指标是相对室壁厚度（RWT）。在胸骨旁长轴层面舒张末期二尖瓣瓣尖水平，如左心室下壁厚度与左心室内径之比 > 0.42，则表明对称性心肌肥大。

$$RWT = （2 × 左心室下壁厚度）/ （左心室舒张末期内径 × 13）$$

（二）肥厚型心肌病（HCM）

与向心型左心室肥厚相比，HCM 的特点是舒张末期心肌不对称增厚（≥ 15mm）。这种病理性增厚最常累及室间隔，但也可能累及心肌任何节段。其他可支持诊断的征象包括左心室流出道变窄或二尖瓣前叶收缩期前向运动。尽管对可疑 HCM 的初步影像学评估应包括超声心动图；但如果视野受限，尤其是心尖段显示不清楚时，CT 检查可能有助于诊断[13]。

（三）扩张型心肌病（DCM）

DCM 是指在没有明显心外膜冠状动脉疾

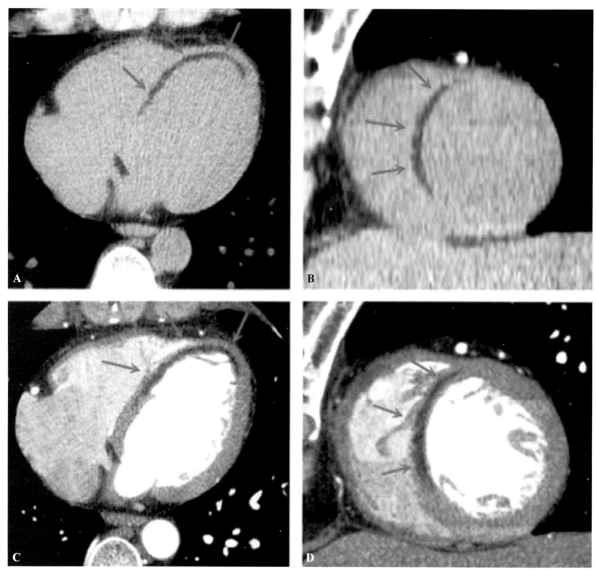

▲ 图 17-3　轴位及心脏短轴视图显示，在前间隔壁可见与脂肪组织 CT 值一致的条形低密度区，该患者之前曾患有心肌梗死。脂肪浸润在增强前及增强后均明显存在，与脂肪化生一致

病的情况下，左心室扩张，收缩功能降低。基于 CT 提出了一个左心室心腔内径的正常参考范围，在基底段短轴层面，舒张末期间隔 – 侧壁间心腔内径为 47mm（标准差为 5mm），而在中间段乳头肌水平进行测量时，前 – 下壁间心腔内径为 58mm（标准差为 6mm）[6-7]。正常左心室的大小通过其体积来进行评估最为精确，正常左心室 3D 体积范围[6]：左心室舒张末期容积（LVEDV）为（144±71）ml，左心室收缩末期容积（LVESV）为（53±38）ml。

（四）左心室心肌致密化不全

尽管在正常及肥厚心脏中均可见明显的心肌小梁，但在舒张末期胸骨旁短轴层面，CT 图像上非致密化区与心外膜下致密化区心肌的比值＞ 2.3（超声心动图诊断标准为收缩末期测量比值≥ 2），则可能存在明确的心肌病。左心室心肌致密化不全通常会影响到心尖及中远端侧壁，但累及范围可能仅限于单个区域（仅限于心尖或侧壁）[14]。

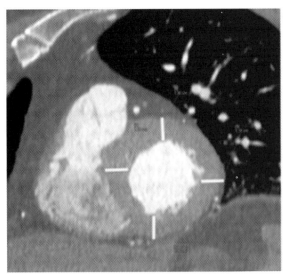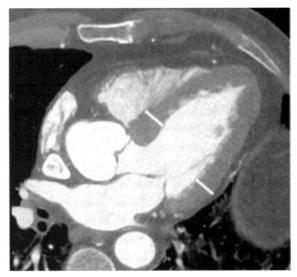

▲ 图 17-4　向心性左心室肥厚（LVH），短轴（左图）及三腔心层面（右图）对称性室壁增厚（黄线），范围 12 ～ 13mm，扫描层厚 2mm，75%R-R 间期（接近于舒张末期），左心室内径 38mm，相对壁厚为 0.65（提示 LVH）

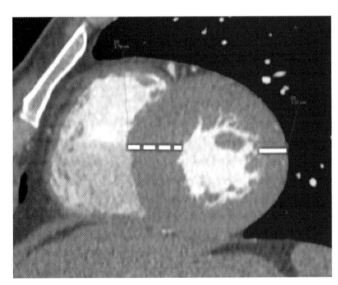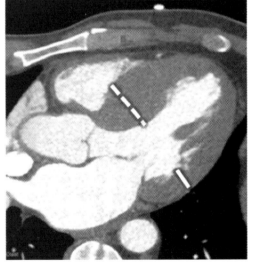

▲ 图 17-5　短轴（左图）及三腔心层面（右图）显示肥厚型心肌病，非对称间隔壁增厚（虚线），舒张末期（75%R-R 间期）采集，扫描层厚 2mm；与侧壁（左图，实线）及下外侧壁（右图，实线）正常厚度对照

（五）致心律失常性右心室心肌病（ARVC）

在心脏 MRI 有禁忌的情况下，心脏 CT 被认为是一种适用于评价 ARVC 的影像学检查方法[2]。在这种情况下，应选择合理的对比剂注射方案，以便清晰显示右心室。此外，应进行电影模式成像，以评估右心室室壁运动异常的区域。

提示 ARVC 诊断的 CT 表现包括以下几方面。

- 右心室扩张。
- 右心室小梁化显著。
- 局部变薄（扇形边缘）及运动障碍。

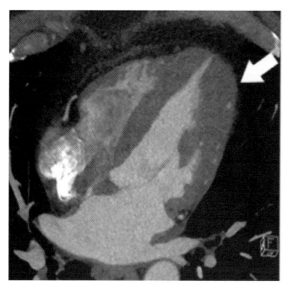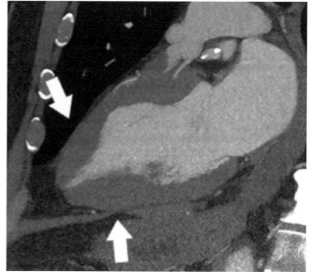

▲ 图 17-6　心尖部肥厚性心肌病（本例经胸超声心动图未检出），心尖段室壁在舒张末期增厚至 25mm，可见特征性的"黑桃征"外观

ARVC 的主要诊断标准如下[15]。

• 右心室舒张期末容量指数（RVEDVI）> 110ml/m² （男性）或 > 100ml/m²（女性）。

• 右心室射血分数（RVEF）≤ 40%。

需要注意的是，右心室游离壁内的脂肪沉积很难与心外膜脂肪区分开来[16, 17]，不应作为 ARVC 的诊断标准（图 17-7 至图 17-9）。

六、心脏肿块

心脏肿块通常表现为肿瘤（原发性及转移性）或假性肿瘤。原发性心脏肿瘤临床罕见（发病率约为 0.03%），且其中约 75% 为良性（表 17-1）。而转移性心脏肿瘤的发病率是原发性肿瘤的 40 倍。

囊肿、脓肿及血栓在内的假性肿瘤均可能误诊为肿瘤，给诊断带来挑战。通过 CT 成像可无创性评价肿块的大小、结构、组织密度，并可进行对比增强扫描，且不受视野范围限制[18]。

与心脏 MRI 相比，心脏 CT 的适用性标准表明，其在评估心内及心包肿块方面的作用有限，而在其他无创性技术不能提供满意的图像时，心脏 CT 对心内和心包肿块的评价是"合适的"[2, 19]。患者的人口学特征可能有助于心脏 CT 对心脏肿块的鉴别诊断；然而，最终确诊可能有赖于组织学检查。尽管如此，心脏 CT 提供的详细信息仍有助于外科手术及介入治疗方案的制定[20]。在对心脏可疑恶性肿瘤进行影像学分期时，胸部及腹部 / 骨盆 CT 检查通常也需要的。

七、心脏良性肿瘤

（一）黏液瘤

• 在所有原发性心脏肿瘤中，黏液瘤（图 17-10）最为常见（约占 50%）。

• 多数病变位于心房（且其中 75% 位于左心房）。

• 黏液瘤通常是散发性的，且约 7% 的黏液瘤是作为 Carney 综合征的一部分发生的，Carney 综合征为常染色体显性遗传综合征合

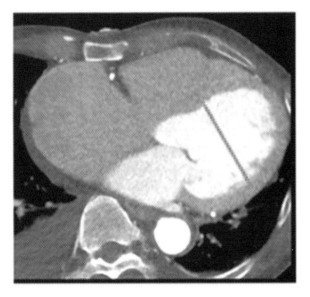
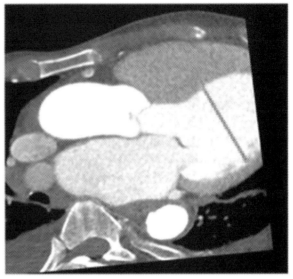
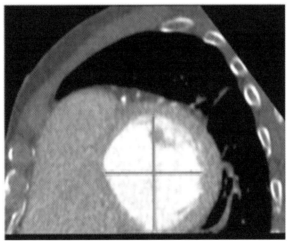

▲ 图 17-7　扩张型心肌病伴临床心力衰竭患者，舒张末期、间隔－侧壁心腔内径测量值 **57mm**，前壁－下壁心腔内径测量值 **68mm**

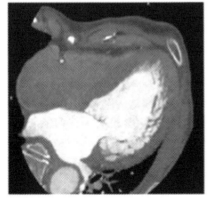
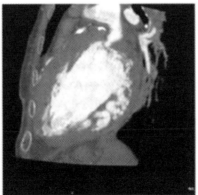
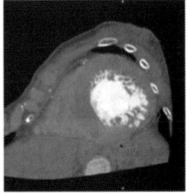

▲ 图 17-8　左心室心肌致密化不全，舒张末期多个层面可见深部小梁凹陷，非致密化心肌与致密化心肌之比＞ **2.3**

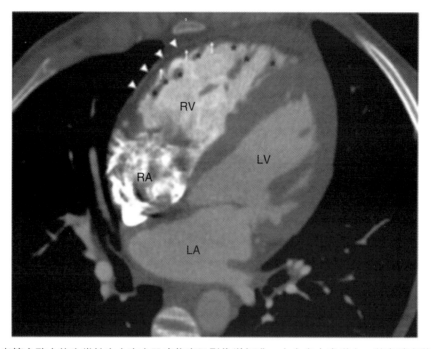

▲ 图 17-9　患者符合致心律失常性右心室心肌病临床及影像学标准，右心室中度增大、游离壁变薄（箭头），可见脂肪浸润（箭）及明显的小梁化（*）

LA. 左心房；LV. 左心室；RA. 右心房

并心脏黏液瘤、心脏外肿瘤及色素沉着皮肤病变。

• 通常为分叶状或有蒂的活动性病变，常由一根细蒂附着（在电影成像模式上更为清晰）。

• 由于出血、坏死，黏液瘤在心脏 CT 上常表现为不均质肿块，罕见低密度血栓，偶尔可见散在钙化成分存在。

• 对于这种孤立的腔内肿块，其鉴别诊断包括血栓及非黏液瘤性肿瘤（恶性肿瘤）[21]。

（二）脂肪瘤

• 脂肪瘤（图 17-11）约占所有原发性心脏肿瘤的 10%。

• 肿瘤由成熟脂肪组织构成，有包膜，边界清晰。

• 通常生长缓慢，脂肪瘤可表现为较大（直径＞ 2cm）的肿块，通常起源于心外膜表面，累及心包腔或心腔。

• 在影像学上，心脏脂肪瘤表现为局限性低密度肿块，密度与脂肪相似（通常 CT 值＜ 50HU）。

• 尽管其内可见菲薄的间隔，在多数情况下，脂肪瘤密度均匀[18, 21]。

（三）弹力纤维瘤

• 弹力纤维瘤（图 17-12）约占所有原发性心脏肿瘤的 10%，且为最常见的原发性心脏瓣膜肿瘤。

• 弹力纤维瘤为无血管叶状结缔组织。

• 其中＞ 90% 发生在瓣膜表面，且以主动脉瓣及二尖瓣最为常见。

• 其 CT 表现为孤立的低密度病灶，无对比增强，很少伴有钙化。

• 由于体积小、活动性强且缺乏钙化，小乳头状弹力纤维瘤在心脏 CT 上可能无法显示[21]。

表 17-1　原发性心脏肿瘤的常见部位及 CT 表现

肿瘤类型		部 位	心脏 CT 表现
良性 （75%）	黏液瘤	心 房（LA > RA）、心室	有蒂，可活动，密度不均匀，多呈低密度，10% 可见钙化，肿瘤可能脱垂至二尖瓣区
	脂肪瘤	多变	表面光滑，有包膜，呈脂肪密度，增强扫描无强化，可见多发性病变伴结节性硬化
	纤维弹性瘤	多变	直径小（10mm），表面光滑，有蒂，可活动
	横纹肌瘤	LV>RV	表面光滑，多发性病变，密度与心肌相似。患者中，婴幼儿及儿童的比例> 90%
	纤维瘤	心室（LV > RV）	密度均匀，多呈低密度，增强扫描轻度强化，可见中心钙化。在婴幼儿及儿童中，其为第二大常见的原发性心脏肿瘤
	血管瘤	心室（LV > RV）	密度不均匀，增强扫描明显强化
	畸胎瘤	心包	多囊，增强扫描中度强化，部分可见钙化
恶性 （25%）	血管肉瘤	心 房（RA > RV）、心包	基底宽，形态不规则，密度不均匀，多呈低密度，浸润性生长，具有转移性，可见心包积液
	横纹肌肉瘤	心肌 瓣膜	形态不规则，多呈低密度，浸润性生长，可见中心坏死
	纤维肉瘤	LA 心包	体积较大，形态不规则，多呈低密度，浸润性生长，可见中心坏死
	骨肉瘤	心 房（LA > RA）、右心室	基底宽，多呈低密度，浸润性生长，广泛钙化
	脂肪肉瘤	心 房（LA > RA）、心包	体积较大，密度类似于脂肪或软组织，增强扫描轻度强化，浸润性生长
	间皮瘤	心包	浸润性生长，密度变化多样，可见心包积液

LA. 左心房；LV. 左心室；RA. 右心房；RV. 右心室

引自 Kassop D，Donovan MS，Cheezum MK et al.（2014）*Curr Cardiovasc Imaging Rep* 7：9281. https://doi.org/10.1007/s12410-014-9281-1 under the Creative Commons Attribution License.

（四）血管瘤

- 心脏血管瘤临床罕见。

- 心脏血管瘤类似于软组织血管瘤。

- 其可能为含有脂肪的不均匀密度肿瘤，增强扫描明显强化。

- 病变通常是良性的，可能会侵入心包，导致心包积液并引发呼吸困难及胸痛[21]。

（五）畸胎瘤

- 畸胎瘤（图 17-13）为含有 3 个胚层的罕见生殖细胞瘤。

- 该病变通常发生于儿童。

- 其 CT 表现为含有脂质或钙化成分的多囊性不均质肿瘤。

- 主要发生于心包，常伴有心包积液（约占 90%）。

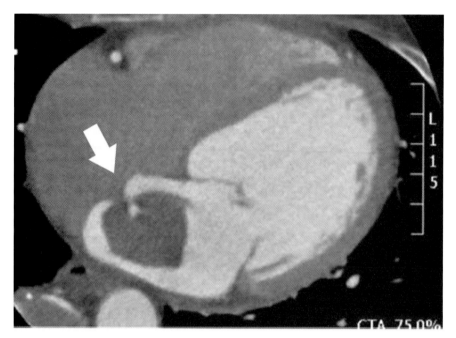

▲ 图 17-10　心房黏液瘤
位于房间隔左侧的不均质带蒂肿块（箭）

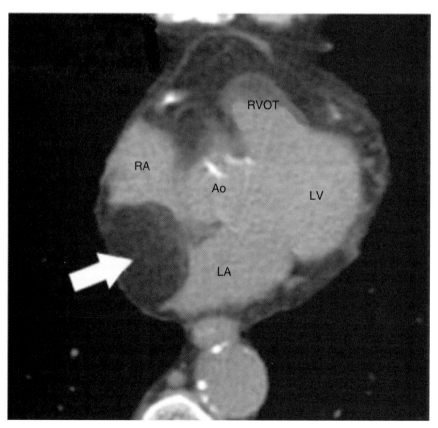

▲ 图 17-11　心脏脂肪瘤
界限清楚的低密度均质肿块（箭）

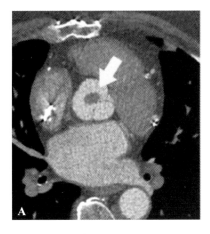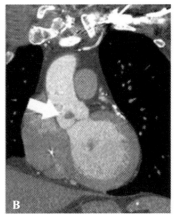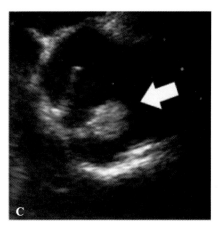

▲ 图 17-12　弹力纤维瘤

A 和 B. 轴位（A）及冠状位（B）CT 图像可见较大的乳头状肿瘤累及主动脉瓣（箭）；C. 经食管超声心动图，主动脉根部食管中段轴位切面可见移动的高回声结构（箭）

八、心脏恶性肿瘤

不同于原发性良性肿瘤，心脏原发性恶性肿瘤常表现为边界不规则的低密度灶，可见对比增强及浸润性生长。常见的心脏恶性肿瘤包括肺转移瘤（35%～40%）、乳腺转移瘤（10%）及血液系统恶性肿瘤（10%）。尽管黑色素瘤的发病率较低，但转移至心脏的倾向性最高。

心脏恶性肿瘤转移至心包最为常见，其次为心外膜，再次为心肌。

在原发性心脏恶性肿瘤中，血管肉瘤是最常见的成人原发性心脏恶性肿瘤，其中 80% 发生在右心房游离壁。横纹肌肉瘤是儿科最常见的原发性心脏恶性肿瘤，可发生于心脏的任何部位。与转移性恶性肿瘤一样，不同病理类型的心脏原发性恶性肿瘤间也有相似的影像学表现；例如，表现为浸润性、边界不规则的肿块，常伴有中央坏死，增强扫描可见强化[18]。

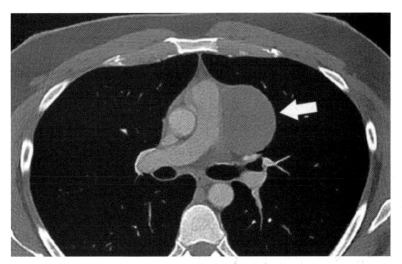

▲ 图 17-13　心包内可见界限清楚的不均质肿块，伴少量心包积液，病理证实为畸胎瘤

九、心脏假性肿瘤

（一）心内血栓

- 心内血栓是最常见的心脏假性肿瘤。

- 其可能发生于心房、心室或瓣膜。

- 当患者出现心源性栓塞现象时，需筛查心内血栓，心脏 CT 对心内血栓的敏感度为 96%，特异度为 92%。如超声心动图检查患者声窗显示不良，心脏 CT 可作为替代的检查方法。

- CT 上表现为对比剂池中明显的充盈缺损。

- 二次延迟采集可有效排除因充盈不佳而造成的伪影，提高诊断准确率[22]。

（二）干酪样二尖瓣环钙化

- 干酪样二尖瓣环钙化是一种罕见的二尖瓣环钙化（MAC），主要累及后环，发生在约 0.63% 的 MAC 患者中。

- 患者中，以女性多见。

- 这种无菌性良性肿块可被误诊为瓣环周围肿瘤或脓肿。

- 其典型表现为边界清楚的圆形或新月形高密度肿块，伴周围钙化，并伴有低密度干酪样坏死[23, 24]。

（三）心包囊肿

- 心包囊肿为先天性良性病变，占所有纵隔肿瘤的 7%。

- 其中 > 75% 位于心膈间隙，且为右侧优势型。

- CT 表现为非强化、薄壁、界限清楚、密度均匀的肿块，通常无分隔，呈低密度，CT 值与水相似[18]。

不同类型心脏假性肿瘤的影像学表现（图 17-14 至图 17-17）。

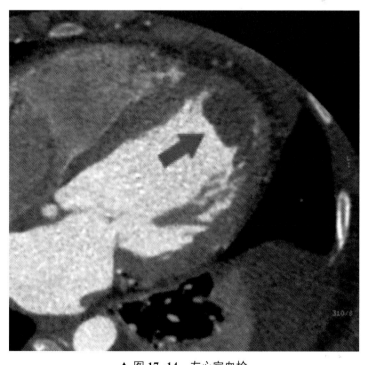

▲ 图 17-14　左心室血栓
左心室心尖边缘不规则低密度对比剂充盈缺损（箭）

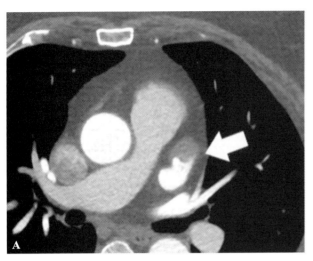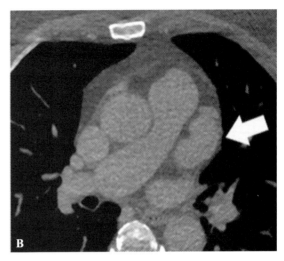

▲ 图 17-15　左心耳血栓假象

A. 左心耳内充盈缺损；B. 延迟扫描（30s）显示充盈缺损不存在，提示为假性血栓，考虑由于左心耳血流速度低（停滞）所致

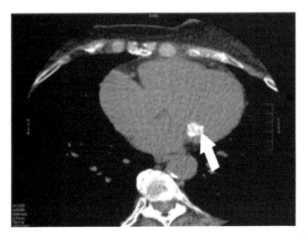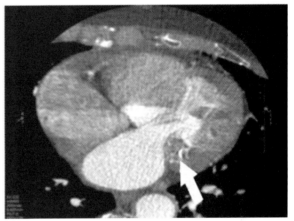

▲ 图 17-16　干酪样二尖瓣环钙化

心脏 CT 平扫（左图）及对比增强（右图）扫描，可见圆形的高密度肿块，伴不均匀钙化（箭），增强扫描可见强化

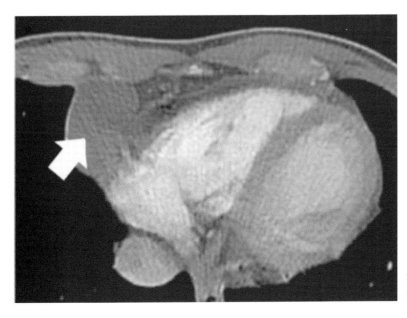

◀ 图 17-17　心包囊肿

右心膈角区心包可见界限清楚的均质低密度肿块（箭）

参考文献

[1] Abbara S, Blanke P, Maroules CD, et al. (2016) SCCT guidelines for the performance and acquisi-tion of coronary computed tomographic angiography: A report of the society of Cardiovascular Computed Tomography Guidelines Committee: Endorsed by the North American Society for Cardio-vascular Imaging (nASCI). *J Cardiovasc Comput Tomogr* 10: 435-49.

[2] Taylor A, Cequeira M, Hodgson JM, et al. (2010) ACCF/SCCT/ACr/AhA/ASe/ASnC/SCAI/SCMR 2010 appropriate use criteria for cardiac computed tomography: a report of the American College of Cardiology Foundation Appropriate use Criteria Task Force, the Society of Cardiovascular Computed Tomography, the American College of radiology, the American Heart Association, the American Society of Echocardiography, the American Society of Nuclear Cardiology, the Society for Cardiovascular Angiography and Interventions, and the Society for Cardiovascular Magnetic resonance. *J Am Coll Cardiol* 56: 1864-94.

[3] Rizvi A, Deano RC, Bachman DP, Xiong G, Min JK, & Truong QA. (2015) Analysis of ventricular function by CT . *J Cardiovasc Comput Tomogr* 9: 1-12.

[4] Cerqueira MD, Weissman NJ, dilsizian V, et al. (2002) Standardized myocardial segmentation and nomenclature for tomographic imaging of the heart: A statement for healthcare professionals from the Cardiac Imaging Committee of the Council on Clinical Cardiology of the American Heart Association. *Journal of the American Society of Echocardiography* 15: 463-7.

[5] Stolzmann P, Scheffel H, Trigo Trindade P, et al. (2008) Left ventricular and left atrial dimensions and volumes：comparison between dual-source CT and echocardiography. *Investigative Radiology* 43: 284-9.

[6] Lin FY, Devereux RB, Roman MJ, et al. (2008) Cardiac chamber volumes, function, and mass as determined by 64-multidetector row computed tomography: mean values among healthy adults free of hypertension and obesity. *JACC Cardiovasc Imaging* 1: 782-6.

[7] Lin Fy & Min JK. (2008) Assessment of cardiac volumes by multidetector computed tomography. *J Cardiovasc Comput Tomogr* 2: 256-62.

[8] Nakazato R, Tamarappoo BK, Smith TW, et al. (2011) Assessment of left ventricular regional wall motion and ejection fraction with low- radiation dose helical dual-source CT: comparison to two-dimensional echocardiography. *J Cardiovasc Comput Tomogr* 5: 149-57.

[9] Pickett CA, Cheezum MK, Kassop d, Villines TC, & Hulten EA. (2015) Accuracy of cardiac CT, radionucleotide and invasive ventriculography, two- and three-dimensional echocardiography, and SPECT for left and right ventricular ejection fraction compared with cardiac MRI: a meta-analysis. *Eur Heart J Cardiovasc Imaging* 16: 848-52.

[10] Esposito A, palmisano A, Antunes S, et al. (2016) Cardiac CT with delayed enhancement in the characterization of ventricular tachycardia structural substrate: relationship between CT-segmented scar and electro-anatomic mapping. *JACC Cardiovasc Imaging* 9: 822-32.

[11] Lee HJ, Im DJ, youn JC, et al. (2017) Assessment of myocardial delayed enhancement with cardiac computed tomography in cardiomyopathies: a prospective comparison with delayed enhancement cardiac magnetic resonance imaging. *International Journal of Cardiovascular Imaging* 33: 577-84.

[12] Ichikawa y, Kitagawa K, Chino S, et al. (2009) Adipose tissue detected by multislice computed tomography in patients after myocardial infarction. *JACC Cardiovasc Imaging* 2: 548-55.

[13] Troupis JM, Singh Pasricha S, Gunaratnam K, Nasis A, Cameron J, & Seneviratne S. (2013) Cardiomyopathy and cardiac computed tomography: what the radiologist needs to know. *Clin Radiol* 68: e49-58.

[14] Gunaratnam K, Wong Lh, Nasis A, et al. (2013) review of cardiomyopathy imaging. *Eur J Radiol* 82: 1763-75.

[15] Marcus FI, McKenna WJ, Sherrill D, et al. (2010) Diagnosis of arrhythmogenic right ventricular cardiomyopathy/dysplasia: proposed modification of the Task Force Criteria. *Eur Heart J* 31: 806-14.

[16] Bomma C, Dalal D, Tandri H, et al. (2007) Evolving role of multidetector computed tomography in evaluation of arrhythmogenic right ventricular dysplasia/cardiomyopathy. *Am J Cardiol* 100: 99-105.

[17] Soh EK, Villines TC, & Feuerstein IM. (2008) Sixty-four-multislice computed tomography in a patient with arrhythmogenic right ventricular dysplasia. *J Cardiovasc Comput Tomogr* 2: 191-2.

[18] Kassop d (2014) Cardiac masses on cardiac CT: a review. *Curr Cardiovasc Imaging Rep* 7: 1-13.

[19] Hendel R. (2006) ACCF/ACr/SCCT/SCMR/ASnC/NASCI/SCAI/SIR 2006 appropriateness criteria for cardiac computed tomography and cardiac magnetic resonance imaging. *JACC* 48: 1475-97.

[20] Buckley O, Madan R, Kwong R, rybicki FJ, & hunsaker A. (2011) Cardiac masses, part 2: key imaging features for diagnosis and surgical planning. *Am J Roentgenol* 197: 842-51.

[21] Araoz pA. (2000) CT and MR imaging of benign primary cardiac neoplasms with echocardio-graphic correlation.

Radiographics 20: 1303-19.

[22] Choi YR, Kim H-L, Kwon H-M, et al. (2017) Cardiac CT and MRI for assessment of cardioembolic stroke. *Cardiovascular Imaging Asia* 1: 13.

[23] Elgendy IY. (2013) Caseous calcification of the mitral annulus: a review. *Clin Cardiol* 36: e27-31.

[24] Shapera EA, Karimi A, & Castellanos LR. (2014) A large cardiac mass: diagnosis of caseous mitral annular calcification and determining optimum management strategy. *Case Rep Med* 2014: 637374.

第 18 章
心肌瘢痕及灌注评价
Evaluation of myocardial scarring and perfusion

石春彦 译

徐 磊 校

一、概述

在传统上，心血管计算机断层扫描（CCT）主要用于评估冠状动脉的解剖结构。但随着近年来的发展，CCT 开始在心肌纤维化及心肌灌注评估等方面得到新的应用。

通过延迟增强（DE）成像来评估心肌纤维化的研究最早在心血管磁共振（CMR）中进行，且其价值已得到证实。作为心肌纤维化的标志，延迟强化的有无及其程度是判断患者预后的一项重要指标。因为钆及碘对比剂具有相似的动力学性质，CT 技术也被用于 DE 成像，即 CTDE。基于少量患者的临床研究表明，CTDE 与延迟增强心血管磁共振（DE-CMR）相比同样具有很好的效果。然而，虽然 CT 技术在近些年中已有长足的进步，但由于技术的局限［如在信噪比（SNR）及对比度噪声比（CNR）方面］，目前 CTDE 仍主要用于研究领域。

通过 CT 灌注成像（CTP）技术检测心肌缺血开始大量应用于常规临床实践。CTP 具有在一次检查中可同时进行冠状动脉狭窄解剖学及功能评估的优势，并能够提高对 CAD 的诊断准确率。但是在临床上，CTP 仍面临其他技术［如 SPECT 心肌灌注显像（MPS）、负荷超声心动图及负荷灌注 MRI］的竞争，这些技术同样比较成熟，且具有多年的经验及研究数据的支持。

二、对比剂药物动力学

（一）碘对比剂的特性

- 碘对比剂是水溶性的，不参与新陈代谢，经由肾脏排出。

- 血管内皮细胞密布直径约 12nm 的孔隙，可通过分子质量 < 20 000Da 的分子。

- 由于分子较小（如碘美普尔，其分子质量为 7770Da）且具有水溶性，碘对比剂可在血管内皮细胞上自由分布，从而充满血管内细胞外间隙（血池）及血管外细胞外间隙（间质）。

- 碘对比剂在完整的细胞内无累积。

- 可根据双室模型简单地描述对比剂分布（图 18-1）。

（二）梗死心肌中对比剂动力学

对于心肌梗死患者，可通过对比剂流入及流出量的变化（图 18-1B）及血管外细胞外间隙对比剂的变化（图 18-1C）来进行成像。

（三）急性心肌梗死

• 急性心肌梗死的主要特征包括微血管堵塞及功能障碍、心肌细胞膜破裂及间质水肿；其程度和范围取决于初始治疗的及时性及再灌注治疗的充分性。

• 即使成功恢复灌注后，仍有相当一部分患者存在微血管功能障碍。

• 微血管堵塞及功能障碍：对比剂在血池（图18-1A）及血管外细胞外间隙（图18-1C）之间的交换受阻，使得对比剂的流入及流出（图18-1B）均有所延迟；而在对比增强出现延迟后，由于对比剂滞留在血管外细胞外间隙，会随之出现过度强化。

• 心肌细胞膜破裂：细胞膜破裂后，封闭的细胞内空间暴露于细胞外环境，增加了对比剂分布的细胞外间隙（图18-1C）。

• 间质水肿：细胞外间隙扩大，增加了对比剂分布空间，也增加了心肌坏死区内对比剂的累积。

（四）陈旧性心肌梗死

• 陈旧性心肌梗死的特征是功能性毛细血管密度降低，以及胶原瘢痕替代破裂的心肌细胞。

• 功能性毛细血管密度降低：缺乏存活心肌会导致功能性毛细血管密度急剧下降，反过来会延缓对比剂在梗死心肌中的流入及流出（图18-1B）。

• 胶原瘢痕替代破裂的心肌细胞：尽管急性梗死的间质水肿已经消退，但由于胶原性瘢痕的堆积不如心肌密集，细胞外间隙仍然扩大（图18-1C）；尽管心室壁厚度随胶原性瘢痕的收缩而减小，对比剂的分布空间仍比其在正常心肌中的分布空间更大。

（五）增强模式

• 尽管潜在的微血管及超微结构变化不同，但急性及慢性心肌梗死时碘对比剂的药物动力学相似。

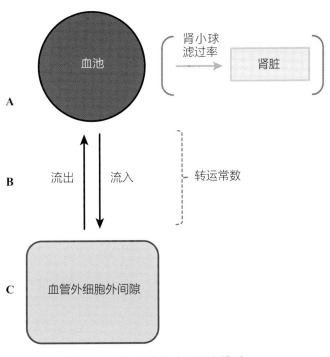

▲ 图18-1 碘对比剂分布的双室模型

• 在动脉期图像上，由于对比剂流入延迟，可能会出现增强不足的现象（图 18-2）。

• 在延迟期图像上，由于对比剂分布空间增大，流出、延迟这两种因素结合，可见过度增强（图 18-2）。

• 在临床 CT 检查中，延迟期扫描通常在对比剂注射后 7～10min 进行。

三、扫描采集：技术方面

（一）扫描参数

CTDE 采集方案的差异性较大，不同研究报道的扫描参数也各有不同。CTDE 成像的目的是识别代表心肌瘢痕形成的对比剂增强区域。冠状动脉解剖结构及心室功能的详细信息可在动脉期采集的图像中获得。出于辐射剂量方面的考虑，必须结合研究需求来调整延迟扫描采集参数，其中包括前瞻性 ECG 门控、低管电压（80～100kV）及可变管电流（通常较低）设置。目前，CTDE 成像的有效辐射剂量可达到 0.5～4.7mSv 的较低水平（其中下限为使用前瞻性 ECG 门控及管电压 80kV/管电流

160mAs 采集，上限为使用双源双能成像）。

（二）X 线管电压

DE 成像表现可能并不明显。慢性心肌瘢痕可能会在 150～190HU 范围内增强，而正常心肌则大多是在 60～120HU 范围内增强，具体取决于管电压设置。为便于检测这种小的差异，可调整 X 线束的峰值能量，使增强组织的相对衰减最大化。这可通过降低管电压来实现。在相对强化的组织中，低能 X 线束衰减更多，从而改善了图像的对比度。在这种设置下，首选 80～100kV 的管电压设置，而与标准 CTA 中通常使用 120kV 管电压不同。

（三）X 线管电流

即使通过降低管电压来增强图像对比度，X 线束也会由于峰值能量较低及电子束产生光子数量较少而在更大程度上整体衰减，使得 SNR 降低（请参阅 X 线管电流，第 12 页）。这可以通过增加管电流来进行补偿。尽管并不会改变 X 线能量的光谱，但可增加发射光子的绝对数量，从而使达到检测器的光子总数增

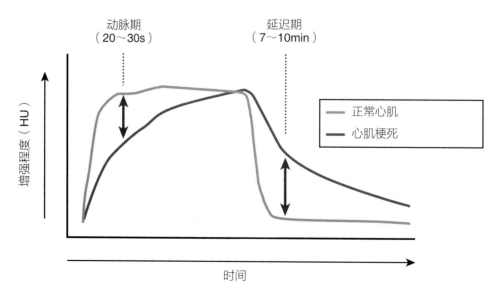

▲ 图 18-2　正常和梗死心肌的增强模式

加。增大管电流对延迟成像本身并无特殊的益处，但可改善最终图像的 SNR。

（四）双能成像

双能 CT（DECT；请参阅双源 CT，第 22 页）具有克服传统（单能）CTDE 在评估心肌纤维化方面某些局限性的潜力。该技术利用不同能量的 X 线束在不同密度的组织中衰减程度不同的原理来进行成像。使用最低能量水平（40～50keV）的虚拟单能谱成像（VMI），组织中由于存在碘对比剂而显著增强，这可明显提高瘢痕与正常心肌之间的对比度[1]。

（五）回顾性门控与前瞻性门控

舒张末期常用于 DE 成像评估。然而，在心动周期的任何时相均可能出现类似动脉期灌注减低及延迟强化的伪像，评价其他时相有助于确认或排除这些伪像。通过前瞻性门控技术可在减少 X 线曝光的情况下进行延迟扫描。但就 CTA 而言，仅可应用于心率控制良好的患者。

（六）对比剂注射方案

有关 CTDE 扫描方案的大多数研究数据来自于在急诊冠状动脉血管造影（ICA）后或采用标准对比剂注射方案进行 CTA 检查后（请参阅冠状动脉 CT 成像，第 56 页）。然而，也可使用修改后的对比剂注射方案；在该方案中，团注对比剂后，在初始扫描之后至延迟扫描之前，持续少量（5min 内注入 30ml）注射对比剂（图 18-3）。

参考文献

[1] Rodriguez-Granillo GA, Carrascosa P, Cipriano S, et al. (2015) Myocardial signal density levels and beam-hardening artifact attenuation using dual-energy computed tomography. *Clin Imaging* 39: 809-14.

四、图像解读

常规方法

- 初步评估应在舒张末期（通常为 65%R–R

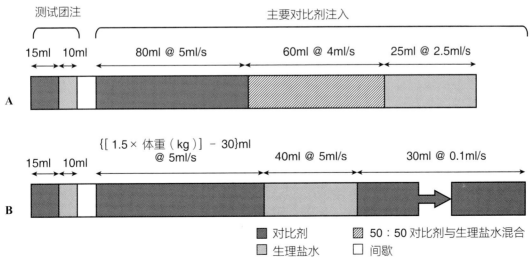

▲ 图 18-3　对比剂注射方案

A. 标准 CTA 对比剂注射方案；B. 修改后的对比剂注射方案

间期）进行，当存在伪影时，可选择其他时相。

- 最好采用多平面重建（请参阅多平面重建，第 76 页）观察，选择与左心室水平及垂直的长轴及短轴。

- 设置适合窗宽、窗位，使增强及未增强的心肌对比度最大化：如采用 80kV 管电压扫描时，初始窗位（请参阅 CT 值及窗技术，第 74 页）一般为 175HU（译者注：原著有误已修改），并应根据受检者的具体情况进行调整，以获得最佳图像。

- 如降低 X 线管电压，则也会降低 SNR（请参阅 X 线管电压，第 12 页），使亚毫米级多平面重建图像的判读变得较为困难。此时，需要增加层厚来改善图像质量，一般选择 5mm 的层厚设置。

- 延迟强化的范围应根据左心室 17 节段模型来表示（请参阅左心室评估，第 144 页），并在最终报告中估计梗死心肌所占百分比 [如 4 个节段心肌梗死时该百分比 ≈20%（4/17）；图 18-4]。

- 如延迟强化心肌厚度 > 50%，则心肌梗死表现为透壁性。需要注意的是，此定义在某些情况下会低估心肌残余活性。相关研究表明，与冬眠心肌相关的节段活性至少为 50%～60%。

- 如延迟强化心肌厚度 < 50%，应诊断为部分心肌瘢痕形成；且其可能是引起心内膜下延迟强化的主要原因。

在心肌病方面，CCT 的延迟强化模式有待进一步评价。

五、心血管 CT 延迟成像的临床应用

（一）急性心肌梗死后影像学评估

目前急性心肌梗死患者经皮冠状动脉介入治疗后心肌 DE 成像研究已广泛开展。延迟强化的深度及强化程度与心肌功能恢复的可能性有关。延迟强化区域越大预示短期及中期不良心血管事件发生率越高，且左心室重构不良的可能性越大。多项小型研究表明，CTDE 评估急性心肌梗死的效果良好。其中一项样本量最大的研究涉及 102 例首次发作的急性心肌梗死患者，在 PCI 术后不注射碘对比剂的情况下，患者即刻接受 CTDE 扫描。该研究结果显示，经过为期 2 年的随访，不良事件发生率为 19%；经过心肌梗死溶栓治疗风险评分校正并与 SPECT 结果对比后，表明心肌延迟强化是心脏不良事件重要的独立预测因子 [1]。

临床上，通常要求通过影像学检查来确定梗死区域的残留缺血区或由存在解剖显著狭窄的非责任病变血管供血的梗死以远区域的残留缺血区。这些问题可通过 CCT 以外的其他检查（如负荷超声心动图或 SPECT MPS）来解决。这些检查可量化心肌瘢痕形成的深度及程度，应被视为此类患者的首选检查方法。

（二）陈旧性心肌瘢痕形成的评估

即使采用最新一代的 CT 扫描仪进行 DE 成像，与急性心肌梗死相比，陈旧性心肌梗死的延迟强化表现变化并不大。瘢痕区域边界模糊不清，导致 DE 成像的特异度高但敏感度低。Bettencourt 等 [2] 进行的一项以 DE-CMR 为参考标准的陈旧性心肌梗死研究显示，CTDE 的特异度高（98%），但敏感度低（53%）。有学者认为，出现这种情况是由于两方面的原因，其一是与 DE-CMR 相比，CTDE 的对比分辨率较差；其二是陈旧性心肌梗死患者缺乏间质水肿，以及破裂的心肌细胞被胶原纤维瘢痕所替代。尽管如此，在陈旧性心肌梗死患者中，延迟强化仍可用于提示心肌瘢痕形成及由此引

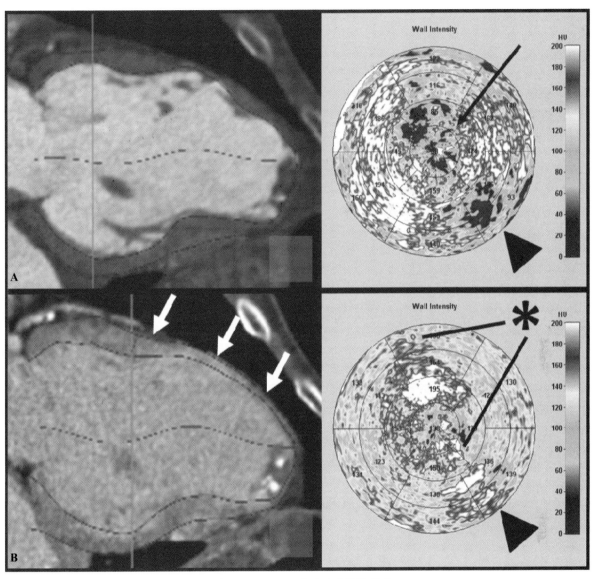

▲ 图 18-4 CCT 心肌瘢痕强化模式

A. 左心室动脉期图像（左图）及基于 CT 值（单位 HU）的 17 节段坐标图（右图）显示，心尖（箭）及下侧壁灌注减低，并可见钙化的心尖血栓；B. 同一患者的延迟成像显示，前壁、心尖（左图，箭；右图，*）及下侧壁（右图，箭头）广泛强化（见本书彩图部分）

起的不可逆功能障碍。

参考文献

[1] Sato A, Nozato T, Hikita H, et al. (2012) Prognostic value of myocardial contrast delayed enhancement with 64-slice multidetector computed tomography after acute myocardial infarction. *J Am Coll Cardiol* 59: 730-8.

[2] Bettencourt N, Ferreira ND, Leite D, et al. (2013) CAD detection in patients with intermediate- high pre-test probability: low-dose CT delayed enhancement detects ischemic myocardial scar with moderate accuracy but does not improve performance of a stress-rest CT perfusion protocol. *JACC Cardiovasc Imaging* 6: 1062-71.

六、心肌灌注评估

组织中碘对比剂的含量与血流量成正比。与通畅的冠状动脉相比，血流受阻的冠状动脉其供血区血流量相对减少，增强扫描强化不良，从而导致心肌对比增强呈不均匀强化表现。CTP 是一种可测量心肌内碘对比剂含量的成像技术，通过其可获得类似于 SPECT 灌注图像的左心室衰减图。基于具有高时间分辨率和全心覆盖范围的现代 CT 扫描仪（256/320-MDCT 及第二 / 第三代 DCST），可在临床实践中使用该技术。应用心肌 CTP 可在对比剂首过时进行静态扫描，或在使用冠状动脉扩张药的负荷状态下进行动态扫描。

（一）负荷心肌 CTP

负荷心肌 CTP 需要有 2 条静脉输液通路，一条用于注射对比剂，另一条用于给予血管扩张药。3 种常用的血管扩张药为腺苷、二吡待摩（双嘧达莫）及类伽腺苷（瑞加德松）。回顾性心电门控用于收缩期及舒张期分析，以鉴别运动伪影与真正的心肌灌注缺损。真正的灌注缺损在心动周期的收缩期及舒张期表现是一致的。通过管电流调制来降低辐射剂量。

（二）临床资料

• Takx 等[1] 进行一项涉及 37 项研究（2048 例患者）的 Meta 分析，评估了常用心肌灌注成像技术的诊断准确率，以 ICA 及 FFR 作为参考标准诊断有血流动力学意义的 CAD，结果显示 CTP 成像的诊断效能可与负荷 MRI 及 PET 相媲美，且优于 SPECT 及超声心动图，其总体敏感度为 88%，特异度为 80%。

• Pelgrim 等[2] 关于负荷心肌 CTP 诊断准确率的一项 Meta 分析涉及 22 项研究（1507 例患者），结果显示与 ICA、SPECT 及 MRI 相比，所有 CT 心肌灌注技术（静态及动态）均显示出良好的诊断效能，敏感度为 75%～89%，特异度为 78%～95%。这项 Meta 分析还显示出，不同研究中 CTP 技术及参考标准存在较大差异；因此，需对 CT 技术进行标准化。

• 涉及 381 例受试者的多中心 CORE320 试验（采用 320 排 MDCT 行无创性冠状动脉血管成像联合心肌灌注成像）表明，与单独使用 CTCA 相比，负荷心肌 CTP 联合 CTCA[3] 可提高对于缺血性病变的诊断特异度及阳性预测价值。该研究还表明，以 ICA 为参考标准，与 SPECT 相比，静态 CTP 对于冠状动脉狭窄 ≥ 50% 的患者在诊断准确率方面显示出明显的优势[4]。Sharma 等[5] 关于 CORE320 试验的子研究表明，患者冠状动脉钙化评分＞400 时，联合使用 CTP 及 CTA 进行诊断的准确率高于单独使用 CTA，提示负荷心肌 CTP 在重度冠状动脉钙化患者中具有优势。

• 利用 CT 扫描仪进行心肌灌注评估的辐射剂量低于 SPECT MPS；据报道，其有效剂量为 4.5～9mSv。

（三）结论

CTP 可作为 CTA 检查的补充，与单纯的解剖学成像相比，在诊断引起显著血流动力学变化的 CAD 方面具有更高的特异度及阳性预测价值。对于经 CTA 已检出中度狭窄（50%～70%）的患者以及在 CTA 准确性受限（如有冠状动脉支架及冠状动脉严重钙化）的特殊情况下，CTP 能够有效指导临床治疗。

参考文献

[1] Takx RA, Blomberg BA, El Aidi H, et al. (2015) Diagnostic accuracy of stress myocardial perfusion imaging compared to invasive coronary angiography with fractional flow reserve meta-analysis. *Circ Cardiovasc Imaging* 8(1).

[2] Pelgrim GJ, Dorrius M, Xie X, et al. (2015) The dream of a one-stop-shop: meta-analysis on myocardial perfusion CT. *Eur J Radiol* 84(12): 2411-20.

[3] Rochitte CE, George RT, Chen MY, et al. (2014) Computed tomography angiography and perfusion to assess coronary artery stenosis causing perfusion defects by single photon

emission computed tomography: the CORE320 study. *Eur Heart J* 35: 1120-30.

[4] George RT, Mehra VC, Chen MY, et al. (2014) Myocardial CT perfusion imaging and SPECT for the diagnosis of coronary artery disease: a head-to-head comparison from the CORE320 multicenter diagnostic performance study. *Radiology* 272: 407-16.

[5] Sharma RK, Arbab-Zadeh A, Kishi S, et al. (2015) Incremental diagnostic accuracy of computed tomography myocardial perfusion imaging over coronary angiography stratified by pre-test probability of coronary artery disease and severity of coronary artery calcification: The CORE320 study. *Int J Cardiol* 201: 570-7.

第 19 章
左心房及肺静脉评估
Evaluation of the left atrium and pulmonary veins

石春彦　译

徐　磊　校

一、概述

临床心脏电生理学方面，假定对于每种心律失常都有一个重要的解剖区域负责异常电脉冲的产生或传播。这些区域的破坏或隔离能够防止心律失常的复发。EP 检查具有 2 个主要目的。

- 心律失常的确定、表征及定位。
- 心律失常的靶点消融。

导管消融

导管消融术于 1982 年首次被报道用于治疗引起快速室性心律失常的心房颤动，该技术是在全身麻醉下使用高能直流电击进行的。毫无疑问，在当时其并发症的发生率较高。射频消融技术的发展及合适的电极导管使得对心律失常发生基质的鉴别和局部破坏成为可能。

导管消融方法的详细内容超出了本书的范围。从广义上讲，该技术涉及以下几方面。

- 确定心律失常责任病灶的位置。
- 将消融导管放置在病灶附近。
- 施加射频能量（通常在 50～55℃ 下最多持续 1min）以破坏心肌内异常的电路。

射频电流从电极传递至电极下的心肌组织中并作为热能散发。

- 心肌组织内热能的大小与心肌组织距消融导管距离的 4 次方成反比。
- 受影响的心肌深度较小，可精确地局部破坏心肌组织。
- 射频消融所使用的频率（通常为 300～1000Hz）具有良好的耐受性，不会引发心脏或骨骼肌刺激。
- 该过程可在镇静及局部麻醉下进行。
- 射频消融可能导致并发症，包括肺静脉狭窄或肺静脉、心房或邻近结构（如食管）穿孔等。

自射频消融技术问世以来，透视成像就已应用于定位消融导管的位置。但这种成像形式受软组织对比度差、左心房及肺静脉之间的移行区域定义不准确、操作人员需根据 2D 透视图像推断 3D 结构等限制。因此，期望使用替代性的成像方式来提前确定左心房及肺静脉的 3D 解剖结构。

二、电生理检查前心血管 CT

联合成像技术的优势使其越来越多地在心血管 CT（CCT）指导电生理（EP）检查方面发挥作用。尤其是该技术具有以下特点。

- 提供心房、肺静脉、冠状静脉高分辨率

图像。

- 评估室性心律失常可能的发生基质，如冠状动脉疾病、冠状动脉起源异常、心室功能不全或先天性心脏病。

- 明确与手术部位邻近的可能受并发症影响的心脏外结构（如食管）。

CCT 无法在手术过程中提供实时数据，因为目前在导管放置过程中无法实时成像。这促使了图像融合软件的开发，通过该软件可融合 CCT 数据、电解剖图数据、透视图像，以提供心房和肺静脉的实时 3D 轮廓。

（一）扫描参数

在 EP 检查前，从标准 CT 冠状动脉成像数据集中即可获取 CCT 数据，而无须更改管电流、电压设置及对比剂用量。

- 如无须评价冠状动脉，则可进行前瞻性门控扫描。

- 如需寻找心律失常的发生基质，推荐使用回顾性门控扫描，可多个期相充分评估冠状动脉解剖结构。

- 延迟采集可用于评估左心耳是否存在血栓。

（二）CCT 图像显示

CCT 图像显示包括轴位图像、心外膜或心房内容积再现 3D 重建图像。

轴位图像的优点是所有采集的 CCT 数据在进一步后处理时信息不会缺失。

- 轴位图像有助于识别靠近肺静脉及左心房的器官（如食管）之间的位置关系。

- 如未能选择合适的层面，对目标的测量可能会不准确。

- 相关人员缺乏轴位解剖知识可能会影响图像评价，尤其是对于心脏成像经验不足的临床医生而言。

心外膜容积再现 3D 重建图像可用于观察进入左心房的肺静脉数量及其解剖结构，以及估计左心房的形状及大小。

心房内容积再现 3D 重建图像（仿真内窥镜技术）需要特殊的软件重建算法，并可从左心房内的视角评估肺静脉开口。这样可以精确测量开口并识别相关的静脉鞍状结构及心内膜嵴状结构。

三、左心房及肺静脉相关解剖

（一）左心房及左心耳

- 可在轴位图像及容积再现 3D 重建图像中测量其大小。

- 由于左心房形状不对称，故应采用正交平面中的最大及最小横截面直径。

- 应在主动脉根部后方管壁的外表面及左心房壁的内表面之间进行测量。

- 左心房最大径不应 > 5.5cm。

- 通过延迟增强成像可鉴别左心耳血栓与充盈不良。

- 如考虑左心耳封堵，则应测量其开口尺寸。

（二）肺静脉

- 肺静脉为变异性较强的解剖结构。

- 通常，左心房与每侧肺各有一支上肺静脉及一支下肺静脉相连，每支肺静脉单独汇入左心房（图 19-1）。

- 肺静脉变异发生率 > 40%。

➢ 最常见的肺静脉变异是在进入左心房之前，两支肺静脉汇合成一支共同静脉，然后单开口于左心房。这种变异中，又以发生于左侧者最为常见，而左侧也是更常见的射频消融部位。

➢ 另一种常见的肺静脉变异是存在一支或多支副肺静脉，以其引流肺叶命名，最常见于右侧，尤其是右中叶肺静脉或右下叶肺静脉的上支。

• 通常，上肺静脉变异多于下肺静脉。

（三）肺静脉开口

• 心肌纤维像肌肉袖带一样从左心房延伸至肺静脉。

• 这些袖带状结构在上肺静脉比其在下肺静脉中更为显著，是房性心动过速及心房颤动的重要发生基质，通常也是消融的靶点。

• 这些区域的消融可能会导致肺静脉狭窄或再狭窄，可能为静脉壁受损后瘢痕形成及收缩所致。

• 记录肺静脉开口的尺寸非常重要，其可在发生并发症时作为基线测量值（图 19-2 及图 19-3）。

• 肺静脉开口为椭圆形，其上下径通常要大于前后径。临床报告中应包括在正交平面中测量的尺寸。

肺静脉狭窄很少导致肺灌注异常。患者可能较早出现临床症状，但肺静脉狭窄＞70%时才会影响到肺灌注。肺静脉狭窄的明确界值是尚无定论，一般是与其他肺静脉进行定性比较。

四、其他相关解剖

（一）冠状静脉窦

• 冠状静脉窦由心大静脉及左心房斜静脉汇合形成（请参阅第 104 页）。

• 血液流入右心房。

• 下后心房间传导通路位于冠状窦口区域，可能在其内部包含异常病灶（通常导致房室结折返性心动过速）。

• 消融治疗可能导致冠状静脉窦口狭窄，但大多没有临床意义。

• 需警惕冠状动脉受损的可能，因为优势冠状动脉远端（右冠状动脉或左旋支）可能会在冠状窦下穿过。

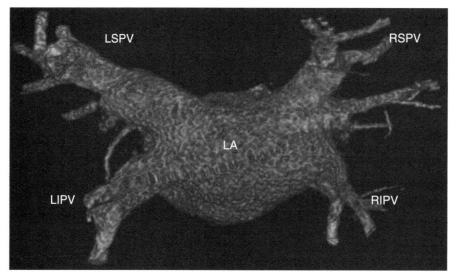

▲ 图 19-1　肺静脉及左心房容积再现 3D 重建图像

LA. 左心房；LSPV. 左上肺静脉；LIPV. 左下肺静脉；RSPV. 右上肺静脉；RIPV. 右下肺静脉

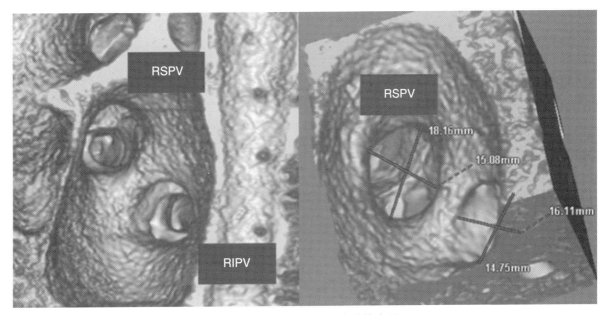

▲ 图 19-2　左心房内侧观右肺静脉开口

基于 CT 数据集的 3D 重建图像可精确测量肺静脉开口直径

RSPV. 右上肺静脉；RIPV. 右下肺静脉

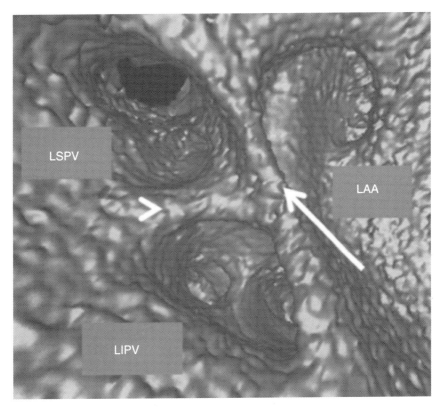

▲ 图 19-3　左心房内侧观左肺静脉开口

左上肺静脉（LSPV）及左下肺静脉（LIPV）被静脉鞍（箭头）分开，左心耳（LAA）入口通过明显的心内膜脊（箭）与
肺静脉开口分开

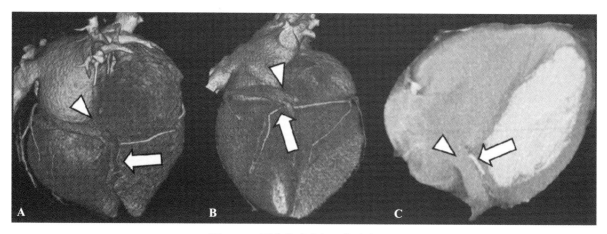

▲ 图 19-4　冠状静脉窦与冠状动脉的关系

A. 右冠状动脉远端小分支（RCA，箭）在冠状窦（箭头）下方延伸；B. 右冠状动脉较大的后外侧分支（箭）在心中静脉与冠状窦（箭头）的交汇处延伸；C. 同一患者的轴位图像，可见右冠状动脉（箭）非常接近冠状窦口（箭头）

- 评估冠状静脉窦与周围结构的关系十分重要，尤其是其与心脏下表面冠状动脉的邻近程度（图 19-4）。

（二）食管

- 食管紧邻左心房及左肺静脉后壁（图 19-5）。

- 少数情况下，对相关区域进行消融可能存在左心房或肺静脉穿孔的风险，穿孔累及食管则可能形成左心房食管瘘。

五、心律失常的发生基质

（一）冠状动脉起源异常

大多数冠状动脉起源异常（见第 222 页）在临床上并不会引发明显的症状。其在普通人群中的发生率仅为 1%，而在心源性猝死的年

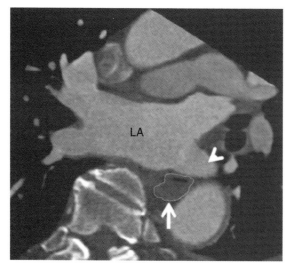

▲ 图 19-5　食管与肺静脉的关系
可见食管（箭，虚线）非常接近左下肺静脉（箭头）
LA. 左心房

轻患者中则为 4%～15%。与心律失常最相关的冠状动脉异常包括以下几种。

- 左冠状动脉异常起源于右冠窦，并在主动脉与肺动脉干之间走行。

- 右冠状动脉异常起源于左冠窦，并在主动脉与肺动脉干之间走行。

在年龄＜ 21 岁的患者中，以下任何一种异常的发生率约为 0.08%。

- 冠状动脉发育不全或闭锁。

- 冠状动脉高位开口。

所有这些征象都可在标准 CCT 图像上进行识别（请参阅 222 页）。可引发心律失常是冠状动脉起源异常可能具有功能意义的重要指标。对于疑诊患者，应进行进一步评价（例如，动态运动负荷测试）。

（二）冠心病

- 心肌缺血可导致心律失常，且可因陈旧性心肌瘢痕而形成异常心室电生理病灶。

- 应注意 CCT 图像上冠心病的伴随表现。

- 评估心肌对比增强图像有助于发现心肌瘢痕。

（三）心肌病

- 通过评估 CCT 图像上左心室整体及局部功能，可诊断心肌病。

- 如通过 CTA 未发现冠心病的诊断证据，但在功能评估中有心室功能受损的证据，应考虑到特发性扩张型心肌病的可能。

- 如出现不对称性心肌肥厚，应考虑到肥厚型心肌病的可能。

（四）先天性心脏病

- 约 25% 的先天性心脏病患者有心律失常。

- 既往接受过矫正手术的先天性心脏病患者，其心律失常表现尤甚。

- 多达 50% 的 Ebstein 畸形患者可能有室上性心动过速。

六、电生理检查前 CT 报告模板

（一）大视野评价

- 肺部表现。

- 纵隔相关表现，尤其是食管与左心房的关系。

- 主动脉及肺血管解剖。

（二）心脏大体解剖

- 肺静脉解剖结构及开口尺寸。

- 左心房解剖结构，包括左心耳（LAA）形态及开口尺寸（考虑器械封堵）、是否存在其他附属结构或憩室及其位置、是否存在 LAA 内血栓。

- 如存在 LAA 封堵装置，应对其进行评价，包括观察 LAA 中是否有对比剂存在，以明确管腔残留和（或）相关血栓。

- 左心室解剖结构，包括二尖瓣、室间隔及流出道。

- 在可能的情况下，应对右心房及右心室解剖结构进行评价，包括三尖瓣。

（三）冠状静脉解剖

- 尤其是冠状窦与优势冠状动脉远端的关系。

（四）冠状动脉评估

- 冠状动脉异常起源。

- 冠状动脉狭窄的诊断证据。

（五）心室功能

- 左心室容积及射血分数。

- 左心室局部室壁运动及壁厚。

- 心肌对比增强图像分析。

第 20 章
经导管主动脉瓣植入术前 CT 检查
CT work– up prior to transcatheter aortic valve implantation

石春彦　译

徐　磊　校

一、概述

在西方国家，主动脉瓣狭窄（AS）是最常见的瓣膜性心脏病，在老年人（年龄＞75 岁）中发病率为 2%～9%[1]。严重且有症状的 AS 预后差，具有致残性。在生命的不同阶段，多种情况会影响到主动脉瓣。普通人群中，AS 的主要病因包括二叶瓣型或三叶瓣型主动脉瓣钙化、年龄相关老年性退变、继发于儿童风湿热的慢性进行性瓣膜瘢痕形成[2]。既往来说，外科主动脉瓣置换术是 AS 的首选治疗方法，但由于临床发病率较高且死亡风险大，相当一部分患者并不符合手术条件。经导管主动脉瓣植入术（TAVI）的出现极大地改变了治疗策略。目前，TAVI 不仅是具有严重症状性主动脉瓣狭窄的高手术风险患者的治疗选择，同样是中、低手术风险患者的治疗选择。

TAVI 的目标是植入人工主动脉瓣膜（安装在输送系统上），经选定的血管位置引入导丝，将人工瓣膜推进至主动脉根部。一旦成功，该人工瓣膜通过将瓣叶固定在主动脉根部壁上而在功能上可替代人体自身瓣膜。必须牢记的是，实施该手术必须满足一定的解剖及技术标准，以筛选符合适应证的患者并保证手术成功。通过 MDCT 血管成像可实现对主动脉根部的客观 3D 评估，以及对股动脉入路及瓣膜释放透视投影角度的评估[3-5]。主动脉瓣环解剖结构及形态的完整信息，有助于对患者进行筛选及选择尺寸合适的人工瓣膜。术后 CT 成像可用于判定手术是否成功，评估人工瓣膜的位置及状态（瓣叶完整性及耐久性），并筛查无症状并发症（如瓣膜回缩及移位、瓣周瘘 / 反流）[5]。

二、CTA：检查方案与技术

基于空间分辨率高、薄层采集、主动脉门控扫描、层厚＜1.0mm 的重建图像及多平面重建（MPR）技术，MDCT 血管成像可清晰显示主动脉瓣瓣叶、腱索、乳头肌及整个主动脉根部的解剖结构。

为成功实施扫描，国际心血管 CT 学会（SCCT）推荐使用大于 64 排的 CT 扫描仪进行 TAVI 评估，使用 128、256、320 排 CT 扫描仪的效果更优，可进一步缩短数据采集时间，减少对比剂用量。

* 基于术前信息、患者的病情及患者肾功能不全时减少对比剂用量的需求，可对 CT 扫描方案进行调整。

* 主动脉成像应使用 ECG 门控及适当的

辐射剂量控制技术。

• 通常采用回顾性心电门控来获取心脏图像，必须包括收缩期，因为收缩期主动脉瓣环的尺寸最大。

• 考虑到并发症因素，建议减少静脉对比剂用量，以避免加重肾功能不全。一般情况下，对比剂最大用量为100ml；使用最新型CT扫描仪时，对比剂用量可减少至40ml。

• 中等体型受检者的典型对比剂使用推荐方案：以3.5ml/s流率注入30ml纯对比剂，随后注入60ml稀释对比剂（70%为对比剂，30%为生理盐水），最后以3.5ml/s流率一次推注30ml生理盐水进行冲洗，总对比剂用量为72ml。

• 定位像采集后，自动触发整个心动周期的多时相采集。

• 感兴趣区（ROI）放置于升主动脉近端。

• 设置触发峰值CT值为200HU。

• 随后可立即进行非门控的胸、腹和盆腔CTA扫描，无须额外注射对比剂，可最大程度地减少肾毒性，避免对比剂相关肾病的发生。

三、主动脉根部正常解剖

无创性MDCT血管成像在患者选择及随后的经导管瓣膜尺寸选择中起到至关重要的作用，有利于确保人工瓣的准确放置及最大程度减少术中及术后并发症。

（一）主动脉瓣解剖结构

• 主动脉复合体由瓣环、瓣叶、Valsalva窦（SOV）、冠状动脉开口（CO）及窦管交界（STJ）组成（图20-1）。

• 主动脉瓣3个瓣叶在窦底通过3个交接点与左心室流出道紧密相连。

• 瓣环位于主动脉瓣与左心室连接处。

• 确定瓣环大小对人工瓣膜选择及确保最佳临床效果至关重要。瓣叶附着在与STJ（SOV与升主动脉之间的连接处）相连接的主动脉窦的窦壁上。

（二）主动脉瓣环成像

测量主动脉瓣环尺寸应在收缩期进行，有两方面原因：一方面是瓣环最大尺寸出现在收缩期，另一方面是目前的测量算法是根据收缩期测量数据得出的。一旦采集完成，对瓣环的评估应在完全基于主动脉瓣解剖结构的复杂重建图像上进行。

• 重建方法基于连续的双斜位重建，最终获得与主动脉瓣环"虚拟基底环"相对应的图像（图20-2）。

• 全心动周期扫描（选择最佳期相）及多平面重建有助于尽可能准确地展示出接近实际瓣环的图像。

• 受检者心率过快、心律失常、严重的瓣膜钙化，会在很大程度上降低图像质量。

四、股动脉入路评估

• CTA常被用于评估胸腹主动脉及髂股动脉分支，并已被整合至TAVI评估方案中。

• 除瓣环评估外，还需获取腹部及盆腔的非门控CTA图像，以评估主动脉的整体特征、并发症及股动脉穿刺的可行性（图20-3）。

• 由于股动脉、髂动脉为TAVI的主要入路，因此必须对骨盆血管的最小直径进行评估。

• CTA可用于评估管壁钙化、主动脉夹层、动脉瘤样扩张、狭窄节段及迂曲程度。钙化呈环状或马蹄形时具有特殊意义，尤其是在血管直径接近临界值时。

• 利用多平面重建技术可准确地对股动脉最小直径进行3D评估，以确认其是否足以支

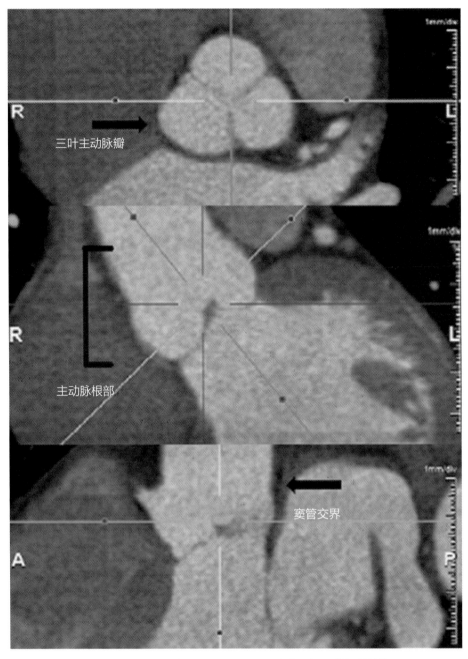

▲ 图 20-1　ECG 门控 MDCT 显示主动脉根部正常解剖结构

可见非钙化的三叶主动脉瓣（箭，上图）及窦管交界（箭，下图）。矢状位图像（中图）可清晰显示从窦管交界（STJ）至瓣环的整个主动脉根部

持入路。此外，需对主动脉进行详细评估，以发现由慢性动脉粥样硬化而引发的不可预见的和潜在的并发症；这也增加了血管评估的重要性。

• 主动脉迂曲、钙化并不是固有的禁忌因素，但二者同时出现，则高度提示局部并发症

及中心血栓形成[6]。

五、主动脉瓣评估

• 主动脉瓣狭窄（AS）患者左心室流出道（LVOT）阻塞，收缩期主动脉瓣开放受限。

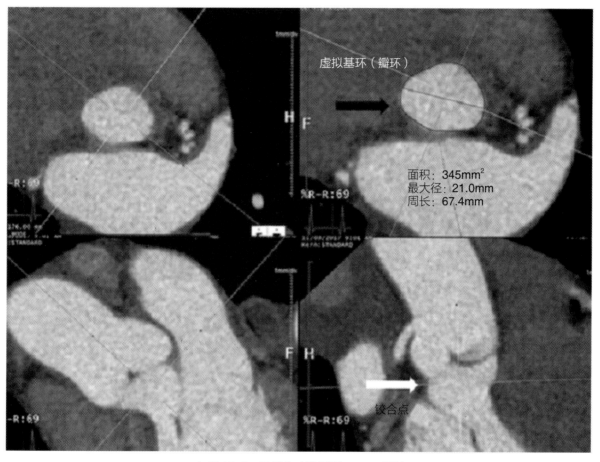

▲ 图 20-2　正常主动脉瓣环 MDCT 评估

可见主动脉根部瓣环（黑箭）及铰合点（白箭）。MDCT 评估瓣环有助于选择合适的人工瓣膜，并确定其尺寸

- 严重的 AS 定义为射血速度超过 4m/s，平均压力差 > 40mmHg，主动脉瓣口面积（AVA） < 1.0cm^2。

- 危重的 AS 定义为瓣膜面积 < 0.8cm^2。

- 在大多数年龄 > 60 岁的患者中，AS 是由进行性瓣膜增厚、钙化及瓣叶和瓣环退行性变引起的。

（一）主动脉瓣钙化

主动脉瓣钙化的严重程度对相关疾病诊断及患者预后均具有重要意义。既往研究表明，瓣膜钙化程度与主动脉瓣狭窄程度具有相关性。通过 MDCT 可确定瓣叶钙化程度（图 20-4）并发现瓣环下钙化（位于铰合点水平）等不利的主动脉根部特征，有助于排除不适合 TAVI 治疗的患者。

- 欧洲心脏病学会（ESC）指南推荐使用主动脉瓣钙化评分来预测低流量、低压差主动脉瓣狭窄及左心室功能正常（所谓的"矛盾性低流量"）的患者发生严重 AS 的可能性。

- 主动脉瓣钙化积分，男性 > 2000、女性 > 1200，则提示严重 AS。

- 已知女性的主动脉瓣钙化负荷较低，纤维化程度较高，因此使用钙化积分来预测女性严重 AS 的阈值较低。

（二）主动脉瓣口面积

通过 MDCT 可进行全心动周期 3D 采集，并可进行多平面重建，根据需要任意选择平面，因此能够获得准确的 AVA 胸骨旁短

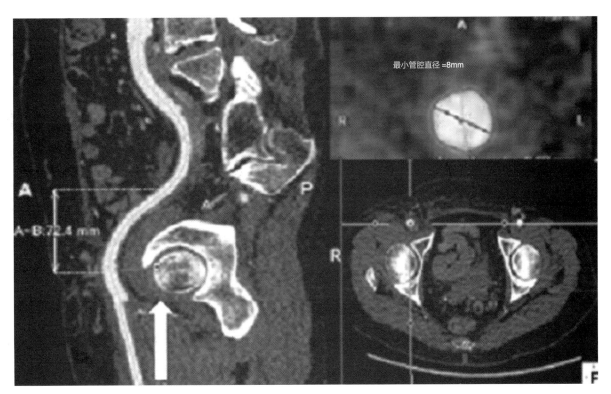

▲ 图 20-3　MDCT 股动脉入路评估

右股骨头水平处股动脉最小直径为 8mm（箭）

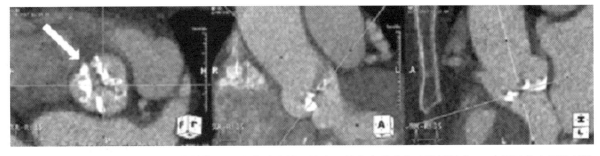

▲ 图 20-4　主动脉瓣严重钙化，收缩期（35%）主动脉瓣口较小，符合中重度主动脉瓣狭窄。3 个瓣叶均有钙化（箭）

轴视图。收缩中晚期是测量 AVA 的最佳重建期相，该期相与射血期相对应，与心电图上的 T 波一致。使用最小密度投影可清晰、准确地显示 AVA 平面图像，减轻严重钙化的影响。

六、CT 成像的关键要求

MDCT 在术前患者选择中具有重要作用，术前影像学评估也是手术成功的关键因素。

（一）主动脉瓣环测量

• 在 TAVI 术前测量瓣环大小对于选择合适的人工瓣膜以降低瓣周瘘及瓣环破裂风险至关重要。

• 根据所植入的人工瓣膜，对瓣环面积及周长（图 20-5）进行测量，瓣环面积通常用于球囊扩张式主动脉瓣膜，周长则用于自膨式主动脉瓣膜。不同品牌的主动脉瓣膜尺寸不同。不同成像方式的测量结果也会影响人工瓣膜型号的选择，越来越多的证据表明，根据 CT 测量数据可选择出合适的人工瓣膜。

（二）瓣膜释放透视投影角度

- 在进行 TAVI 手术时，术者必须准确了解主动脉根部相对于人体轴线的空间位置，才能沿主动脉根部的中心线并垂直于主动脉瓣环平面准确定位人工瓣膜。

- 一般情况下，术者需进行多次静脉对比剂注射及透视，才能找到最佳的透视投影角度，在瓣叶对准主动脉根部的中心线位置放置人工瓣膜。

- 基于强大的后处理技术，MDCT 具有出色的 3D 图像重建功能，有助于在术前预测造影导管的合适角度（左前斜－右前斜及头－足角度，图 20-6），并在主动脉根部造影后准确定位人工瓣膜，与无 MDCT 引导的手术相比，在 MDCT 引导下进行手术可使最终瓣膜植入位置更加准确。

- 对具体病例而言，可能会有多种合适的角度。在我们机构中，每次术前 CT 检查均常规测量并报告投影角度；左前斜投影角度为 10°（即 LAO 10），并进行一定程度的头－足角度调整，以帮助术者在 TAVI 手术时进行定位。对于瓣膜释放，头－足角度在 30° 范围内，即头 30°（CRA 30）至足 30°（CAU 30）最佳。

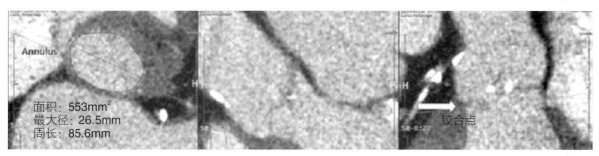

▲ 图 20-5　TAVI 术前 MDCT 瓣环测量

收缩期（20%）瓣环面积为 553mm²，平均直径为 26.5mm，周长为 85.6mm。无瓣环下钙化等根部不良特征，图中可见铰合点（箭）

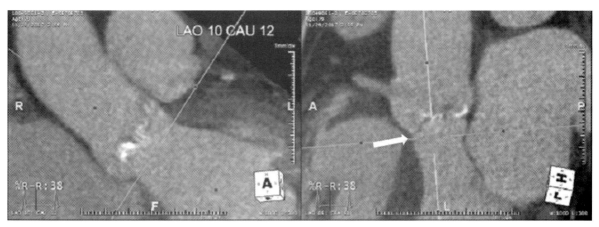

▲ 图 20-6　经导管主动脉瓣移植术术前 MDCT 多平面重建显示垂直于主动脉瓣环平面的投影角度（箭）：左前斜 10°（LAO 10），足 12°（CAU 12）

七、升主动脉评估

• 通过 CT 可对整个主动脉系统进行全面评估。

• TAVI 术后瓣膜反流与钙化有关，原因可能是较大钙化位于人工瓣膜及自体瓣膜之间。

• 窦管交界广泛钙化可限制球囊扩张，导致人工瓣膜固定不牢及移位。

• 通过 CT 还可评估升主动脉钙化，该区域明显钙化可排除经主动脉入路。

• 需警惕主动脉弓部突入腔内的非钙化斑块引发血栓栓塞的风险。

• 使用 CoreValve 人工瓣膜时，需测量升主动脉的最大尺寸，因为此种瓣膜释放后会延伸至该区域。

• 通过 CT 重建图像可评估主动脉根部方位及与身体长轴的夹角，从而精准确定投影角度，减少对比剂用量。

与冠状动脉开口的关系

• 经导管主动脉瓣置换术（TAVR）中释放人工瓣膜时，自体瓣膜受压、移位，重度钙化的自体瓣膜可能会阻塞冠状动脉开口[4]。

• 老年女性患者及瓣环面积较小的患者更易出现症状性冠状动脉阻塞[7]。

• 通过 MDCT 计算冠状动脉开口至瓣环平面的距离，可有效避免这种并发症（图 20-7）。

• 右冠状动脉开口位置通常比左冠状动脉略高，因此受阻的概率更低。

• 左冠状动脉开口高度＜ 12mm 及冠状窦高度＜ 30mm 时，发生冠状动脉阻塞的风险更高[7]。

• 还应对冠状动脉解剖结构进行评估，尤其是存在可能影响经皮介入治疗的变异时。

八、与并发症相关的解剖及手术指征

主动脉根部破裂属危重并发症，尤其是在进行球囊扩张的 TAVI 手术时。与瓣环破裂及主动脉周围血肿相关的重要解剖学预测因素如下[8]。

• 中度或重度左心室流出道（LVOT）梗阻或瓣环下钙化会增加瓣环破裂的发生率。

• LVOT 钙化会增加破裂的风险，尤其是在无冠瓣瓣下钙化时。三角区钙化可增加瓣环僵硬度，从而使其更易破裂。

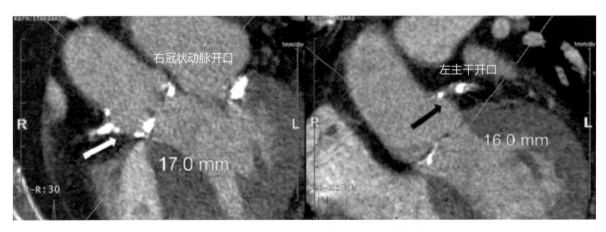

▲ 图 20-7　斜位多平面重建冠状动脉开口高度测量
A. 从瓣环平面至右冠状动脉开口的距离为 17mm（箭）；B. 从瓣环平面至左主干开口的距离为 16mm（箭）

- 人工瓣膜过大（＞20% 面积超出边界）[8]。

- 尽管不是恶性的起源异常，但由于异常走行的血管靠近瓣环，走行于主动脉后的异常冠状动脉仍会对患者的 TAVR 治疗带来问题与挑战。

经导管人工瓣膜

- 目前市面上有多种品牌及型号 TAVI 人工瓣膜，其中 SAPIEN 瓣膜系列（Edwards Lifesciences）及 CoreValve 瓣膜（Evolut R，Medtronic）占据的市场份额最大（图 20-8）。

- 已有多种不同尺寸的人工瓣膜可供选择。

- 可根据以下几方面来对人工瓣膜进行分类。

➢ 球囊扩张式或自膨式人工瓣膜。

➢ 在瓣膜释放后完全回收、部分回收或不能被回收的人工瓣膜。

➢ 位于瓣环内或瓣环下方的人工瓣膜。

➢ 有瓣环内或瓣环上瓣叶的人工瓣膜。

- 每种人工瓣膜均有特定的输送系统，且均有对血管入路直径的最低要求。即使 TAVI 瓣膜品牌及型号相同，使用较大尺寸的瓣膜也需要较大的输送系统及血管入路直径。

- 设备生产厂商会提供用于选型的数据表，应参考数据表来个性化地选择 TAVI 瓣膜。

九、经导管主动脉瓣膜移植术并发症

迄今为止，关于在接受 TAVI 治疗的患者中进行常规 CT 血管成像的随访研究较少。TAVI 术后仍然存在许多潜在的与瓣膜和手术相关的并发症，其中某些并发症可通过选择合适的人工瓣膜及整合术前 CT 图像来指导治疗加以避免。

（一）瓣周瘘

瓣周瘘是 TAVI 术后最常见的并发症之一。造成瓣周瘘的原因是人工瓣膜与瓣环在圆周上不完全吻合，导致人工瓣膜周围有血液通过[9]。在过去的几年中，中度瓣周瘘发生率显著下降，这主要归功于术者经验的积累、人工瓣膜

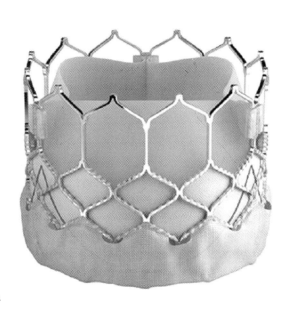
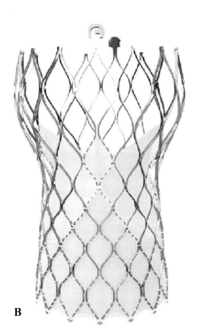

A　　　　　　　　　　　　　　B

▲ 图 20-8　目前市面上常见的经导管主动脉瓣移植术（TAVI）人工瓣膜
A. Edwards SAPIEN 3（S3）经导管心脏瓣膜；B. 用于 TAVI 的 Evolut R CoreValve 瓣膜

技术的进步及术前 CT 评估为人工瓣膜尺寸选择提供的准确参考。

（二）瓣膜移位

瓣膜移位是一个多因素问题，其可能是由于瓣膜释放过程中定位不充分和（或）瓣环尺寸被低估导致人工瓣膜在主动脉根部管壁上贴壁不良所致。在手术过程中，如人工瓣膜逆行移位至左心室，则即刻会出现明显的主动脉瓣膜功能不全，进而危及患者生命。由于球囊膨胀的限制，人工瓣膜可能发生顺行移位。人工瓣膜移位是绝对的紧急情况，死亡率高，对于此类患者并不适合进行 CT 检查。

（三）经心尖及经主动脉入路相关并发症

经心尖入路相关并发症包括心肌损伤、出血、心包填塞、心力衰竭、左心室假性动脉瘤形成。经主动脉入路则可能出现出血及纵隔血肿。

（四）瓣环破裂

瓣环破裂是一种罕见但可危及生命的严重并发症。Barbanti 等在 2013 年研究发现，当瓣环尺寸被高估，尤其合并重度瓣环下钙化时（图 20-9），瓣环破裂的风险明显增高。

十、冠状动脉梗阻

冠状动脉梗阻是一种少见的致命性并发症。其中，以左主干阻塞更常见，这是由于在置入过程中钙化的自体瓣膜瓣叶向上移位所致。发生这种并发症的危险因素（在 MDCT 图像上可见）包括自体瓣叶钙化范围较大、冠

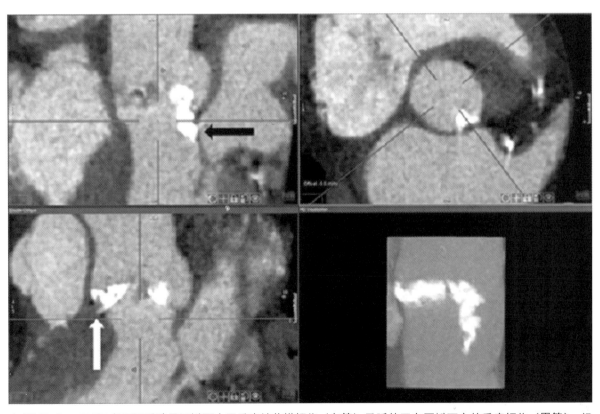

▲ 图 20-9　MDCT 多平面重建显示瓣环水平重度结节样钙化（白箭）及延伸至左冠瓣下方的重度钙化（黑箭）。经导管心脏瓣膜锚定区广泛的瓣环下钙化为经导管主动脉瓣移植术主动脉根部不良特征，可导致瓣环破裂的风险增高

状动脉开口至瓣环的距离太近（图 20-10）、主动脉窦过浅、瓣膜置入位置偏高。术前 CT 有助于评估患者冠状动脉梗阻的风险。当冠状动脉开口高度＜ 12mm（男性）或＜ 11mm（女性）时，冠状动脉梗阻更为常见，尤其是当平均主动脉窦直径＜ 30mm 时。

（一）传导障碍

由于左心室流出道中主动脉瓣膜及心室内传导系统的位置关系密切，瓣膜植入或球囊成形术造成的组织水肿、局部炎症或压迫性坏死，会增大有临床意义的房室传导阻滞的发生风险。Hamdan 等研究表明，除已确定的人工瓣膜位置偏低为传导阻滞的危险因素外，膜部间隔短的患者也更易发生传导阻滞，需永久性起搏。

（二）瓣膜血栓形成

尽管是在最佳抗血栓治疗方案仍存在争议的情况下，瓣膜血栓形成所致人工瓣膜功能障碍现已越来越多地被人们所熟知。瓣膜尺寸偏小、过早停止抗血小板治疗、持续后扩张及瓣膜支架的几何变形均为影响因素。影像学检查可见低密度瓣叶增厚（HALT，图 20-11）或瓣叶重叠[10]，但并无明显血栓迹象，这种情况需紧急抗凝。在无临床症状但超声心动图显示压力梯度升高的 TAVI 术后患者中，10%～27% 在 MDCT 图像上可见 HALT 征象。

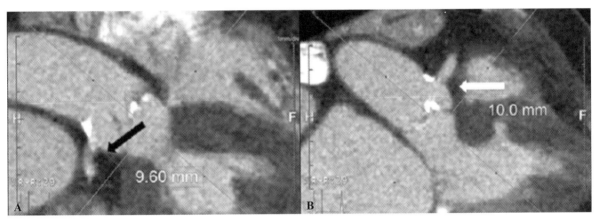

▲ 图 20-10　多平面重建显示冠状动脉开口高度偏低
A. 瓣环平面至左主干的距离为 9.6mm（箭）；B. 瓣环平面至右冠状动脉距离为 10mm（箭）

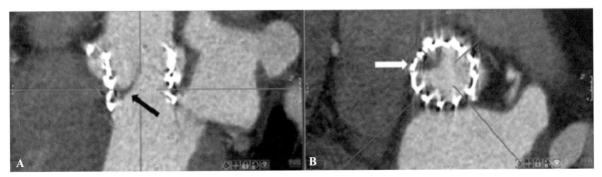

▲ 图 20-11　经导管主动脉瓣移植术术后对比增强 MDCT 冠状位（黑箭，A）及轴位（白箭，B）图像显示低密度瓣叶增厚（HALT）

（三）小结

• 临床对于有症状的严重 AS 患者，越来越多地选择 TAVI 治疗，尤其是在患者不能耐受传统手术时。

• ECG 门控 MDCT 可用于评价瓣膜形态、主动脉根部解剖、瓣环形态，对于合理选择人工瓣膜大小起到关键作用。

• 此外，TAVI 术前 MDCT 还可提供整个主动脉的详细解剖结构及股动脉入路的可视化。

• MDCT 可用于 TAVI 术后评估及人工瓣膜相关并发症的评估。

十一、结构化 CT 报告

一份结构合理的 CT 报告，概述 TAVI 术前评估的 MDCT 重要发现，有助于临床做出合理决策（表 20-1）。

表 20-1　概述 MDCT 结果的 CT 报告示例

解剖部位	观察项目 / 内容	影像学表现 / 作用
1. 主动脉瓣	解剖形态	三瓣、二瓣、功能性二瓣
	钙化	轻度、中度、重度
	病变分布	对称、不对称、范围、瓣环下（不利特征）
2. 主动脉根部	基于面积计算得出的直径	用于人工瓣膜尺寸选择
	短轴 / 长轴尺寸	用于人工瓣膜尺寸选择
	冠状动脉开口高度	> 12mm
	窦管交界	钙化程度
3. 主动脉根部定位	左前斜投影角度为 10°（即 LAO 10）加头 – 足投影角度	正交投影角度
4. 升主动脉及主动脉弓	尺寸	判定是否存在动脉瘤及动脉粥样硬化
	病变情况	评估动脉粥样硬化及斑块的严重程度
5. 降主动脉及腹主动脉	病变情况	走行、迂曲程度、动脉瘤、闭塞 / 狭窄
6. 经髂股动脉通路	迂曲程度	用于术前提醒术者引起重视
	钙化	严重程度、环型、狭窄
7. 股总动脉	直径	血管入路评估

参考文献

[1] Renapurkar R, El-Sherief A, Prieto L, et al. (2015) Transcatheter structural cardiac intervention: A radiology perspective. *AJR* 204: W648-62.

[2] Chun EJ, Choi S, Lim C, et al. (2008) Aortic stenosis: evaluation with multidetector CT angiography and MR imaging. *Korean J Radiol* 9: 439-48.

[3] Litmanovich D, Ghersin E, Burke D, et al. (2014) Imaging in transcatheter aortic valve replacement (TAVR): role of the radiologist. *Insights Imaging* (5): 123-45.

[4] Salgado RA, Leipsic JA, Shivalkar B, et al. (2014) Preprocedural CT evaluation of transcatheter aortic valve replacement: what the radiologist needs to know. *Radiographics* 34: 1491-514.

[5] Blanke P, Schoepf JU, & Leipsic JA (2013) CT in transcatheter aortic valve replacement. *Radiology*, 269: 650-69.

[6] Zamorano JL, Goncalves A, & Lang R (2014) Imaging to select and guide transcatheter aortic valve implantation. *European Heart Journal* 35: 1578-87.

[7] Ribeiro HB, Webb J, Makkar R, et al. (2013) Predictive factors, management and clinical outcomes of coronary obstruction following transcatheter aortic valve implantation. *JACC* 62(17): 1552-62.

[8] Barbanti M, Yang TH, Leipsic JA, et al. (2013) Anatomical and procedural features associated with aortic root rupture during balloon-expandable transcatheter aortic valve replacement. *Circulation* 128: 244-53.

[9] Singh S, Alli O, Melby S, et al. (2015) TAVR: imaging spectrum of complications. *J Thorac Imaging* 30: 359-77.

[10] Latib A, Naganuma T, Abdel-Wahab M, et al. (2015) Treatment and clinical outcomes of transcatheter heart valve thrombosis. *Cir Cardiovasc Interv* 8: e001779.

第 21 章
瓣膜成像
Valve imaging

石春彦 李 平 译

徐 磊 校

一、概述

（一）背景

• 心脏瓣膜病临床常见，患病率随年龄增长而升高。

• 在发达国家中，瓣膜退行性变已取代风湿性瓣膜疾病，成为引起瓣膜功能障碍的最常见原因。

• 获得性主动脉瓣狭窄及二尖瓣关闭不全均为常见的心脏瓣膜病。

• 心脏瓣膜病可能是由瓣膜病变引起，或由其他结构性改变引起（如心室扩张导致二尖瓣关闭不全）。

（二）影像学

• 患者管理需对心脏瓣膜进行形态及功能评估。

• 经胸超声心动图（TTE）是诊断及监测心脏瓣膜病的首选成像技术。

• 通过经食管超声心动图（TEE）可对瓣膜病理提供更详细的评价（如评估是否存在赘生物或二尖瓣病变）。

• 心脏 MRI 可作为超声心动图检查的替代方法，并用于测量血流量、计算反流分数及

评价缺血性心脏病。

• 评价疾病的严重程度及治疗后的随访过程时，需对心脏瓣膜以及整个心脏的形态、功能变化进行评估。

• 微创瓣膜手术依赖于准确的影像学检查（无创性）来筛选出合适的患者、设备，以及确定手术策略。

二、心血管 CT 在心脏瓣膜病中的应用

在疑似或已确诊的心脏瓣膜病患者中，心脏 CT 并不是首选且最常用的成像技术；但在特定情况下，CT 检查可在疾病诊疗过程中起到补充的作用。

• 心脏 CT 在心脏瓣膜病中的应用受以下因素限制。

➤ 时间分辨率（65～180ms），低于（最快的）超声心动图技术。

➤ 不能直接测量流量或速度。

➤ 右心室强化不均匀。

➤ 不能进行床旁操作。

➤ 辐射暴露，限制了系列的检查。

➤ 软组织分辨率低。

• 心脏 CT 在瓣膜疾病中的应用具有以下

潜在优势。

> 具有出色的 3D 空间分辨率。

> 可实现不受限的 3D 定位。

> 血液（增强的）、软组织、钙化之间对比度高。

> 具有统一的组织特异性衰减特性。

• 心脏 CT 特别适用于以下情况。

> 植入金属人工瓣膜的患者，通过 TTE 或 MRI 评估困难。

> 用于心内膜炎（瓣膜置换术后）患者的影像学评估。

> 用于指导经皮瓣膜介入治疗。

• 对于需要进行心脏瓣膜病手术的患者，心脏 CT 检查可排除冠心病。

• 由于其他原因而进行心脏 CT 检查（即无创性冠状动脉血管成像）的患者，可能发现潜在瓣膜疾病。在这些患者中，重点是注意鉴别瓣环钙化（良性表现）与纤维弹性瘤（罕见但与临床相关的异常）。

三、瓣膜 CT 扫描方案

（一）患者准备

• 一般扫描即可，无须提前用药。

（二）扫描模式

• 用于评估瓣膜形态及功能的专用 CT 扫描方案要求延长 R-R 间期内的曝光窗，以允许在多个心脏期相进行图像重建。

• 螺旋扫描模式是多期相 CT 成像的标准技术，可回顾性重建任何心脏期相的图像。

• 宽采集窗的前瞻性心电门控同样适用。

（三）管电流设置

• 如无剂量调制，则可根据记录的心电信息在任何心脏期相重建获得高质量的图像。如曝光局限于感兴趣期相，则其他期相中管电流输出降低（或不输出）。降低管电流输出功率可降低总辐射剂量，尽管图像质量也会随之有所下降，但其他心脏期相的图像仍可用于重建。

• 管电流设置取决于 CT 扫描仪性能（最大输出功率）、受检者体型及诊断需求。管电压越高，穿透力越强，但组织分辨力越差。

• 利用双能 CT 可整合低能及高能图像信息，以减少因高密度结构（如金属）而造成的伪影。

（四）对比剂注射方案

• 对于左心瓣膜疾病患者，标准对比剂注射方案可用于成像。对比增强的血液（上腔静脉）与未强化的血液（下腔静脉）不完全混合，会对右心成像造成不利影响。第二次对比剂通过期间可更好地显示三尖瓣，但可能需要团注更多的对比剂，以获得最佳强化效果。

• 对于心力衰竭患者，可能需要更多的对比剂用于成像，以使血池充分强化。

• 瓣膜置换术后成像，尤其是在患者存在心内膜炎的情况下，需增加非增强扫描或延迟强化扫描来对动脉期扫描进行补充。

• 非增强扫描可更好地显示钙化。多期相扫描可用于评估金属瓣叶的活动性。

• 对比剂注射后数分钟，延迟扫描可更好地显示主动脉根部脓肿。

（五）图像重建

• 通过重建可获得覆盖整个 R-R 间期的多期相心脏图像，并可动态显示（图 21-1）。基于轴位或三维重建图像数据，以电影形式显示心脏及瓣膜运动。

• 通常，重建期相介于 R 波间间隔相等

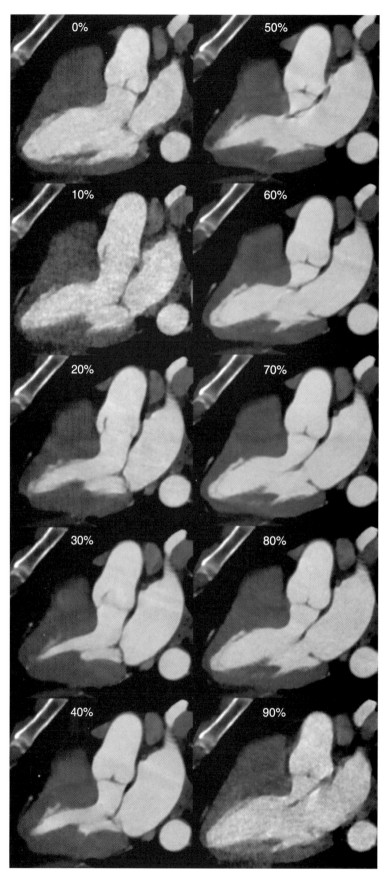

▲ 图 21-1　以 10%R-R 间隔进行主动脉瓣及二尖瓣多期相重建

的 10～20 个时相之间。较小的间隔可提供更详细的时间评估，提高获得无伪影图像的可能性，使电影显示更加流畅，但数据量也会随之增大。缩短采集间期（仅收缩期）、减小矩阵（结合较小视野以保持重建的空间分辨率）、增加层厚或减小间隔，均可减少数据量。

四、图像后处理

（一）2D 重建

• 对轴位成像数据可采用多平面重建（MPR）或（薄层）最大密度投影（MIP）重建。2D 重建技术的优点、缺点及改进方面将在其他章节中介绍。

• 与 MIP 相反，最小密度投影可显示层面内的最低密度结构（图 21-2），尤其适用于在增强的管腔内显示细微结构。

• 基于各向同性心脏 CT 数据，能够在任意方向进行高质量的轴位图像重建。该重建方法应用较广，也便于与其他技术进行比较。对于左心瓣膜病的评估，需重建及存档一些标准切面的图像（如两腔心、三腔心、长轴四腔心）。

• 一般情况下，收缩末期及舒张中期重建图像运动伪影最少。评估主动脉瓣狭窄的最佳期相为收缩中期。通常是根据视觉判断，基于瓣膜位置及心腔充盈情况选择最佳重建方式。

• 重建期相的选择需要考虑设备因素及开始或中期（可能变化＞ 90ms）的重建期相。此外，不同受检者的最佳期相可能会有所不同，具体取决于其心率（采用相对期相 R-R 间期百分比）及心电传导延迟情况。

（二）3D 重建

容积再现技术可用于病变的 3D 显示。

• 标准 3D 视图有助于显示血管病变。

• 虚拟去除心腔血液后的血管腔内影像，可用于观察瓣膜结构（图 21-3）。

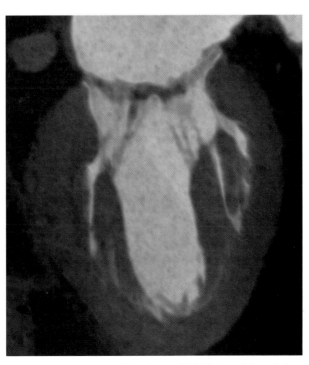

▲ 图 21-2　最小密度度投影示二尖瓣瓣叶、腱索及乳头肌

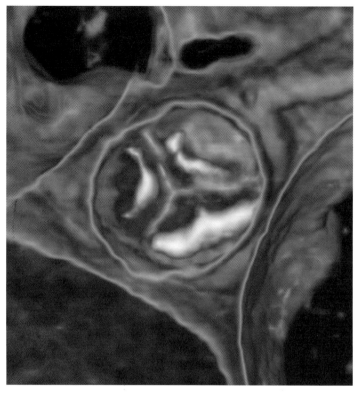

▲ 图 21-3　三维内窥镜重建显示钙化的三尖瓣

- 去除所有周围组织后，可选择性地观察机械瓣膜结构。

（三）多期相重建

通过整合连续的、经过类似处理的分段数据集，可将 2D 及 3D 数据以电影模式显示出来。交互式观察运动数据集对于识别结构或功能异常具有重要价值。图像中心脏跳动效果的产生是由于单个心动周期图像的不断重复，通常包括不同层面不同心动周期的数据集。一般选择标准平面的图像进行记录及存档。

五、局限性与挑战

- 心脏 CT 的时间分辨率在 65～180ms 之间，主要取决于扫描仪的类型及图像重建方法。心脏 CT 的时间分辨率低于超声心动图（尤其是 M 型超声及 2D 超声，同时也低于 3D 超声成像）。瓣膜在关闭或处于最大开放位置时，其位置相对固定，此时进行瓣膜成像是可行的。在快速射血的瓣膜移动期相，瓣膜通常显影模糊或难以观察。

- 通过心脏 CT 无法评估心脏的血流量，无法测量血流的流速或流量。因此，心脏 CT 对于瓣膜疾病严重程度的评估价值有限。

- 相对于冠状动脉 CT 成像的较窄曝光窗，多期相图像重建采用全周期曝光的辐射剂量更高。尽管心脏 CT 可准确评估左心室及右心室的大小、收缩功能等重要参数，但辐射暴露问题降低了心脏 CT 常规随访的可能性。

- 通常，标准对比剂注射方案经上肢血管进行注射，对比剂首次到达心腔时可与来自下腔静脉的非增强血液融合，形成不完全的对比剂混合物，从而增加了三尖瓣的评估难度。根据适当比例从上肢及下肢同时注射对比剂，也许可以避免此问题；或可在对比剂再次通过时采集图像，此时对比剂强化更加均匀，但强化程度较低。

• 金属可导致线束硬化伪影。与超声心动图或 MRI 相比，CT 更适合评估植入性金属瓣膜，但与金属直接相邻的结构可能会被伪影遮挡。

六、二尖瓣

二尖瓣由左房室瓣环支撑，由 2 个瓣叶组成。长而窄的后叶与短而宽的前叶在半圆形接合处对合。每个瓣叶均有 3 个凹陷（前叶：A1、A2、A3；后叶：P1、P2、P3），分别沿瓣叶前外侧向后内侧连合处排列。瓣叶经腱索与 2 条乳头肌相连，二尖瓣运动由左心室控制。在西方国家中，二尖瓣反流比二尖瓣狭窄更为普遍。

（一）CT 成像

CT 标准长轴图像类似于 TTE，可显示处于开放或闭合位置的瓣膜解剖结构。通过连续观察长轴图像，可详细评价瓣叶的对合情况。多期相重建可用于观察瓣膜运动（图 21-4）。

（二）二尖瓣钙化

老年患者二尖瓣环钙化相对常见。多数情况下，二尖瓣功能不受影响。当钙化向瓣叶延伸时，可能会出现反流或狭窄。在非增强 CT 图像上，钙化显示效果最好；而在增强图像上，可能会低估钙化程度（图 21-5）。干酪样钙化表现为二尖瓣 / 环的良性钙化肿块，中央密度低（图 21-6），经常被误诊为肿瘤、脓肿或血栓。

七、二尖瓣狭窄

二尖瓣狭窄为风湿性瓣膜病的典型表现（图 21-7）。风湿病是二尖瓣狭窄的最常见病因。该病多见于发展中国家及西方国家的移民人群中，可影响患者心脏瓣膜及瓣膜下结构。系统性红斑狼疮、先天性疾病、黏多糖贮积症、心内膜纤维弹性增生及类癌也可能引起二尖瓣狭窄。左心房肿瘤（黏液瘤）可引起二尖瓣阻塞。二尖瓣狭窄导致压力负荷增加，左心房扩张。心房颤动可增加对二尖瓣狭窄患者进行影像检查的难度。

成像注意事项

• 超声心动图是检测二尖瓣疾病、评估病变严重程度及监测二尖瓣反流的首选成像技术。

• 心脏 CT 在评估钙化、寻找病因、测量狭窄瓣膜面积及指导手术干预方面均具有重要价值。

• 应注意观察形态学改变，主要包括：二尖瓣瓣叶增厚、钙化、舒张期瓣叶活动受限（圆顶状，呈曲棍球棒样外观；图 21-8），瓣膜结合处融合伴腱索融合，瓣膜下结构钙化、增厚。

• 需注重狭窄瓣膜面积测量。二尖瓣狭窄的严重程度是由二尖瓣面积决定的。可通过多普勒超声测量二尖瓣瓣口血流或采用平面测量法实际测量瓣口面积。平面测量法的挑战是在跨瓣压差最大（瓣膜开放）时寻找瓣口最小面积，最好是在单一横截面上。严重二尖瓣狭窄时，由于瓣叶增厚、钙化，整个舒张期的瓣口面积相对恒定，易于识别。严重的钙化可能会影响测量结果，从而低估瓣口面积大小，高估狭窄的严重程度。如找不到瓣口面积最小的最佳平面，二尖瓣狭窄严重程度将会被低估。

• 应注意功能性影响。二尖瓣狭窄可导致

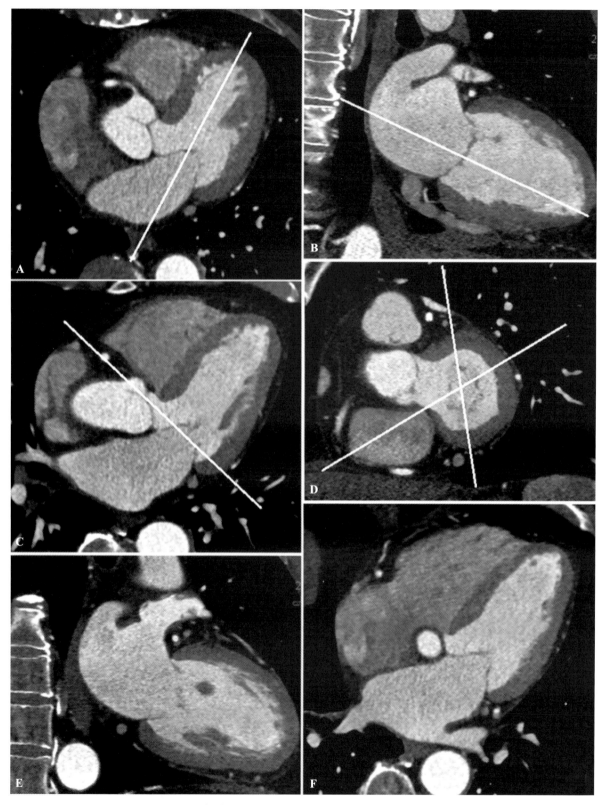

▲ 图 21-4　对二尖瓣标准图像采用双斜位多平面重建方法进行多步骤重建

步骤 1：在轴位图像上找到二尖瓣，并放置一个穿过二尖瓣及左心尖的横截面（A）；步骤 2：在这个新的垂直横截面中，再次放置一个穿过二尖瓣及左心尖的横截面；步骤 3：垂直于这些长轴横截面（B 和 C），重建获得可上下移动的短轴横截面（D）；步骤 4：通过在短轴图像上调整角度来选择最佳的长轴横截面，包括两腔心（E）、三腔心及四腔心（F）图像

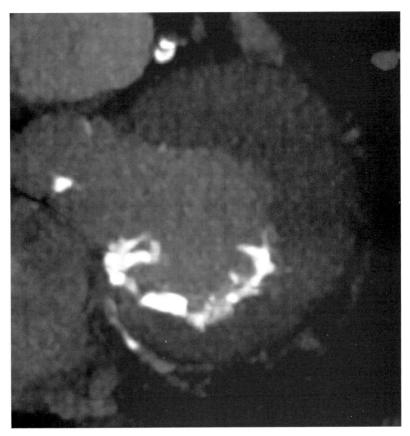

▲ 图 21-5　多平面重建短轴横截面显示二尖瓣环钙化

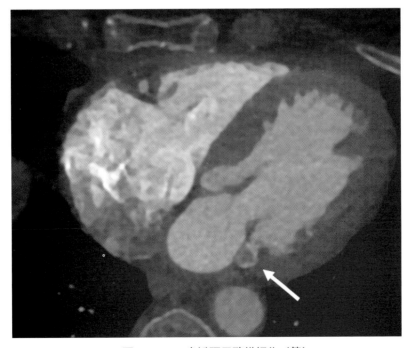

▲ 图 21-6　二尖瓣环干酪样钙化（箭）

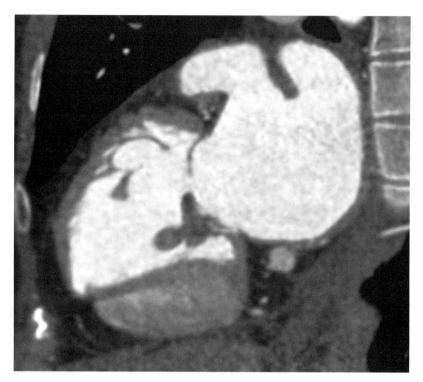

▲ 图 21-7　年轻女性患者二尖瓣狭窄

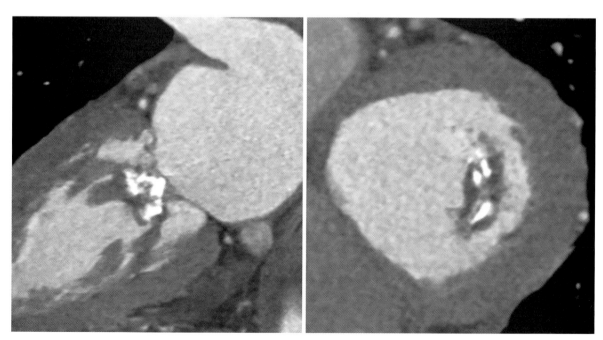

▲ 图 21-8　长轴两腔心及短轴图像可见二尖瓣瓣叶边缘及瓣膜下结构广泛钙化，二尖瓣狭窄导致心房扩张

左心房压力负荷增加，左心房扩张。患者并发心房颤动时，左心耳的强化程度可能不足，甚至存在血栓。左心室大小及收缩功能正常者，可能伴有肺淤血表现。慢性二尖瓣狭窄可能导致肺动脉高压及右心衰竭。

- 应注意观察其他相关表现。风湿病通常会累及其他瓣膜。

- 经皮瓣环成形术前，需有详细的解剖学信息用于评估其可行性及潜在并发症。心脏CT可显示心脏静脉结构，用于排除血栓，并显示静脉异位引流及异常走行于静脉下方的冠状动脉。

- 心脏CT可用于经皮瓣膜成形术（二尖瓣夹闭）术后影像学评估。

八、二尖瓣反流

二尖瓣反流较为常见，在年龄＞60岁人群中，20%可见二尖瓣反流。二尖瓣反流可能由不同的疾病及不同的病理生理机制引起。通过心脏CT无法检测到瓣膜结构正常的轻度二尖瓣关闭不全。二尖瓣反流可由心脏瓣膜病本身引起，也可能是左心室及二尖瓣环扩张的继发性改变。二尖瓣反流可分为限制性、脱垂性及连枷性。

（一）原发性二尖瓣反流（二尖瓣病变）

- 瓣叶受限：常发生于心肌梗死、风湿热后。

- 瓣叶脱垂：收缩期瓣叶尖端向二尖瓣环平面上方偏移（图21-9），可能累及其他瓣膜。

- 接合点在瓣环平面以下时，瓣叶可发生摆动而突入左心房。

- 腱索或乳头肌破裂（缺血），可导致连枷状瓣叶。

- 心内膜炎或外伤，引发瓣叶穿孔。

（二）功能性二尖瓣反流（继发于左心室结构变化）

- 瓣环及左心室扩张，可导致二尖瓣瓣叶向心尖移位并发生粘连。

- 扩张型心肌病及功能性二尖瓣反流（图21-10）。

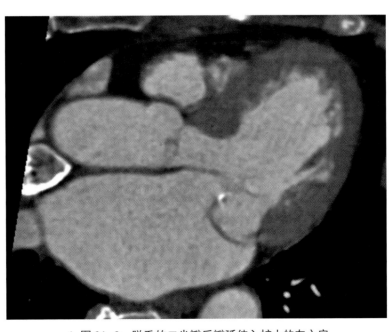

▲ 图 21-9　脱垂的二尖瓣后瓣延伸入扩大的左心房

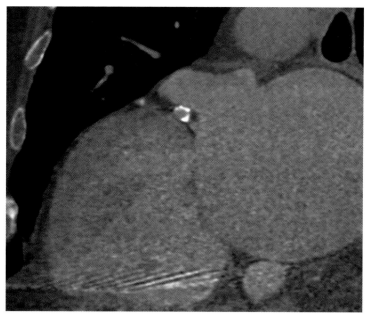

▲ 图 21-10　扩张型心肌病及功能性二尖瓣反流
左心室功能不全、二尖瓣反流导致左心房、左心室强化不明显

（三）成像注意事项

• 动态评估二尖瓣瓣叶、瓣下结构及心室大小，以提供诊断线索或确定病因。冠状动脉疾病的发现支持缺血性或梗死后瓣膜功能障碍的诊断。

• 反复观察收缩期二尖瓣短轴图像，以发现二尖瓣反流。虽然平面测量法可用于反流瓣口的测量，但却很少应用于临床实践。

• 对于功能性二尖瓣反流患者，通过心脏 CT 可准确测量心室大小、瓣环尺寸及瓣叶接合点向心尖的位移程度。

• 二尖瓣瓣环钙化的存在及其位置，可能影响手术治疗。

• 慢性重度二尖瓣反流可导致心房及心室扩张，从而引发肺动脉高压及右心衰竭。

九、主动脉瓣

（一）背景

主动脉瓣由 3 个大小相等且与主动脉窦相连的瓣叶组成。主动脉窦根据冠状动脉起源（正常）依次命名为：右冠窦、左冠窦、无冠窦。主动脉瓣疾病包括：先天性畸形、退行性病变、感染性（包括风湿性瓣膜病）病变及肿瘤。

（二）CT 成像

类似于 TTE 的 CT 标准长轴图像可显示处于开放或闭合位置的瓣膜解剖结构；此外，短轴图像可在任意平面重建（图 21-11）。一般选择主动脉瓣瓣尖下方进行主动脉瓣面积测量，主动脉瓣面积是评估经导管主动脉瓣置换术的重要指标。多期相重建可用于观察瓣膜运动。

（三）瓣膜硬化

老年人中，经常发生瓣膜增厚及钙化，但却大多不会造成明显的功能障碍。瓣膜硬化患者进展为症状性主动脉瓣疾病的可能性相对更高。

定量钙化负荷可使用常规冠状动脉钙化定

量工具或专用的主动脉瓣评估软件包来进行评估。基于增强图像的钙化定量分析往往需要较高的阈值（＞130HU），且还可能会低估钙化程度。

主动脉瓣狭窄的发生（及程度）与主动脉瓣钙化程度相关，但这种相关性的实际应用价值有限。对于较高的钙化负荷，应在 CT 报告中指出可能需要超声心动图随访。

（四）主动脉瓣二瓣化畸形

主动脉瓣二瓣化畸形在普通人群中的发病率约为 2%，其可引起血流阻塞，加速瓣膜变性，并最终导致主动脉瓣狭窄。主动脉瓣二瓣化畸形患者可无临床症状，往往是由于其他原因接受 CT 检查时偶然发现。基于瓣叶的数量及是否有脊的存在，可对主动脉瓣二瓣化畸形

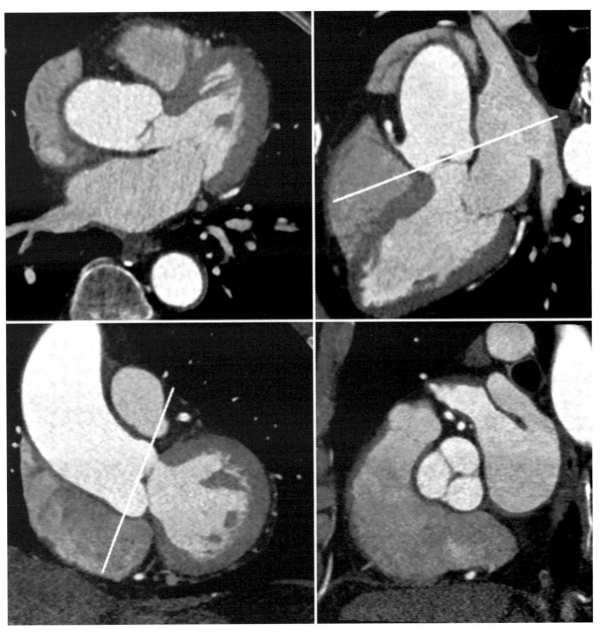

▲ 图 21-11　在轴位图像上识别出主动脉瓣后，通过垂直长轴图像来创建主动脉瓣短轴图像

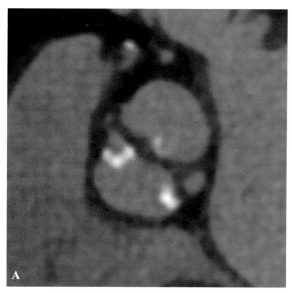 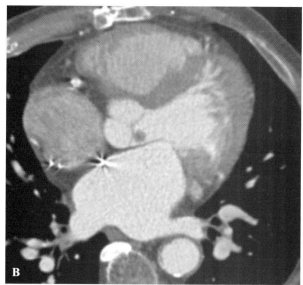

▲ 图 21-12　前后连合（无脊）型主动脉瓣二瓣畸形（A）及主动脉瓣纤维弹性瘤（B）

进行多种不同的分类。前后接合的无脊型主动脉瓣二瓣化畸形（BAV）通常具有对称性外观（图 21-12）。如瓣叶在发育过程中融合较晚，则融合的瓣叶更大，可能会发生纤维化及钙化。主动脉瓣单瓣化及四瓣化畸形非常罕见。

（五）成像注意事项

* 发生瓣膜退变时，通过 TTE 评估瓣膜解剖结构较为困难。此时，可通过心脏 CT 进行评估。
* 收缩期隆起及闭合平面异常为主动脉瓣二瓣化畸形的典型表现。
* 主动脉缩窄及扩张往往与主动脉瓣二瓣化畸形有关。

十、主动脉瓣狭窄

（一）背景

* 发病率：美国成年人中，主动脉瓣狭窄的发病率约为 5/1 000 000；而在年龄＞ 65 岁的英国成年人中，发病率约为 7%。可见其发病率随患者年龄增长而升高。

* 病因：钙化变性。主动脉瓣二瓣化畸形患者易发生主动脉瓣狭窄，但多数主动脉瓣狭窄患者具有 3 个瓣叶。先天性瓣上或瓣下狭窄及风湿性瓣膜病是主动脉瓣狭窄较为罕见的病因。

* 左心室流出道梗阻也可能由主动脉瓣瓣下（功能性）病理改变引起，并伴有左心室肥大、脱水、二尖瓣病变或多种改变相结合。

* 正常主动脉瓣面积为 $3 \sim 4 cm^2$。主动脉瓣面积＜ $2 cm^2$ 时可引起临床症状，主动脉瓣面积＜ $0.8 cm^2$ 则可诊断为重度主动脉瓣狭窄（图 21-13），进行评价时最好引入体表面积，尤其是当绝对主动脉瓣面积处于临界值时。

（二）成像注意事项

* 超声心动图是检测主动脉瓣狭窄、评估其严重程度及进行随访监测的首选方法。

* 心脏 CT 在评估钙化、解释病因、测量狭窄瓣膜面积方面可能提供更丰富的诊断信息。

* 心脏 CT 在患者筛查、设备选择及指导

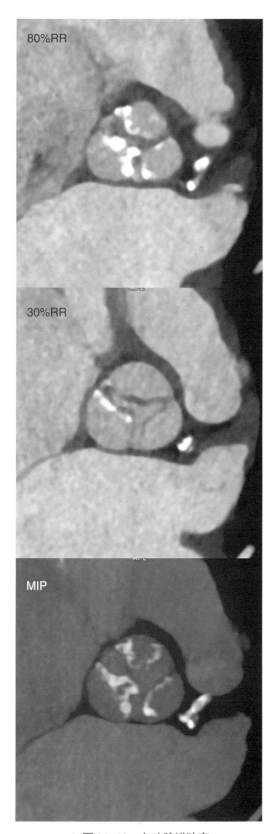

80%RR

30%RR

MIP

▲ 图 21-13　主动脉瓣狭窄

退行性主动脉瓣狭窄患者，即使主动脉瓣存在广泛钙化，其瓣叶远侧通常也不会有钙化，因此可对主动脉瓣面积进行平面测量

经导管主动脉瓣成形或置换术治疗主动脉瓣狭窄的过程中均起到重要作用。

- 应注意观察瓣叶形态、瓣膜活动性。瓣叶对合处融合常与风湿性瓣膜病相关。

- 应注意观察并描述钙化的程度及分布。

- 定量钙化负荷可使用常规冠状动脉钙化定量工具或专用的主动脉瓣评估软件包来进行评估。基于增强图像的钙化定量分析往往需要较高的阈值（＞130HU），且还可能会低估钙化程度。

- 需注重狭窄瓣膜面积测量。狭窄瓣膜面积可通过收缩期图像来直接测量。虽然严重钙化会导致狭窄瓣膜面积被低估，但在瓣膜边缘通常不会发生严重钙化。测量狭窄瓣膜面积的挑战在于寻找最大瓣膜开放时期（通常为压力最高的收缩中期，但图像可能会受到运动伪影的影响）及选择可显示瓣膜最小面积的单一层面。后者可通过上下移动经双斜面重建得到的主动脉瓣短轴图像来实现。利用心脏CT测得的主动脉瓣膜面积与TEE结果的相关性较好；但与基于多普勒超声应用连续性方程计算得出的瓣膜面积相比，可能会低估狭窄的严重程度。

- 应注意功能性影响。主动脉瓣狭窄可增加左心室压力负荷，引起左心室向心性肥大及主动脉根部狭窄后扩张。

- 风湿病通常会累及其他瓣膜，尤其是二尖瓣。

十一、主动脉瓣关闭不全

（一）背景

主动脉瓣关闭不全的病因包括主动脉瓣疾病［如瓣膜变性、感染性心内膜炎、风湿性疾病（罕见）］、结缔组织病（如马方综合征、

Ehler-Danlos 综合征）、高血压、主动脉夹层或主动脉炎性病变（如血清阴性脊柱关节炎、梅毒、系统性红斑狼疮、巨细胞性动脉炎）、创伤、成骨不全症。主动脉根部扩张所致瓣膜对合不良是比原发性瓣膜病变更为常见的主动脉瓣反流病因（图 21-14）。慢性病变所致缓慢进展的反流会导致左心室扩张。心内膜炎或主动脉夹层引起的急性反流，患者通常难以耐受。

（二）成像注意事项

• 超声心动图是检测主动脉瓣反流、评估其严重程度及进行随访监测的首选方法。

• 心脏 CT 可能有助于解释病因、评估主动脉病变及测量反流瓣口面积（ROA）。

• 应注意分析病因及观察相关表现，包括：钙化变性、二瓣化畸形、心内膜炎及其他瓣膜的风湿性病变。扫描范围需向上延伸，覆盖全部主动脉病变（例如，主动脉扩张、夹层）。

• ROA 平面测量：CT 图像或可显示反流瓣口，尤其是对于舒张期形态正常的瓣膜。但除中重度主动脉瓣反流外，瓣口通常难以显示。瓣口的大小与反流的严重程度相关，需根据个体情况对反流严重程度进行分类。与主动脉瓣狭窄一样，在瓣膜的短轴图像上滚动观察，有助于找到瓣口的最佳显示层面。基于反流的原因及严重程度，瓣口面积可能在心脏舒张早期最大，但如果层面放置太低（朝向心室），则可能会高估瓣口面积。

• 应注意功能性影响。慢性主动脉瓣反流可导致容量负荷过大，左心室向心性扩张。

十二、三尖瓣

（一）背景

对于大多数患者，均可观察到三尖瓣关闭不全（TR）。

三尖瓣关闭不全临床最常见的病因为继发于其他病变（如左心疾病或肺部疾病）的肺动脉高压和（或）右心室扩张导致瓣叶对合不良。三尖瓣关闭不全的少见病因包括心内膜炎（经静脉吸毒者）、Ebstein 畸形、植入起搏器及除

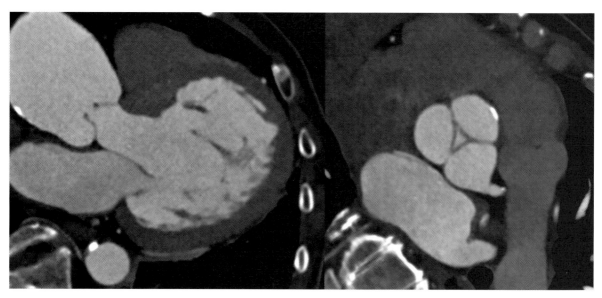

▲ 图 21-14　主动脉根部扩张致主动脉瓣不完全闭合，引起主动脉瓣反流

颤器、创伤（心肌活检）。类癌及风湿性心脏病（后者总是与左侧瓣膜疾病相关）可导致三尖瓣狭窄及反流。心脏CT在三尖瓣疾病诊疗中的临床价值有限。

（二）成像方案及后处理

• 心脏CT三尖瓣成像具有挑战性，需要专用的成像方案才能获得均匀强化的右心图像（图21-15）。

• 右心成像对比剂注射时不进行生理盐水团注。

• 应用自动对比剂团注追踪法，在对比剂到达肺动脉或左心房时开始采集。

• 为获得均匀强化，以评估右侧瓣膜，还可在对比剂再次通过时进行成像。此时，可能因强化程度有所降低而需要注射更多的对比剂。

• 标准平面（包括四腔心平面及右心室流入道/流出道平面）可用于评估瓣膜及瓣下结构、瓣叶适配程度及瓣叶脱垂。

• 三尖瓣病变导致右心及腔静脉淤血时，心脏CT可见对比剂滞留。对比剂反流是右心疾病、心包缩窄或肺动脉高压的相对非特异性表现。采用高速率注射对比剂或受检者在屏气过程中无意的Valsalva动作，也可能会导致对比剂反流。

十三、三尖瓣狭窄

• 应注意识别风湿性瓣膜病特征（如瓣叶缩短、增厚及瓣下结构增厚）。

• 类癌相关性瓣膜疾病也可使瓣叶缩短、增厚，从而引起狭窄及反流，且通常伴随肺动脉瓣疾病，还可能在肝脏或肺部出现转移性类癌病变。

• 正常三尖瓣面积为3～5cm²。如瓣膜面积<1cm²，则为重度三尖瓣狭窄。在处于瓣膜开放最大时期显示瓣膜最小面积的垂直短轴图像上，可测量狭窄的瓣膜面积。与二尖瓣一样，应注意将测量层面定位在瓣尖水平，以免高估瓣膜面积。

• 如存在三尖瓣狭窄的征象（瓣叶缩短增厚、瓣膜面积<3cm²），则应采用其他成像方式（如超声心动图）进行评估。

• 三尖瓣狭窄会增加静脉压，导致腹腔积液、胸腔积液及外周水肿。慢性三尖瓣狭窄可

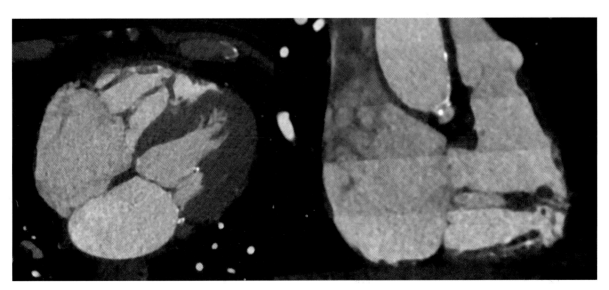

▲ 图21-15　右心室长轴图像显示正常三尖瓣乳头肌

致右心房增大。

十四、三尖瓣反流

- 通过心脏 CT 可对三尖瓣及瓣下结构进行详细的形态学评估。

- 类癌性心脏病会导致右侧瓣叶 / 瓣尖增厚、回缩，从而引起反流及狭窄。

- 风湿病可致瓣叶短缩、增厚，且常伴随左侧瓣膜疾病。

- Ebstein 畸形是胚胎期后瓣及隔瓣从心室壁不完全层离引起的先天性疾病，可导致三尖瓣环向心尖移位，继而出现房化心室及三尖瓣反流。

- 慢性重度三尖瓣反流可致进行性右心衰竭，造成右心及腔静脉扩张及室间隔舒张期变平。

十五、肺动脉瓣

（一）背景

- 临床上，肺动脉瓣疾病在有无先天性心脏病史的成年患者中相对罕见。

- 在肺动脉高压及先天性肺动脉异常患者中，可能会出现因瓣叶对合不良引发肺动脉瓣反流（PR）的情况。结缔组织病（如马方综合征）也可能导致动脉扩张及瓣膜功能不全。

- 肺动脉狭窄（PS）几乎全是先天性病变（如法洛四联症、母体风疹、特纳综合征、诺南综合征、威廉姆斯综合征）。狭窄通常发生在瓣膜水平，但在漏斗部及外周也可发生狭窄。

- 医源性肺动脉瓣疾病主要见于瓣膜成形术或法洛四联症矫治术后的成年先天性心脏病人群。

- 类癌性心脏病、风湿性疾病、感染性心内膜炎为（孤立性）肺动脉瓣疾病的罕见原因。

- 心脏 CT 可作为超声心动图及 MRI 的替代检查手段，用于评估肺动脉瓣（图 21-16）及右心室情况。

（二）心脏 CT 成像及后处理

- 右心 CT 成像无须使用生理盐水团注；右心室中，对比剂与血液混合，可确保肺动脉瓣水平（与三尖瓣相反）达到充分均匀强化。或可采用自动对比剂团注追踪法在对比剂到达左心房时触发采集。

- 肺循环压力低，正常肺动脉瓣瓣叶非常薄。与主动脉瓣相比，肺动脉瓣瓣叶的冠状结构更难以识别。

- 如瓣叶增厚但轮廓清晰，则可使用平面测量法在短轴图像上测量狭窄瓣膜面积（收缩期）或反流瓣口面积（舒张期）。

- 右心室大小及收缩功能是制订肺动脉瓣反流手术方案的重要参数指标。

- 通过心脏 CT 可准确测量右心室大小及射血分数。在某些情况下，心脏 CT 可作为 TTE 和（或）MRI 的替代检查手段。

十六、肺动脉瓣狭窄

- 正常肺动脉瓣具有 3 个瓣叶，面积为 $2.5 \sim 4.0 cm^2$。肺动脉瓣面积 $0.5 \sim 1.0 cm^2$ 为中度狭窄，肺动脉瓣面积 $< 0.5 cm^2$ 为重度狭窄。

- 先天性肺动脉瓣狭窄通常是由瓣叶融合所致，收缩期瓣叶呈圆顶形外观。

- 仔细观察肺动脉分支及右心室流出道有助于区分漏斗部狭窄、外周肺动脉狭窄及肺动脉瓣狭窄。

- 风湿性心脏病会导致瓣叶增厚及钙化，且通常为左侧瓣叶受累。

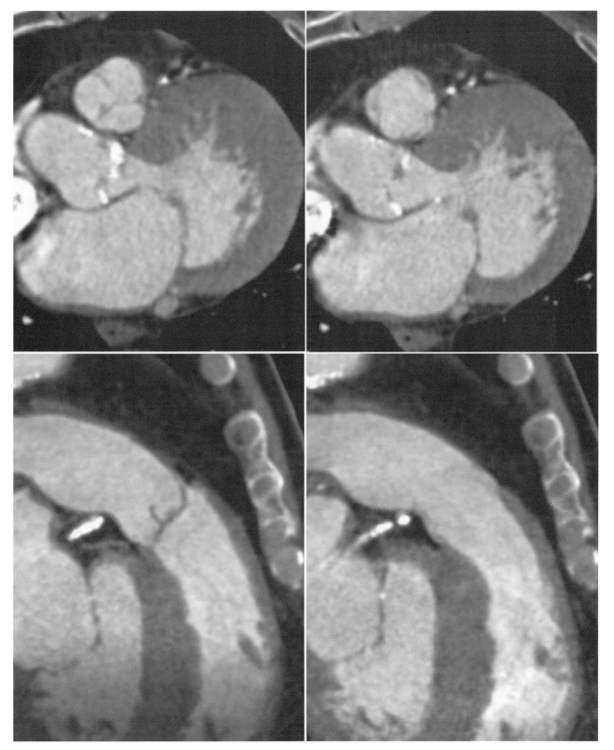

▲ 图 21-16　肺动脉瓣短轴及长轴图像显示舒张期（闭合）及收缩期（开放）肺动脉瓣

- 先天性肺动脉瓣狭窄可能伴随其他结构异常（如房间隔缺损、室间隔缺损、动脉导管未闭及法洛四联症）。

- 肺动脉瓣狭窄可致右心室压力负荷增加、收缩期室间隔变平、右心室肥大、三尖瓣反流。当右心房压力超过左心房时，如患者存在卵圆孔未闭（PFO），则导致右向左分流（约占 25%）。

十七、肺动脉瓣反流

- 肺动脉扩张常提示为继发性肺动脉瓣反流。

- 肺动脉瓣瓣叶缩短、增厚，固定于半开放状态，提示类癌。

- 肺动脉瓣反流患者可能会出现其他的相关术后改变（如室间隔缺损修补、肺动脉通道等）。

- 慢性肺动脉瓣反流可致右心容量负荷过大、右心室扩张、舒张期室间隔变平（D 征）及三尖瓣反流。

十八、人工瓣膜

关于瓣膜手术的术式及适应证，本书不作详细叙述。瓣膜治疗大致可分为以下几类。

- 外科机械瓣膜、生物假体瓣膜及同种移植物瓣膜置换。

- 外科瓣膜修复。

- 经导管瓣膜置换。

- 经导管瓣膜修复。

（一）主动脉瓣

既往一般采用机械瓣膜或生物假体瓣膜进行外科置换；近年来，经导管瓣膜手术 [经导管主动脉瓣置换术（TAVR）或经导管主动脉瓣移植术（TAVI）] 临床应用越来越多。对于主动脉瓣关闭不全患者，可行外科手术修复（例如，作为主动脉手术的一部分同时进行修复）。

（二）二尖瓣

根据患者二尖瓣形态及医生的经验，可选用经皮球囊瓣膜成形术、外科手术修复或机械瓣膜置换治疗二尖瓣狭窄。对于二尖瓣脱垂所致二尖瓣关闭不全的患者，通常采用二尖瓣修复；对于其他二尖瓣疾病患者，通常进行瓣膜置换；而对于具有功能性二尖瓣关闭不全的患者，则可以考虑介入治疗（瓣膜夹）。

（三）机械瓣膜

- 目前，笼球瓣（Starr-Edwards）已不再使用，但在老年患者 CT 检查中偶尔会观察到。笼球瓣为一个表面不透射 X 线的空心球被包含在一个具有 3 个（主动脉瓣位置）或 4 个（二尖瓣位置）钴铬瓣柱的笼架中的装置。

- 在 20 世纪 70 年代，侧倾碟瓣（包括 Björk-Shiley、Medtronic-Hall、Omnicarbon）取代了球笼瓣。表面覆盖热解碳镀层的石墨制碟片被安装在不锈钢或钛制外壳中，瓣环由聚酯纤维或特氟龙缝制而成，现已很少使用。在 CT 检查中，侧倾碟瓣会造成严重的金属伪影，较难评估（图 21-17）。

- 与其他机械瓣相比，双碟式瓣（包括 St Jude、ATS Medical、Carbomedics、On-X）具有出色的血流动力学性能。2 个半圆形辉石碳碟片在由石墨或辉石涂层钛制成的壳体中心开合。一般通过 CT 可以很好地评估这些瓣膜。评估瓣叶角度不需要注射对比剂，但对于血栓或翳状物的识别往往需要注射对比剂（图 21-18）。

为评估单碟或双碟式瓣机械瓣膜的开放角度，需获得垂直于瓣叶运动层面的图像，可通过垂直于假体瓣膜（双碟）短轴图像的横截面来获得显示层面（表 21-1）。

（四）生物假体瓣

生物假体瓣为来源于猪或牛的异种移植组织瓣膜，可用支架固定（由机械框架支撑）或

表 **21-1**　瓣膜角度

碟瓣类型		开放角度	闭合角度
侧倾碟瓣	Björk–Shiley	60°（1981 年前）	0°
		70°（1981 年后）	
	Medtronic–Hall	75°（主动脉瓣位置）	0°
		70°（二尖瓣位置）	
双碟式瓣	Carbomedics	78°～80°	15°
	Duromedics	73°～77°	15°
	St Jude	85°	30°（19～25mm）
			25°（27～31mm）
	On–X	85°～90°	40°

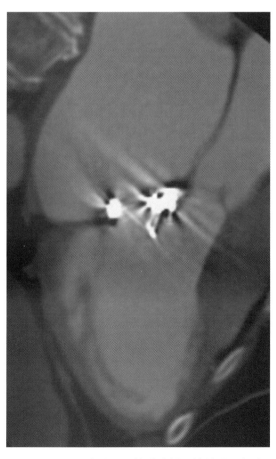

▲ 图 **21-17**　二尖瓣位置单碟式瓣机械瓣膜引起大量线束硬化伪影

不固定。

- 带有支架的瓣膜由 3 根金属或聚丙烯瓣柱组成，顶部装有猪或牛源性瓣膜组织，其被固定于合金瓣环上。

- 无支架瓣膜没有坚硬框架，由主动脉根部支撑。与相同尺寸的带支架瓣膜相比，该装置允许瓣膜在开放及闭合过程中发生适度变形，以获得较大的瓣口，更符合生理性血流动力学。此类瓣膜通常用于置换主动脉瓣，由缝合在瓣环上的猪源性或其他异种移植瓣膜组成（图 21-19）。

1. 同种瓣膜移植

主动脉同种瓣膜移植包括主动脉瓣膜及主动脉根部，它们被一同植入（根部置换）。根据同种移植物的长度重新植入冠状动脉非常关键。主动脉根部置换的优点在于能够维持主动脉瓣及其根部的正常解剖位置。

2. 自体瓣膜移植

最常见的自体移植即采用自体肺动脉瓣置

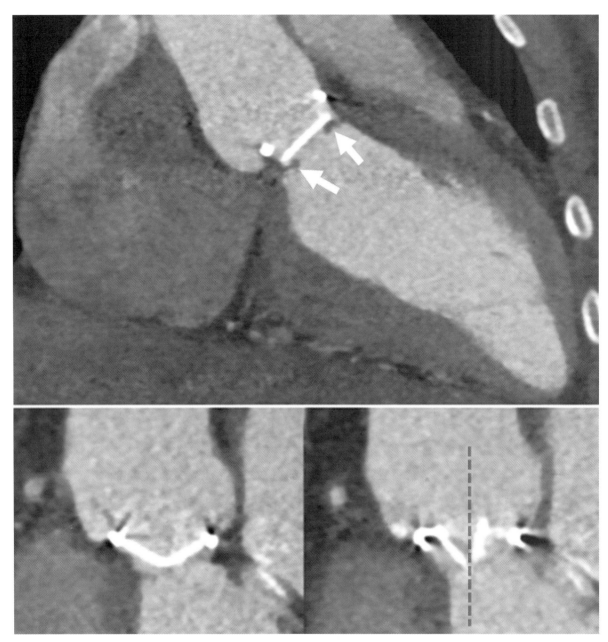

▲ 图 21-18　处于开放及闭合位置的双碟式主动脉机械瓣

开放状态时，其中一个瓣叶未达到正常的开放角度（箭）。根据临床经验，即使在 CT 图像上不能直接观察到血栓性物质，该表现仍提示有瓣膜血栓形成

换主动脉瓣（肺动脉瓣自体移植），同时将同种移植瓣膜置于肺动脉瓣位置。其可用于治疗儿童及成人主动脉瓣狭窄（Ross 手术）。即使只有主动脉瓣膜存在病变，采用这种术式也需要对主、肺动脉瓣膜均进行手术，但其血液动力学性能却非常出色。最重要的是，处于主动

脉瓣位置的肺动脉瓣可与儿童一起成长。

生物假体瓣膜及移植瓣膜的退变

- 生物假体瓣膜的退变表现为瓣膜狭窄或反流。

- 瓣膜经常增厚、钙化。

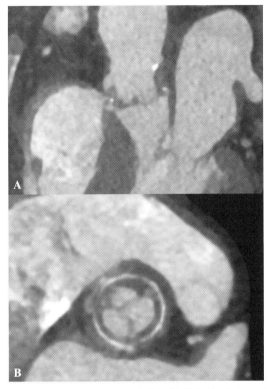

▲ 图 21-19 无支架主动脉生物瓣的长轴（A）及短轴图像（B）

（五）血管翳及血栓

• 瓣膜植入早期很少出现血管翳，而血栓可随时发生。

• 血管翳的存在提示瓣环或缝合线上或其周围的内皮过度增殖（图 21-20）。

• 血管翳在 CT 图像中显示为位于假体瓣膜缝合环流入侧的一个小的低密度区域。

• 血管翳的生长会限制瓣膜活动，导致瓣膜反流或狭窄，具体取决于瓣膜是受限于开放位置还是闭合位置。

• 血栓的形成通常与抗凝治疗有关。

• 血栓比血管翳更大，可单独活动，在瓣膜流出侧更易观察。

• 血栓可将半圆形碟片限制在开放位置，阻塞瓣口，导致跨瓣压力梯度增大及少量反流。

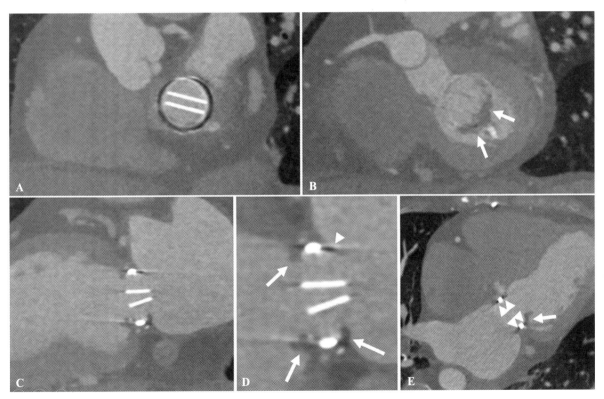

▲ 图 21-20 双碟式瓣二尖瓣假体瓣膜

离散的线束硬化伪影表现为密度极低（＜0HU）的线性伪影（箭头）。瓣环周围形成血管翳（箭），其形状不规则，衰减值在软组织范围内（＞0HU）

- 区分血管翳与血栓非常重要。因为对于血栓，溶栓治疗即可；而对于血管翳，则需手术干预。

- 与血管翳相比，血栓的衰减值更低。

- 血管翳及血栓可能并存。

（六）经导管主动脉瓣介入治疗

- 在第 20 章中更广泛地讨论了经导管主动脉瓣置植入术前心脏 CT 的应用价值。

（七）二尖瓣及三尖瓣瓣膜修复

- 应注意观察修复瓣膜的形态及活动性改变。瓣环以下可观察到不透射线的（间断）环状结构。

（八）经皮二尖瓣修复

- 对于二尖瓣关闭不全及心脏手术存在禁忌的患者，在二尖瓣前叶与后叶之间放置瓣膜夹是一种越来越普遍的方法。

十九、感染性心内膜炎

心内膜炎临床表现多样，主要取决于心脏内、外的受累情况及疾病进展的速度。基于感染病原体，心内膜炎可隐性发展或导致血流动力学快速恶化。除临床表现及血培养外，其诊断还取决于有无瓣膜赘生物或瓣膜功能障碍。

- 感染性心内膜炎 CT 表现包括心内包块（具有摆动性）、瓣膜破坏、瓣周脓肿、假性动脉瘤、心脏穿孔或破裂、假体瓣膜瓣周漏（图 21-21）。

- 疣状赘生物移动快速且不稳定，心脏

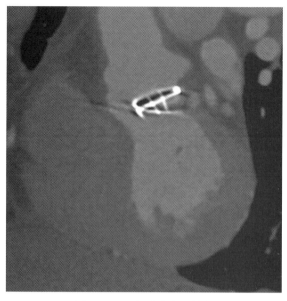

▲ 图 21-21　主动脉金属瓣断裂

CT 可能无法显示小的疣状赘生物，尤其是单心动周期重建时。

- 心脏 CT 在假体瓣膜置换术后及疑似感染性心内膜炎患者中的应用价值较大，其可用于准确描述瓣周受累情况（脓肿、假性动脉瘤）。

- 彩色多普勒血流成像对假体瓣膜瓣周瘘更为敏感，病变表现为瓣环与邻近结构对合不良或瓣环"摆动"。CT 检查同样能够显示病变。

- 通过心脏 CT 可能会发现感染性心内膜炎的全身并发症（如肾 / 脾梗死或肺部转移性感染）。此外，在急性感染性心内膜炎患者中，还可能观察到循环失代偿的征象。

- 经抗生素治疗成功治愈心内膜炎后，假性动脉瘤等形态异常可能会持续存在。

- 对于主动脉瓣上有大量赘生物的患者，心脏 CT 可能比有创性血管造影更为安全，其可作为有创性血管造影的替代手段，在术前排除冠心病的可能（图 21-22 至图 21-24）。

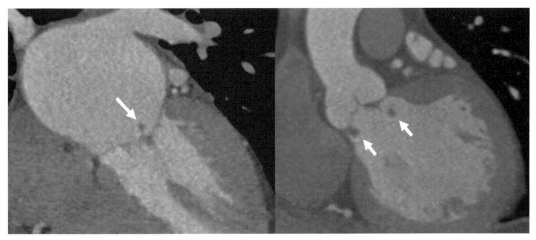

▲ 图 21-22　心内膜炎伴二尖瓣及主动脉瓣赘生物（箭）

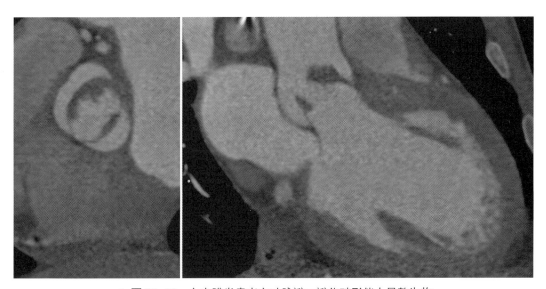

▲ 图 21-23　心内膜炎患者主动脉瓣二瓣化畸形伴大量赘生物

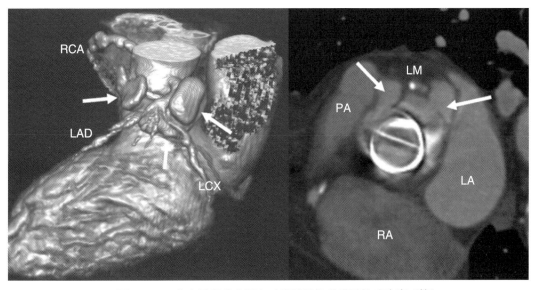

▲ 图 21-24　心内膜炎伴金属主动脉瓣置换术后假性动脉瘤（箭）

209

第 22 章
心包疾病
Pericardial disease

李 平 周 振 译

徐 磊 校

一、心包

（一）概述

对于心包疾病，通常可通过超声心动图来进行评估。但有限的声窗可能会限制对心包的观察，心腔后方心包病变或右侧心包病变难检出。

相对于超声心动图，心血管 CT 及 MRI（请参阅心血管磁共振成像，第 300 页）在评估心包疾病方面具有明显的优势。CT 及 MRI 的视野更广，可显示整个胸部，空间分辨率更高。CT 的空间分辨率（请参阅空间分辨率，第 14 页）及时间分辨率（请参阅时间分辨率，第 14 页）高，可对心包及其相关疾病进行成像，而不受心脏运动的影响。

（二）心包解剖

心包是由纤维层及浆膜层组成的双层膜性结构。

• 心包纤维层包裹心脏及大血管根部，与中心的膈膜腱及大血管外膜融合，并贴附于纵隔胸膜。

• 心包浆膜层位于纤维层（壁层）内侧，形成袋样结构，覆盖心脏及大血管根部（脏层）。心包浆膜层形成了一个潜在的腔隙，心包液体可积聚于此，包括 2 个大的窦腔。

• 心包 2 层（纤维层及浆膜层）被少量液体（约 15～50ml）隔开，主要是血浆超滤液。

• 横窦位于心脏上方，介于升主动脉和前方的肺动脉主干之间，同时也位于下腔静脉、左心房和后方的肺静脉之间。

• 斜窦位于左心房及后方的纤维性心包之间。

（三）心包 CT 表现

正常心包表面为一条薄薄的灰线，呈软组织密度，介于心包与心外膜脂肪层之间。

• 正常心包的厚度＜ 2mm（图 22-1）。

• 心脏前表面的心包最明显，位于右心室及右心房前面，此处心外膜脂肪较多，同时还有腹侧纵隔脂肪。

• 可见少许心包隐窝，内含有液体。

• 识别这些正常变异非常重要，这些正常变异易被误诊为其他病变。

• 心包上隐窝是位于升主动脉右侧的月牙形结构（图 22-2A），可被误诊为主动脉夹层、纵隔肿物、淋巴结或胸腺。

• 心包横窦位于主动脉背侧（图 22-2B），也可能被误诊为主动脉夹层或淋巴结肿大。

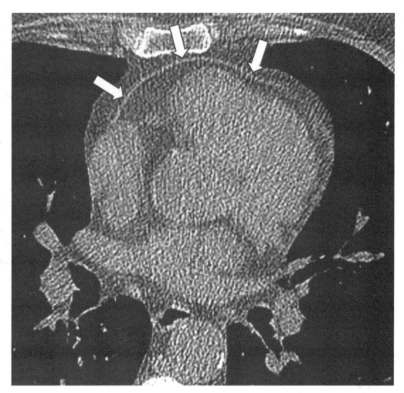

▲ 图 22-1 CT 平扫显示正常心包（箭），心包厚度约为 1 ～ 2mm

• 心包斜窦（图 22-2C）可能被误诊为支气管囊肿或食管病变。

二、心包成像

心包成像通常基于阶段式的多模态方案。超声心动图、心血管 CT 及 MRI 的结合，可提供足够的空间分辨率来满足心包显像需要，宽大的视野有利于寻找胸腔内的伴随病变，而高时间分辨率可提供详细的心肌功能（以及功能的急性变化）信息，还能够用于区分不同组织（如钙化、血液、肿瘤及纤维化）的特性。

超声心动图通常是评估心包疾病的主要方式，对于需要进一步寻找可能的潜在病变（例如，恶性肿瘤）或存在局限性积液的患者，可考虑行心血管 CT 及 MRI。此外，在心血管 CT 或 MRI 检查时，也可能偶然间发现心包病变（尤其是积液）。

心包 CT 成像

通过 CT 检出可对心包病变进行详细成像。

• 在评估包裹性及出血性病变或局限性积液、心包积气、缩窄性心包炎或心包肿块方面，CT 检查的作用均十分突出。

• CT 可用于寻找心包病变的潜在原因（例如，恶性肿瘤）。

• 患者因呼吸急促等症状接受胸部 CT 检查时，偶可发现心包积液。

• 心包 CT 成像的主要优点包括以下几方面。

➢ 易于识别钙化（包括微钙化）。

➢ 固有软组织对比度高，可用于组织定性，包括基于衰减值的液体评估。

➢ 视野大，有利于识别胸部伴随病变。

• 通过 CT 可对心包进行成像而不受运动影响，空间分辨率高。

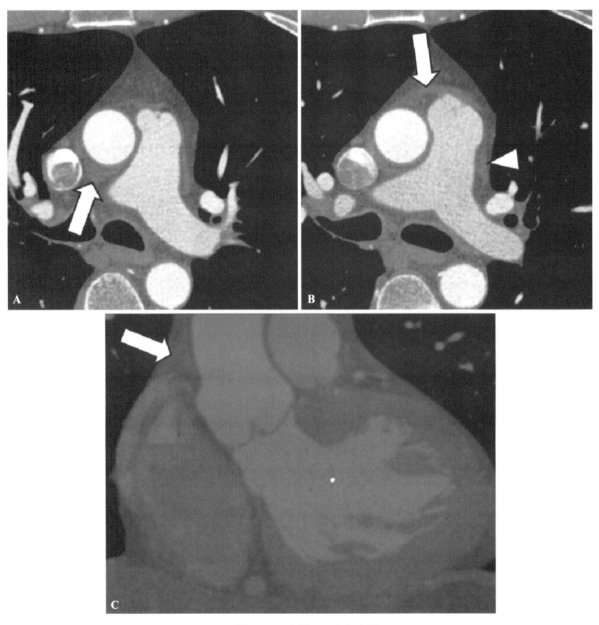

▲ 图 22-2 心脏 CT 心包表现

A. 心包后上隐窝，位于升主动脉后方（箭）；B. 心包向主动脉侧方延伸形成心包前上隐窝（箭），还可见左肺动脉下方的心包隐窝（箭头）；C. 主动脉侧上隐窝

• MPR（请参阅多平面重建，第 76 页）及多期相重建（请参阅多期重建，第 69 页）有助于评估心脏功能的相关变化。

• 对心包进行准确评估需施加门控（请参阅心电图门控，第 16 页）：未应用门控的 CT 检查易受运动伪影的影响，从而导致测量不准确，影响对增厚心包与液体的区分。

• 心包 CT 的主要局限性为存在电离辐射及需要注射碘对比剂。

三、心包积液

静脉或心脏淋巴回流阻塞可引发心包积液，而许多病因可导致这种阻塞。心血管成像的主要价值在于确定积液量及位置，明确病因，评估血流动力学改变，以及寻找消除积液的最佳方法（心包穿刺术）。

（一）常见原因

- 心力衰竭。
- 心肌梗死。
- 肾功能不全。
- 感染（细菌、病毒、结核）。
- 肿瘤（尤其是淋巴瘤、肺癌及乳腺癌）。
- 创伤（包括乳糜性心包积液）。
- 外科手术后。

（二）心脏 CT 表现

心包积液通常具有类似于水的 CT 值（请参阅 CT 值及窗技术，第 74 页），积液表现为一条介于心包表面与心脏之间的细线。衰减值特征可能有助于确定积液的性质。

- 漏出性积液通常具有与水相似的 CT 值（图 22-3）。

- 渗出性积液（例如，血性心包积液、化脓性积液、恶性积液、乳糜性积液）由于蛋白质含量较高，故 CT 值也较高。

- 血性心包积液的 CT 值可发生变化，往往随时间的延长而逐渐降低。此外，血栓的存在也可导致血性心包积液的 CT 值发生变化。

- 炎性心包积液可表现为心包摄取对比剂增多。

心脏 CT 可用于详细评估与积液有关的心包病变，尤其是心包厚度，钙化的有无、大小、程度，以及心包肿块的功能影响（请参阅心包肿瘤及包块，第 214 页）。标准心脏 CT 的视野即可覆盖整个心脏，因此采用标准心脏 CT 成像方案就可以显示包裹性或局限性积液，以及心脏前方的积液。大视野可用于评估肺内伴发病变，以明确肿物累及心包的程度。心脏

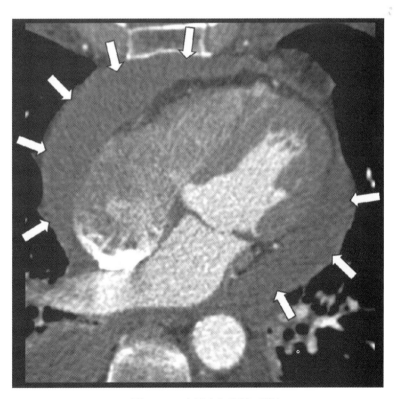

▲ 图 22-3　大量心包积液（箭）

CT 在区分少量心包积液与心包增厚时或在积液与心包 CT 值相似时，其应用价值有限。

（三）心脏压塞

多数心脏压塞在心脏 CT 检查之前就已经通过临床表现及超声心动图检查确诊。但通过 MDCT 可进行全心动周期成像，其有助于识别舒张期心腔塌陷或心室大小的变化。CT 检查发现这些征象时需引起注意，以确保患者及时得到救治。

四、缩窄性心包炎

缩窄性心包炎患者通常表现为双室性心力衰竭的症状及体征，包括呼吸困难、端坐呼吸、外周水肿、肝大，严重时还可出现腹腔积液。缩窄性心包炎诊断非常重要，心包切除可能对患者有益。

临床上，缩窄性心包炎与限制性心肌病难以区分。缩窄性心包炎更为常见，如既往有心包炎、心脏手术 / 外伤、放疗或结缔组织病的病史，则更易发生缩窄性心包炎。

通常，利用超声心动图进行诊断时，缩窄性心包炎及限制性心肌病的表征有时会出现重叠。受检者吸气过程中，室间隔向左心室方向移动，4 个心腔内的舒张压均等，收缩期左、右心室峰值收缩压不协调均可提示缩窄性心包炎，而心房明显增大及二尖瓣 / 三尖瓣反流则提示限制性心肌病的可能性大。

（一）缩窄性心包炎的常见原因

- 放疗期间的纵隔照射。
- 心包切开术后。
- 心肌梗死后（心肌梗死后综合征）。
- 感染（病毒、细菌、结核、真菌或寄生虫）。

- 系统性炎症性疾病（类风湿性关节炎、系统性红斑狼疮）。
- 肿瘤（特别是淋巴瘤、白血病、肺癌或乳腺癌、间皮瘤）。
- 尿毒症后。
- 特发性。

（二）心包增厚的常见原因

- 急性心包炎。
- 尿毒症。
- 风湿性心脏病。
- 类风湿性关节炎。
- 结节病。
- 放疗期间的纵隔照射。

（三）心脏 CT 表现

- 心脏 CT 显示心包厚度 > 4mm，提示异常（图 22-4）；伴有心力衰竭症状时，则高度提示缩窄性心包炎。
- 心包钙化与缩窄性心包炎有关，心脏 CT 检查易于发现钙化灶（图 22-5）。
- 右心室可能变小、狭窄或呈管状结构。
- 或许可见呈 S 形或 D 形室间隔。
- 扫描视野较大时可能会观察到下腔静脉及肝静脉扩张。
- 严重时可能会出现腹腔积液。

如果缺乏相应症状及体征，单纯基于心包增厚、心包钙化不能诊断缩窄性心包炎。

五、心包肿瘤及包块

心包肿瘤及包块包括心包囊肿、血肿及肿瘤。

（一）假瘤

心包囊肿是最常见的心包肿块，由心包的

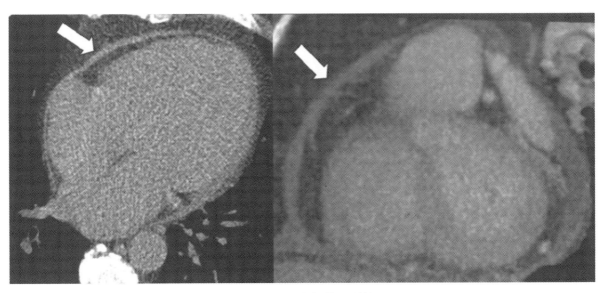

▲ 图 22-4　心包增厚（箭）

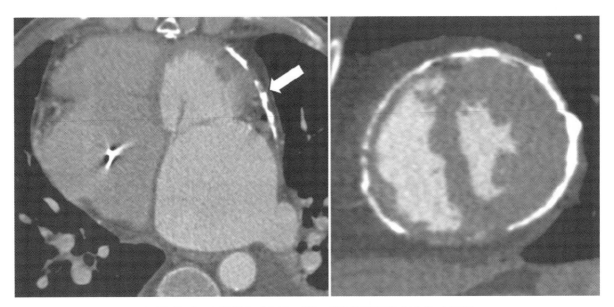

▲ 图 22-5　心包钙化（左图，箭），有时可表现为向心性（右图）

一部分在发育过程中分离而形成，多数患者于中年时才确诊。

• 心包囊肿具有薄壁、无强化、中心充满液体的特点，其 CT 值类似于水（0～40HU，图 22-6）。

• 心包囊肿可发生在纵隔任何部位，常见于右侧肋膈角。

• 心包囊肿与心包腔沟通者罕见。

• 心包囊肿可随呼吸或体位变化而改变大小及形状。

• 心包囊肿与支气管囊肿、胸腺囊肿难以鉴别。

心包内也可见血肿，分为急性、亚急性或慢性。与心脏 MRI 相比，通过 CT 并不能准确区分急性与亚急性血肿，但易于发现慢性血肿内的钙化。

215

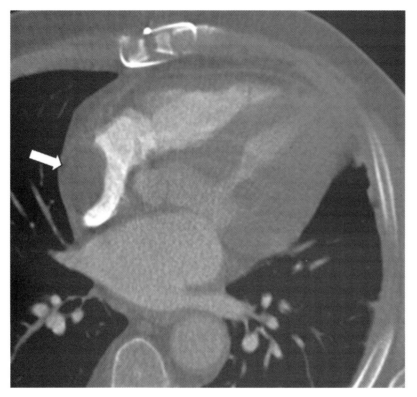

▲ 图 22-6　心包囊肿（箭）导致右心房受压

（二）心包肿瘤

心包肿瘤可能为原发性或继发性转移性病变，前者并不常见，通常需要依靠活检及术后组织学检查才能确诊。

1. 继发性心包转移瘤

心包转移瘤可见于约 10% 的恶性肿瘤患者中，绝大多数病例仅在尸检后才被发现。通常，心包转移瘤通过淋巴或血液循环侵入心包。心包转移来源于乳腺癌及肺癌较常见，其次是淋巴瘤及黑色素瘤。心包大多呈结节状增厚，常伴心包积液。

2. 原发性心包良性肿瘤

原发性心包良性肿瘤包括以下几种。

- 脂肪瘤（组织密度类似于脂肪）。
- 纤维瘤（常呈软组织密度，伴不明显或轻微强化）。
- 血管瘤。

- 畸胎瘤。

➤ 畸胎瘤主要见于婴儿及儿童，病灶大多位于右侧，通常通过蒂与主动脉或肺动脉相连，以获取血液供应。

➤ 病灶大多位于心包内（罕见位于心肌内）。

➤ 病灶体积可以很大，且可伴心包积液、心包填塞和（或）呼吸窘迫。

➤ 恶性畸胎瘤临床罕见。

➤ 典型的畸胎瘤心脏 CT 表现为一个复杂的多囊性肿块，包含多种组织成分，可包括钙化结构（如骨骼及牙齿）。

3. 原发性心包恶性肿瘤

间皮瘤是最常见的原发性心包恶性肿瘤，可见于成人及儿童，常表现为胸痛、气短、咳嗽及心悸等症状，类似于心包炎表现。间皮瘤患者确诊时可能已出现广泛转移。心脏 CT 表现为心包结节状或弥漫性增厚，偶可见心包积液。恶性胸膜间皮瘤也可直接侵犯心包。

淋巴瘤、肉瘤及脂肪肉瘤均有可能累及心包，心脏 CT 通常表现为巨大的不均质肿块，常伴有大量心包积液。

六、先天性心包缺如

先天性心包缺如较为罕见，可通过心脏 CT 明确诊断。心包缺如患者大多无临床症状，少数患者可因心腔的嵌压或疝出（尤其是左心耳）而出现相应伴随症状，可能需要外科缝合或扩大心包缺损，以减轻疝出情况。

通常，先天性心包缺如伴有一种或多种先天性心脏病。

- 房间隔缺损（请参阅房间隔缺损，第 226 页）。
- 动脉导管未闭（请参阅动脉导管未闭，第 232 页）。
- 二尖瓣狭窄（请参阅二尖瓣狭窄，第 191 页）。
- 法洛四联症（请参阅法洛四联症，第 239 页）。

主–肺动脉窗被心包覆盖，且含有脂肪组织，CT 图像显示该区域呈脂肪密度。左侧心包缺如时，肺组织可疝入主动脉与肺动脉之间。此时，该区域 CT 值更接近于气体。偶尔可通过缺损处观察到隆起的左心耳，左心耳突出可导致左心耳疝及左心耳血栓形成。心脏通常向左旋转，因此左侧心包缺如更为常见。

第 23 章
成人先天性心脏病
Adult congenital heart disease

周　振　王文静　译

徐　磊　校

一、概述

先天性心脏病（CHD）是最常见的先天性发育异常，在新生儿中约占 1%～2%。近年来，药物、介入及外科治疗技术的进步彻底改变了临床对于先天性心脏病患者的治疗情况。不同程度的复杂先天性心脏病患者中，多数均有望存活至成年。

先天性心脏病的介入或外科治疗很少能够一次性彻底治愈，常需连续诊断评估并重复干预及终生随访，以确保患者心脏处于最佳状态，提高生活质量。越来越多的先天性心脏病患者可存活至成年，甚至是老年。患者还可能出现先天性心脏病之外的获得性心脏病。此外，老年人是成人先天性心脏病（ACHD）患病率增长最快的群体之一。

心脏磁共振成像（CMR）及超声心动图是对所有类型 ACHD 患者进行常规评估及随访的标准手段。近年来，心血管（CCT）发展迅速，已逐渐成为 CMR 的一种替代及补充成像手段。如需详细评估冠状动脉，或在有 MRI 禁忌证、存在影响诊断准确性的金属伪影及由于血流动力学不稳定导致扫描时间过长时，可首选 CCT 检查。检查方式的选择必须同时考虑图像质量及检查风险。风险评估需考虑不良事件的发生、麻醉对神经发育的影响、钆或碘对比剂的应用、血管通路及辐射暴露的问题。对于所有年龄段的先天性心脏病患者进行 CMR 或 CCT 检查时，成像方式的选择应基于高质量图像的获取及临床适应证。

（一）CCT 的作用

目前，CT 扫描仪能够提供亚毫米级各向同性空间分辨率，时间分辨率低至 66ms，数据采集可在 1s 内完成，可实现单个心动周期或单次屏气图像采集（请参阅探测器术语，第 8 页）。高分辨率多平面三维重建可清晰显示心脏及血管结构的复杂关系，有助于介入或外科治疗。在时间分辨率合适的情况下，可通过心电触发技术来评估心室容积及功能，该评估结果与 CMR 评估结果具有良好的相关性（请参阅心电门控，第 16 页）。

CCT 可清晰显示管壁钙化，评价支架的通畅性及位置；除可显示冠状动脉与心脏结构外，还可同时显示心脏与血管、气道、胸骨的位置关系。其在主动脉瓣、新型主动脉瓣介入或肺动脉导管置换术前评估中尤为重要。

随着硬件及软件技术的发展，当前 CCT 的辐射剂量已大幅降低。综合考虑麻醉、血管通路、对比剂用量、辐射暴露的风险，CCT 正逐渐成为 ACHD 最佳的影像学检查手段。相关研究表明，CCT 适于评价先天性心脏病。但目前仍有许多有关先天性心脏病的高级成像培训项目及诊断成像算法并未将 CT 纳入其中。随着 CT 技术的普及及 CT 在先天性心脏病诊断中应用机会的增多，CCT 诊断先天性心脏病的价值有望在未来十年迅速提升。

鉴于先天性心脏病的复杂性，CCT 检查应由具备先天性心血管影像诊断经验的医生来实施，且需要与其所在的三级转诊中心中负责管理 ACHD 患者的心血管科及心胸外科医生密切合作。每次 CCT 采集均需结合患者的临床适应证及累积诊断风险制定个体化的扫描方案。诊断先天性心脏病所需的图像质量低于冠状动脉疾病评估对图像质量的要求。因此，对于多数先天性心脏病患者，应积极采用有利于降低辐射剂量的扫描方案。负责先天性心脏病 CT 诊断的医生应同时具有心脏病学及放射学知识背景及专业的培训及实践经验，这样才能在复杂的患者群体中进行高水平的 CCT 检查。

充分了解复杂先天性心脏病相关解剖并应用节段分析法，对于诊断先天性心脏病并制定初步的外科治疗计划至关重要。绝大多数 ACHD 患者 CCT 检查前已获得初步诊断，且已接受过一种或多种治疗。此时，CCT 检查常被用来解决特定的临床问题。在这种情况下，相关医生需仔细回顾患者病史，从而优化扫描计划及图像采集方案，还应了解每个操作最常见的并发症及重复干预的适应证。对每一例患者，应根据其初步诊断及临床适应证来调整采集方案及图像质量。剂量优化是指在图像质量满足诊断要求的前提下尽可能降低辐射剂量。增大辐射剂量，虽然可能会提高图像质量，但实际上并不能显著提高 CT 诊断准确率；而一味降低辐射剂量，则会使图像噪声随之增加，从而影响诊断准确率。详细的先天性心脏病 CT 采集方案请参考国际心血管 CT 学会（SCCT）2015 年先天性心脏病 CT 检查技术专家共识[1, 2]。

（二）先天性心脏病命名

目前，复杂先天性心脏病具有几种不同的命名方式。同一种病变在不同的命名方式中名称不同，这对不同医疗机构之间的病例讨论及数据库开发造成了困扰。国际儿科及先天性心脏病命名学会（IPCCC）的成立解决了复杂先天性心脏病的国际通用命名问题。

IPCCC 命名法虽尚未普及，但大多数国家及国际数据库均已采用，且正不断改良，使之更加标准化。本章将采用 IPCCC 命名法描述 ACHD。

参考文献

[1] Han BK, Rigsby CK, Hlavacek A, et al. (2015) Computed tomography imaging in patients with congenital heart disease Part Ⅰ rationale and utility. An expert consensus document of the Society of Cardiovascular Computed Tomography (SCCT): Endorsed by the Society of Pediatric Radiology (SPR) and the North American Society of Cardiac Imaging (NASCI). *J Cardiovasc Comput Tomogr* 9(6): 475-92.

[2] Han BK, Rigsby CK, Leipsic J, et al. (2015) Computed tomography imaging in patients with congenital heart disease, part 2: Technical Recommendations. An expert Consensus Document of the Society of Cardiovascular Computed Tomography (SCCT): Endorsed by the Society of Pediatric Radiology (SPr) and the North American Society of Cardiac Imaging (nASCI). *J Cardiovasc Comput Tomogr* 9(6): 493-513.

二、节段分析法

熟练掌握解剖学知识是进行先天性心脏病 CT 准确评估的关键。对于复杂的先天性心脏病，建议使用节段分析法。

- 首先应描述心脏在胸部的位置，然后依次描述心房、心室、大动脉。

- 描述心尖在胸腔内的位置，例如，相对于心脏外结构而言，心尖发生移位，通常使用术语"右位心"来描述（表 23-1）。

- 多数病例心房解剖位置与胸部、支气管解剖位置一致，但也存在心房解剖位置与腹部解剖位置不一致的病例。因此心耳是确定心房解剖位置最准确的标志物。

- 心房 – 心室（AV）连接可被描述为一致（正常）或不一致，心室 – 动脉（VA）连接同样如此。正常心脏具有 AV 连接及 VA 连接的一致性，即右心房与右心室相连，左心房与左心室相连，右心室支持肺循环，左心室支持体循环。

- 三尖瓣可用于确定右心室。三尖瓣具有隔瓣、前瓣及后瓣，隔瓣插入点位于二尖瓣的心尖侧，偏移度 $< 0.8cm/m^2$。二尖瓣可用来确定左心室，2 组不同的乳头肌附着在瓣膜腱索上。从形态学上区分心室的另一个可行的方法是对室间隔的 2 个表面进行比较。左心室表面相对光滑，小梁较少，右心室表面具有调节束，心尖区域小梁较多。

- 对于大动脉，可通过冠状动脉起源、肺动脉分支及降主动脉来确定；但需要注意的是，这些血管均可发生变异。在正常心脏中，三尖瓣及肺动脉瓣被圆锥肌隔开，二尖瓣与主动脉瓣通过纤维组织相连。冠状动脉通常起源于主动脉。

- 除描述 AV 连接及 VA 连接外，尚需描述其他相关异常。例如，房间隔缺损、动脉导管未闭等。

- 流入道及流出道瓣膜也应详细描述。例如，三尖瓣闭锁患者右侧 A-V 连接缺失。此

表 23-1 心房相关术语描述

项目	心房正位	心房反位	右心房异构	左心房异构
心房形态	右侧：形态学右心房；左侧：形态学左心房	右侧镜像：形态学左心房；左侧镜像：形态学右心房	双侧：形态学右心房	双侧：形态学左心房
心耳	右心耳呈宽基底，左心耳呈狭长状	镜像	双侧：右心耳	双侧：左心耳
窦房结	单个，右侧	单个，左侧	双侧	缺失
肺叶形态	右肺三叶，左肺两叶	右肺两叶，左肺三叶	双侧三叶肺	双侧两叶肺
支气管形态*	右主支气管粗而短，左主支气管狭长	镜像	双侧均表现为粗而短的形态学右主支气管	双侧均表现为狭长的形态学左主支气管
主动脉和下腔静脉（腹部排列**）	主动脉位于脊柱左侧，下腔静脉位于脊柱右侧	正常或镜像	主动脉和下腔静脉位于同侧，下腔静脉位于主动脉前方	主动脉与奇静脉位于同侧，奇静脉位于主动脉后方
胃（腹部排列）	左侧	正常或镜像	通常位于左侧	通常位于右侧
肝（腹部排列）	右侧		中线	中线
脾（腹部排列）	左侧		通常缺失	多脾

*. 支气管及肺的解剖位置几乎总是与心房解剖位置一致，因此可从胸部 X 线片上推断出心房位置

**. 超声心动图可显示腹部大血管关系

引自 Thorne S & Clift P（2009）*Adult Congenital Heart Disease*. 经 Oxford University Press 授权转载

外，2 个房室瓣可能主要连接到一侧心室，形成双流入道心室。

- 在描述先天性心脏病的解剖结构时，一定要具体。因为疾病是根据形态学特征来严格定义的。

三、先天性心脏病 CT 成像技术要点

（一）静脉置管

与冠状动脉 CT 成像相似，对成人先天性心脏病（ACHD）患者行 CT 检查时最常经肘前静脉置管。根据对比剂注射流率选择适当规格静脉留置针，以使需要评估或感兴趣的结构显影。当存在静脉阻塞时，需及时更换至另外一侧进行穿刺。静脉闭塞较为常见。此时，通过侧支循环实现对心脏结构的显影。

（二）对比剂注射方案

1. 单期对比剂注射加之生理盐水冲洗（左心室造影）

单期对比剂注射加之生理盐水冲洗是典型的左心室及冠状动脉造影对比剂注射方案，其被称为左心室注射方案或双期相注射方案，包括一个造影期及一个生理盐水冲洗期。

2. 双期对比剂注射加之生理盐水冲洗（双心室造影）

双期对比剂注射加之生理盐水冲洗是典型的左、右心室造影对比剂注射方案。第一期相以正常速率给药，然后以相同速率追加对比剂与生理盐水的混合液，从而降低对比剂的相对注射速率或降低增强率，被称为双心室注射方案或三期相注射方案，包括两个造影期及一个生理盐水冲洗期。

3. 伴有间歇的双相对比剂注射（Fontan 术后单心室造影或动 / 静脉同时造影）

双期相对比剂注射伴 30～45s 注射间隔是典型的 Fontan 术后单心室造影对比剂注射方案，图像采集时间为对比剂注射的第二期相。单心室患者静脉结构变化大，选择带有间隔的双期相对比剂注射方案能够增加获得最佳静脉造影的机会。

（三）扫描触发

先天性心脏病患者 CT 扫描触发方案包含以下几种。

- 先天性心脏病患者循环时间不定，静脉血流动力学变化较大。对此可通过小剂量测试实验（请参阅优化扫描时间，第 54 页）来确定主动脉根部达到峰值浓度的时间，同时提前识别早期异常显影结构。

- 手动触发扫描较为可靠。需在动态监测序列中放置感兴趣区（ROI），并在对比剂注射期间动态监测该区域的 CT 值，观察到 ROI 内 CT 值达到阈值时手动触发扫描。

- 自动触发扫描，即在需要评估的结构中放置 ROI，动态监测该区域的 CT 值，当达到设定阈值时自动触发采集。

- 对于假定或可能患有肺动脉高压的患者，应引起足够的重视，此时判断循环时间较为困难。

- 对于 ACHD 患者，其右心室功能值得关注。肺循环时间减少或许有利于观察右心室强化情况，但此时不利于左心室分析。调整扫描时间或 CT 采集方案可增强右心室强化程度，但可能会影响左心室充盈及冠状动脉评估。

（四）心电门控

根据 ACHD 患者的心率及心率的变异性，可适当选择前瞻性或回顾性心电门控技术。

（五）检查前药物干预

如需获取高分辨率冠状动脉图像，检查前应考虑使用降心率及扩张冠状动脉的药物。成人受检者在检查前即使未服用此类药物，其冠状动脉的走行及位置往往也能够显影。

四、冠状动脉起源异常

冠状动脉的正常解剖已在本书的其他章节中有过介绍（请参阅冠状动脉及心脏静脉，第 101 页）。尸检数据显示，普通人群中约有 1% 存在冠状动脉异常，这种异常在先天性心脏病患者中更为常见。通过 CTA 能准确评估冠状动脉的异常起源及走行。冠状动脉异常在许多先天性心脏病患者（如永存动脉干、法洛四联症）中较为多见，随后将在本章中进行叙述。

冠状动脉起源异常主要包括两大类，即异常起源于肺动脉（左冠状动脉异常起源于肺动脉：ALCAPA，右冠状动脉异常起源于肺动脉：ARCAPA）及异常起源于主动脉（AAOCA）。AAOCA 可分为的右冠状动脉异常起源于左冠窦、左冠状动脉异常起源于右冠窦及单冠状动脉畸形。冠状动脉异常起源于肺动脉常见于婴儿及儿童，往往由于冠状动脉灌注压减低而引起缺血改变，但部分患者在成年之前可无异常症状。冠状动脉异常起源于主动脉可能导致心律失常或猝死，但多数无症状患者往往是在其他心脏病变的检查中偶然发现。AAOCA 患者冠状动脉损害的机制可能是开口狭窄或动脉间压迫，也可能是由于运动或心输出量增加时心肌压迫所致。

（一）良性及高风险冠状动脉走行异常

- 冠状动脉走行异常被认为是决定预后的重要因素之一，不良结局往往与冠状动脉壁内或动脉间走行相关。

- 其损害机制可能是收缩期大动脉扩张压迫冠状动脉，从而限制冠状动脉血流。

- 但即使是在人体处于运动状态时，肺动脉主干内的收缩压也相对较低；此外，冠状动脉血流量在舒张期达到最大值。因此，压迫并不能完全解释冠状动脉受损机制。

- 其他不良征象包括：冠状动脉的主动脉根部起始角度呈锐角，冠状动脉狭缝状开口及冠状动脉壁内走行，这些征象常见于伴有动脉间走行的冠状动脉起源异常。

- 冠状动脉的主动脉根部起始角度呈锐角，裂隙状改变可致冠状动脉开口的形状发生改变，继而影响冠状动脉供血。

- 冠状动脉壁内走行指冠状动脉近端走行于主动脉壁内，很可能会增加冠状动脉壁张力（尤其是在人体处于运动状态时），对冠状动脉血流有潜在的不利影响。

- 在生物学上，这些特征用于判定不良预后更为合理。预后评估不应仅依靠是否存在动脉间走行。

（二）AAOCA（右冠状动脉起自左窦或左冠状动脉起自右窦）

- 根据 Leiden 标准，对异常冠状动脉的描述应从冠状动脉的起源位置开始（请参阅冠状动脉开口及左冠状动脉，第 101 页）。

- 对冠状动脉开口描述如下。

➤ 起始角度：正常冠状动脉起始段与冠状窦成 90° 角；在冠状动脉异常中，此角度常大幅减小（锐角）。

➤ 开口形状：通常，冠状动脉开口大致呈圆形；冠状动脉异常时开口可呈卵圆形、泪滴状或裂隙状。

➤ 冠状动脉最常起源于主动脉窦，但也可

能起源于升主动脉。

- 冠状动脉走行描述如下。

➤ 冠状动脉走行于主动脉后（即主动脉后走行，图 23-1A 及图 23-1C）。

➤ 冠状动脉走行于主动脉与肺动脉干之间（即动脉间走行，图 23-1B）。

➤ 冠状动脉走行于肺动脉主干前（即肺动脉前走行）。一般认为此变异为良性；但对于需要接受右心室流出道手术治疗的先天性心脏病患者，该变异会增加手术难度。

➤ 冠状动脉走行于肺动脉瓣水平以下的室间隔（即左冠状动脉间隔内走行）。此变异常被认为是一种良性变异，无血管受压风险，其生理机制与心肌桥相似。

（三）治疗

- 切除走行于壁内冠状动脉近段部分，同时建立一较大冠状动脉开口，手术效果较为理想。绕过冠状动脉壁内段的旁路移植术，其效果往往并不理想；因为冠状动脉壁内段与移植段会竞争血流，从而降低移植段的通畅性。

- 对无症状右冠状动脉异常患者的治疗具有争议。而对于伴随严重劳力性心脏症状或心肌缺血的右冠状动脉起源异常患者，往往需进行外科治疗。

- 多数右冠状动脉异常起源于主动脉的临床数据来自心源性猝死的年轻人（如运动员、新兵）的尸检结果。毫无疑问，这些死者的冠状动脉往往为动脉间走行；但令人困惑的是，除了这些变异致死的人群，尚有部分成年人具有此类变异，但却终生未被发现。

- 前瞻性监控方面的研究多在国家层面进行，以提供解读此类状况的临床相关信息。一项由美国先天性心脏外科医师协会（CHSS）开展的研究正在进行中。

- 一般认为，左主干异常起源于右冠窦并

走行于动脉间的患者需接受手术治疗。

- 多数情况下，左主干异常起源于右冠窦并走行于肺动脉瓣下方室间隔内属良性变异，类似于心肌桥。

（四）AAOCA：单冠状动脉畸形及左主干闭锁

- 具有共同起源的单冠状动脉畸形是一种罕见的冠状动脉变异，可起源于主动脉窦或升主动脉。

- 对冠状动脉分支的起源及走行均需进行评估及描述。单冠状动脉畸形多为良性变异，但其冠状动脉分支走行于动脉间时可能存在潜在恶性风险。

- 冠状动脉闭锁非常罕见，其临床表现取决于侧支循环的多少。具有此变异的患儿通常无法存活。此外，该变异多与其他形式的复杂先天性心脏病并存（图 23-1D）。

- 成年患者的左主干闭锁可能与严重冠状动脉发育不良有关，其左主干常呈线样。

（五）ALCAPA/ARCAPA：左冠状动脉或右冠状动脉异常起源于肺动脉

- ALCAPA 或 ARCAPA 的发病率约为 1/300 000；男女比例约为 2.3∶1。

- 常见于出生后几个月的患儿，可致肺血管阻力下降，冠状动脉灌注压力不足。

- 患者常表现为左心室功能障碍及二尖瓣反流，出现充血性心力衰竭及呼吸系统症状。在婴儿期，该变异常被误诊断为哮喘或呼吸系统疾病。

- 侧支循环丰富的患者可在老年时才出现二尖瓣反流、心肌肥大或心力衰竭（约 10%～15%）。

- 极少数 ALCAPA 患者经由首次 CTA 确诊（图 23-2）。

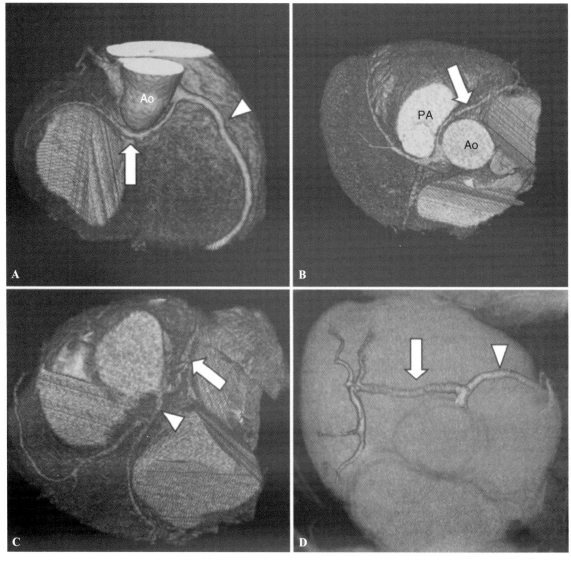

▲ 图 23-1　冠状动脉异常

A. 左旋支（箭）起源于窦旁右冠状动脉（箭头），走行于主动脉后；B. 右冠状动脉（箭）起自左冠窦，走行于肺动脉（PA）与主动脉（Ao）之间，到达右房室间沟。此种主动脉前走行可能预后不良；C. 右冠状动脉（箭）起源于左冠窦（左主干，箭头）并沿主动脉后走行；D. 左主干闭锁，左冠状动脉（箭）起自右冠状动脉（箭头），走行于主动脉前，到达前室间沟后分出左旋支逆行向上经过前室间沟进入左房室间沟（见本书彩图部分）

- 建议行手术修复治疗，将冠状动脉再植入主动脉。

五、其他先天性冠状动脉发育异常

冠状动脉瘘

- 冠状动脉瘘临床发病率可能高达 0.5%。

- 冠状动脉瘘多表现为冠状动脉与任一心腔（右心室，占 40%；心房，占 25%）或肺动脉（15%）存在异常沟通。冠状动脉与左心房左心室、腔静脉或肺静脉的异常沟通较为罕见。

- 冠状动脉常与低压结构间存在异常沟通。较大的冠状动脉瘘可导致左向右分流，表现为高输出量所致的心力衰竭症状。

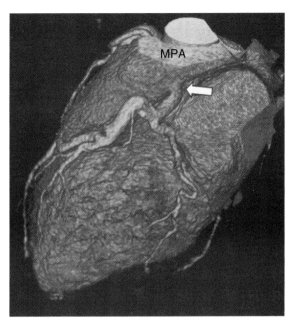

▲ 图 23-2　左冠状动脉（箭）异常起源于主肺动脉（MPA）近端

- 瘘道大小不一，可呈小血管样或大而迂曲的动脉瘤样结构。小型冠状动脉瘘通常是在患者因其他心脏病变而接受超声心动图检查时偶然发现，一般不需要进行干预。

- CCT 是识别并准确描述冠状动脉瘘的可靠手段，可用于指导临床治疗。

- 外科及介入治疗大型冠状动脉瘘已有报道。

- 在消除瘘道的同时，应保证冠状动脉远端的血流通畅性。

- 大型冠状动脉瘘修复术后冠状动脉仍可扩张，并可发生术后并发症。

六、成人先天性心脏病冠状动脉评估

（一）缺血性心脏病

- 许多先天性心脏病患者可存活至成年，除先天性病变外，还可能患有获得性心脏病。

- 成人先天性心脏病（ACHD）患者静息心电图异常的发生率较高。此时，负荷心电图对诊断冠心病并无帮助。

- 心室解剖异常及既往手术疤痕或植入装置可能增加判读心肌灌注图像的难度。

- 有创性冠状动脉造影的导管操作可改变再植入冠状动脉的近端走行，掩盖动脉转位术后冠状动脉开口狭窄等病理学改变。

- CTA 用于排除冠心病具有良好的阴性预测值，可作为有创性冠状动脉造影（ICA）的替代成像方式。

- 推荐对所有绝经后妇女、年龄 > 35 岁的男性及伴有危险因素的人群在心脏介入治疗之前进行冠状动脉造影。

- 在三级医院以外的医疗机构中，由于医生对于 ACHD 患者进行 ICA 的操作经验可能有限，对先天性心脏病患者进行 CTA 可能更为适用。

（二）术前干预评估

- 血管狭窄或心功能不全时，置入肺动脉导管是最常见的 ACHD 干预手段。

- 冠状动脉异常的发生率相对较高，其可致使外科手术及肺动脉瓣介入治疗复杂化。

- 建议介入治疗前进行冠状动脉成像，同时明确冠状动脉与大血管、胸骨的关系。

（三）川崎病

- 川崎病（KD）又称皮肤黏膜淋巴结综合征。

- 发病率约 10～30/100 000；约 80% 的 KD 患者年龄 < 5 岁，且男性多于女性，男女比例为 3 : 2。

- KD 为儿童获得性心脏病的主要原因。

- KD 是一种系统性血管炎，其典型症状包括发热 ≥ 5 天、皮疹、淋巴结肿大、手脚肿胀、结膜及黏膜炎症。

- 非典型 KD 常被误诊为其他疾病，需要引起足够重视才能及时做出诊断。
- 心脏征象（见于约 25% 的未经治疗的患者）包括冠状动脉瘤、心肌炎、心包炎及心律失常。
- 在发热 7 天内静脉注射免疫球蛋白或可限制冠状动脉瘤的发展。
- 通过 CTA 可观察冠状动脉瘤的位置、大小、数量及动脉瘤内的钙化、血栓、强化程度（图 23-3）。
- 所有与 KD 相关的冠状动脉病变患者均需终生随访。
- 有研究表明，巨大动脉瘤或永久性动脉瘤患者发生主要不良心脏事件（MACE）的风险高，在患者年龄较轻时就需要进行冠状动脉干预治疗。
- 罕见的严重冠状动脉受累患者需接受冠状动脉旁路移植术，甚至是心脏移植。
- 在 KD 确诊后的前 3～12 个月，患者发

生心肌梗死的风险最高。病变可发生于冠状动脉瘤的近端或远端。

七、房间隔缺损

房间隔缺损在所有先天性心脏病中约占 10%，是成人常见的先天性心脏病之一。

（一）继发孔型房间隔缺损

- 卵圆窝型缺损。
- 对于直径 < 1cm 的缺口一般不需要干预，除非是在出现反常栓塞的情况下。
- 除非患者伴有显著肺血管疾病，否则对导致右心室扩张的房间隔缺损均应予以闭合。
- 房间隔缺损边缘组织足够用于固定封堵伞时（距房室瓣及肺静脉 / 腔静脉开口至少 4～5mm），首选经皮封堵治疗。
- 对于直径 3.5～4cm 的缺损可能需要外科手术修补治疗。

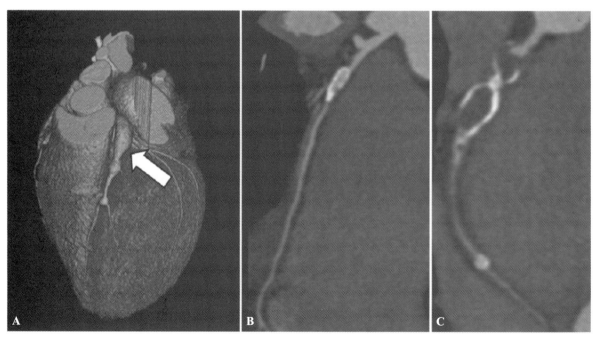

▲ 图 23-3　川崎病冠状动脉瘤

A. 容积再现重建清晰显示冠状动脉瘤，但仍需通过多平面重建来评估管腔通畅性（箭）；B. 左前降支可见钙化明显的冠状动脉瘤，远端管腔通畅；C. 右冠状动脉动脉瘤钙化伴血栓形成，管腔未见造影（远端可见另一个小动脉瘤）

（二）卵圆孔未闭

- 卵圆孔未闭较为常见（在普通人群中占25%），患者通常无明显临床症状。

- 卵圆孔未闭为出生后卵圆孔瓣阀未闭合。

- 在成人中，瓣阀可允许右向左分流（右心房压力＞左心房压力）。

- 卵圆孔未闭相关并发症包括反常栓塞及先兆性偏头痛。

- 经多普勒超声检查未发现穿过房间隔的彩色血流时，增强超声心动图或有助于诊断。

- 继发孔型房间隔缺损一般采用经皮封堵治疗。

- 有研究表明，与单纯药物治疗相比，卵圆孔未闭的器械封堵可降低复发性卒中的长期风险。

（三）原发孔型房间隔缺损

- 原发孔型房间隔缺损是由于胚胎初期原始间隔发育不良引起的房室间隔缺损（AVSD）的心房内间隔缺损病变（请参阅房室间隔缺损，第230页）。

- 当缺口较小、分流较少、右心室大小正常时，对部分型（原发孔型房间隔缺损、二尖瓣裂隙）或过渡型房室间隔缺损（原发孔型房间隔缺损、二尖瓣裂隙、限制性室间隔缺损）的成年患者可能不需要进行修补术。

- 栓塞风险类似于其他房间隔缺损。

（四）静脉窦型房间隔缺损

- 静脉窦型房间隔缺损指上腔静脉（上腔型房间隔缺损）或下腔静脉（下腔型房间隔缺损，较少见）开口区的心房壁缺损。

- 其并不是真正的房间隔的缺损。

- 受累腔静脉向双心房供血。

- 伴有部分右肺静脉异位引流。

- 治疗方式为外科修补，但手术可能导致腔静脉 - 心房交界处狭窄。

- 超声心动图［包括经食管超声心动图（TEE）及经胸超声心动图（TTE）］检查时，位于后间隔的静脉窦型房间隔缺损易被漏诊，患者四腔心图像通常表现为"正常"。

（五）冠状静脉窦缺损

- 左心房内冠状静脉窦缺损或靠近冠状静脉窦口的心房壁缺损，可导致血液流入左心房，造成血液轻度混合。

- 冠状静脉窦缺损的缺口大多较小；而严重冠状静脉窦缺损的患者，其整个冠状静脉窦顶部不存在（冠状静脉窦无顶），血液大量流入左心房。

- 永存左上腔静脉常伴随冠状静脉窦无顶征象，腔静脉及冠状静脉均汇入左心房，从而导致分流加剧，血液混合加重。

（六）心血管 CT 的作用

- 目前，TTE 仍是大多数孤立性房间隔缺损患者的首选检查方法。但也有许多房间隔缺损病例是由于其他原因接受心血管 CT（CCT）检查时偶然发现的。

- 怀疑房间隔缺损并发其他发育缺陷（如肺静脉异常）时，CT 才是首选成像方式。

- CCT 空间分辨率高，可进行 3D 重建，能够直接显示缺损的位置及大小，尤其是在 TEE 上难以显示的缺损（图 23-4）。

- 此外，通过 CCT 可评估双心室的大小、功能（请参阅左心室评估，第 144 页；右心室评估，第 146 页）及肺静脉异位引流等其他相关异常。

- CCT 可用于外科修补术后或经皮房间隔缺损封堵术后的随访，以评价右心室功能或

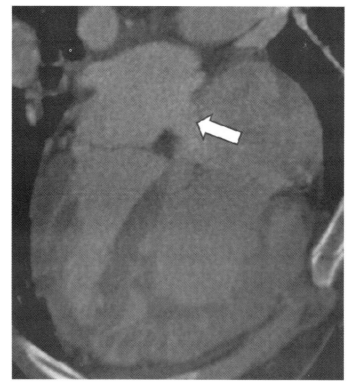

▲ 图 23-4　继发孔型房间隔缺损（箭）

间隔封堵装置的状态（图 23-5）。

- CCT 还可提供卵圆孔未闭（PFO）缺口大小、形态特征等解剖信息。在 CCT 上显示的短小 PFO 缺口及房间隔瘤，均与彩色多普勒超声心动图上的彩色分流信号密切相关。

- CCT 对小缺口的显示效果差。对于此类患者，建议行 TTE 或 TEE 检查。

八、室间隔缺损

- 室间隔缺损是最常见的先天性心脏病病变之一（在活产儿中的发生率为 1.5/1000～3.5/1000），多数小缺损可自发闭合，无须干预。

- 室间隔缺损为多种复杂先天性心脏病（如法洛四联症、复杂大动脉转位）的核心组成部分。

- 室间隔由 4 个部分组成，任何一部分发

生缺损均可最终导致室间隔缺损。

> 流入道室间隔：位于房室瓣下方，分隔心室的流入道。

> 室间隔膜部：主动脉瓣下与三尖瓣相邻的纤维部分。

> 室间隔肌部：室间隔心肌壁内缺损时形成缺损边缘的肌肉部分；其可位于室间隔的流入流出道、中部或心尖部。

> 流出道室间隔：从室上嵴向上延伸至肺动脉瓣的光滑间隔壁部分。

（一）分型

- 膜周型（占 80%）：任何以隔膜为部分边界的室间隔缺损。

- 流入道或房室管型：缺损位于流入道间隔壁，此类房室管型 VSD 可不合并其他畸形。

- 肌型（占 5%～20%）：任何由心肌完全包围的室间隔缺损。

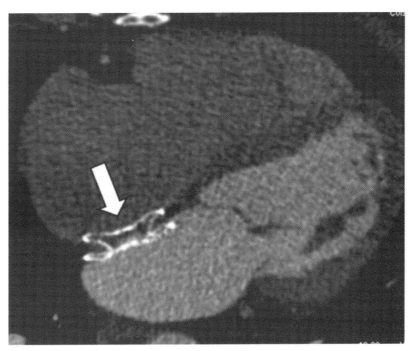

▲ 图 23-5　通过伞样封堵装置闭合的房间隔缺损（箭）

- 嵴上型（约 5%）：任何边界部分或完全跨过主 / 肺动脉瓣瓣叶的室间隔缺损。瓣叶脱垂时，主动脉瓣关闭不全可能是此型缺损的特征。

- Gerbode 缺损（左室右房通道）：缺损位于房室间隔，导致左心室向右心房分流。

（二）生理学

- 室间隔缺损分流的程度取决于缺损的大小及体循环与肺循环之间的相对血管阻力差（PVR）。

- 室间隔缺损分流主要发生在收缩期，这是由于左心房、左心室增大发生在右心房、右心室形态改变之前。

- 轻度口室间隔缺损（缺口面积＜主动脉根部的 1/3）可引发限制性生理改变，左、右心室之间的压力梯度增大，左心室向右心室分流程度不一；而右心室和（或）肺动脉压力及左心室大小正常。

- 中度室间隔缺损（缺口面积约为主动脉根部的 1/2）可导致中重度左向右分流，右心室压力升高。此时，PVR 可能升高，且容量负荷增加或可导致左心房和（或）左心室扩张。

- 重度非限制性室间隔缺损可平衡左心室与右心室压力，从而导致在 1～2 年内发生不可逆的 PVR 升高，20 年左右进展为艾森门格综合征（右向左分流）。

（三）治疗

- 出现以下情况时往往需要临床干预。
  ➤ 出现相关症状，左向右分流＞ 2：1。
  ➤ 心室功能不全，右心室压力负荷和（或）左心室容量负荷增加。
  ➤ 复发性心内膜炎。
  ➤ 中重度或进行性主动脉瓣关闭不全。

- 可通过外科手术修补或经导管介入封堵来进行治疗。

（四）心血管 CT 的作用

• 目前，TTE 仍是评价室间隔缺损的首选方法。

• 并发其他缺陷（如伴有主 – 肺动脉侧支循环的四联症）时，心血管 CT（CCT）则可作为主要的检查手段。

• CCT 可直接显示缺损的位置及大小，尤其是在 TEE 上难以显示的缺损（图 23-6）。

• 此外，CCT 可用于评估双心室的大小、功能（请参阅左心室评估，第 144 页；右心室评估，第 146 页）及任何相关畸形。

• CCT 可用于手术修补或经导管封堵术后随访，评估双心室功能或评估修复状态，主要适用于同时需要冠状动脉成像评价或有心脏 MRI 禁忌证的患者。

• 通过 CCT 并不能评估分流。

• 相对于房间隔缺损，CCT 对轻度室间隔缺损的显示能力较差。此时，建议行超声心动图检查。

九、房室间隔缺损

（一）解剖及分类

• 房室间隔缺损（AVSD）为连接心房、心室及房室瓣的中央心内膜垫融合失败所致。

• 共同房室连接部被一个具有双侧（左、右）瓣膜成分的房室瓣（桥瓣）隔开。

• Rastelli 分型是基于前上桥瓣形态及腱索附着点来进行划分的。

• 房室瓣通常由 5 个瓣叶组成，包括跨间隔的上方及下方桥瓣、左侧壁瓣叶、右下瓣叶、右前上瓣叶。

• 房室间隔缺损可分为以下 3 种类型。

➢ 完全型：可为原发孔型房间隔缺损、非限制性流入道型室间隔缺损表现，并可见由共同房室瓣构成的共同房室瓣口，心房及心室水平均发生显著分流。

➢ 部分型：桥瓣附着于室间隔顶部，将房室孔分为 2 个有效孔道，其左侧房室瓣膜存在

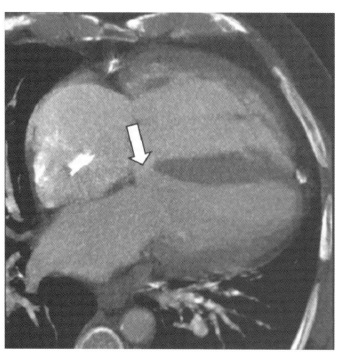

▲ 图 23-6　室间隔缺损（箭）

裂隙；可为原发性房间隔缺损表现，仅发生心房间分流。

➤ 过渡型：除共同房室瓣外，还存在原发性房间隔缺损及一个较小的压力限制性室间隔缺损。

• 偶见房室管型室间隔缺损（即桥瓣附着于房间隔下部）；此时，仅见心室间分流。

• 发生于 21 三体综合征患者的 AVSD 类型，> 75% 为完全型，< 10% 为部分型。21 三体综合征患者常有多余瓣叶，可用于外科修补。

（二）治疗

• 除伴有严重且不可逆的肺血管疾病的患者外，对所有完全型 AVSD 患者均应进行手术修补。

• 如房室瓣严重失衡，且主要发生于一个心室内，则可能无法进行双心室修复。

• 部分型 AVSD 如伴有明显的心房分流

及右心扩张，则需要修补治疗。心房缺损可通过心包补片来修补，并同时缝合左侧房室瓣裂隙。

• 左心室流出道内有左侧房室瓣附属组织，因此术后左心梗阻是与反复干预相关的相对较常见的并发症。切除附属组织可解除梗阻，但可能损害左侧房室瓣的完整性。

（三）心血管 CT 的作用

• 心血管 CT（CCT）常用于分析存在胸部血管变异的内脏异位综合征患者中 AVSD 的解剖特征。通过 CCT 可对桥瓣进行评估（图 23-7）。

• CCT 可用于评估双心室的大小、功能（请参阅左心室评估，第 144 页；右心室评估，第 146 页）及相关畸形。

• CCT 还可用于术后随访，评估双心室功能或修复状态。

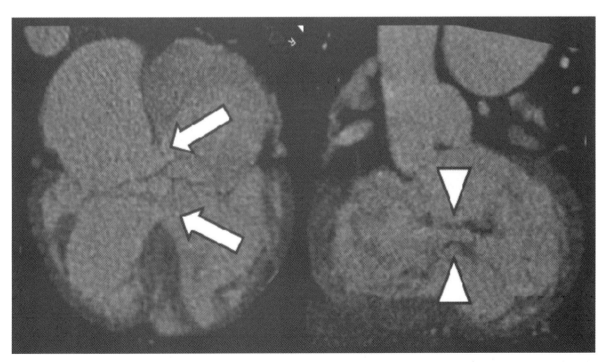

▲ 图 23-7 具有共同房室瓣的完全型房间隔缺损（左图，箭）；舒张期短轴图像可见共同房室瓣的桥瓣（右图，箭头）

但需要注意的是，CCT 无法用以评估分流。

十、动脉导管未闭

（一）背景

• 主动脉弓与肺动脉主干或其分支之间存在持续的胎儿期通道。

• 在正常胎儿循环中，血液通过动脉导管从肺动脉主干分流至主动脉，绕过高压（缺氧）肺床。

• 可能与其他畸形相关，对维持新生儿的体循环或肺循环至关重要，即"导管依赖性循环"，需要激活前列腺素使导管保持通畅，以避免血流动力学衰竭或导管闭合所致的严重发绀。

• 成年患者的动脉导管未闭一般单独存在。

• 预后取决于动脉导管的大小，由于收缩期及舒张期均可发生分流，严重的动脉导管未闭患者在早期即可出现肺动脉高压及艾森门格综合征。

• 慢性右向左分流可能会导致差异性发绀（仅在下肢出现杵状趾及缺氧改变）。此时，对比剂可能主要从肺动脉流入降主动脉，降主动脉的强化程度可能更高。

• 除非存在严重且不可逆的肺动脉高压，对于血流动力学显著异常的动脉导管未闭，建议进行介入封堵或外科闭合。除非与动脉炎相关（罕见），对于小而无症状的动脉导管未闭，一般不需要予以闭合。

（二）心血管 CT 的作用

• 动脉导管未闭偶见于心血管 CT（CCT）检查中，尤其是肺动脉高压（PAH）患者的CCT 检查。

• 通过 CCT 可明确动脉导管未闭是否存在及其大小。必要时，可使用 3D 重建技术，以获得精确的图像信息，从而指导临床治疗（图 23-8）。

• 通过 CCT 还可定量动脉导管内的钙化。严重的动脉导管钙化与较高手术风险相关；此时，经导管封堵术更为可取。

十一、其他先天性主动脉畸形

（一）共同动脉干

• 主动脉、肺动脉及冠状动脉均起源于发自心脏的同一动脉。

• 可见共同动脉干瓣膜，大多由 3 个瓣叶（约占 70%）组成，也可能有 4 个（约占 20%）或 2 个（约占 10%）瓣叶，＞ 4 个瓣叶者十分罕见。

• 共同动脉干具有多种分类方法，如Collett-Edwards 分类法。

➢ 1 型（约占 50%～70%）：肺动脉主干短小，起自共同动脉干，然后分为左、右肺动脉。

➢ 2 型（约占 30%～50%）：无肺动脉主干；左、右肺动脉彼此相近，但确单独起源于共同动脉干。

➢ 3 型：无肺动脉主干；左、右肺动脉均起源于升主动脉，但彼此远离。

➢ 4 型（也称"假性动脉干"）：无肺动脉；肺血供来自大型主 - 肺侧支动脉（MAPCA），而 MAPCA 血流通常来源于降主动脉（请参阅大型主 - 肺侧支动脉，第 239 页）。

• 共同动脉干通常与大型室间隔缺损并存，并形成室间隔缺损的顶部。

• 10%～20% 的患者可出现主动脉弓离断或缩窄。

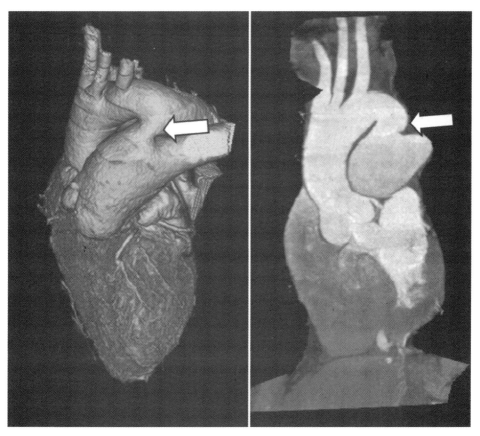

▲ 图 23-8　动脉导管未闭（箭）容积再现图像（左图）及最大密度投影图像（右图）

• 冠状动脉异常很常见，冠状动脉可能起源于共同动脉干窦部或升主动脉。

• 外科修复是治疗共同动脉干的首选方法。

➤ 其可修补室间隔缺损。

➤ 从共同动脉干中分离肺动脉，在右心室与肺动脉之间建立带瓣通道。

心血管 CT 的作用

• 提供共同动脉干解剖信息（图 23-9）。

• 识别肺动脉分支及侧支。

• 对于接受外科修复的共同动脉干患者，需要准确评估其肺动脉通道通畅性及该通道与冠状动脉、肺动脉通道的关系。

（二）主 - 肺动脉窗

• 胚胎发育期间由于动脉干的不完全分隔导致升主动脉近端与肺动脉主干之间存在直接的通道。

• 在无其他并发畸形的主 - 肺动脉窗患者中，均可见独立的主动脉瓣及肺动脉瓣，且两者的位置关系正常。

• 主 - 肺动脉窗通常与其他畸形并存，如室间隔缺损、法洛四联症、房间隔缺损及动脉导管未闭。

• 收缩期及舒张期均可见分流，典型患者可出现婴儿期高输出量型充血性心力衰竭。成年患者的症状包括左心衰竭或肺动脉高压，主要取决于分流方向及艾森门格综合征的进展情况。

心血管 CT 的作用

• 评估主 - 肺动脉窗的位置及大小（图 23-10）。

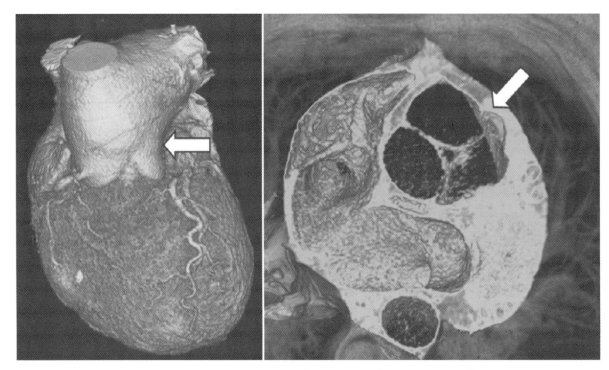

▲ 图 23-9 共同动脉干（左图，箭）和共同动脉干瓣膜（右图，箭）

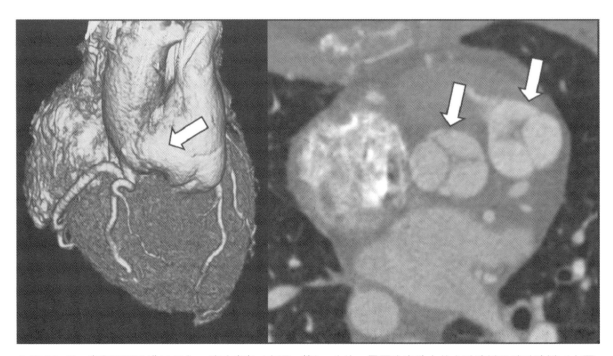

▲ 图 23-10 容积再现重进显示主 - 肺动脉窗（左图，箭）。此外，需要注意独立的主动脉瓣及肺动脉瓣（右图，箭），区别于共同动脉干

- 评估肺动脉瓣及主动脉瓣，以及评估冠状动脉及肺动脉分支。
- 同时评估主 – 肺动脉窗并存畸形，如房间隔缺损及室间隔缺损。

（三）主动脉缩窄

- 见第 266 页。

十二、大动脉转位

完全性大动脉转位（TGA）约占先天性心脏病的 5%，且 TGA 患者中以男性多见（约占80%）。TGA 表现为心房 – 心室连接正常而心室 – 大动脉连接异常。治疗前，形态学右心室支持体循环，而形态学左心室支持肺循环，形成闭合回路；必须有体 – 肺循环间的血液交换，患婴才能暂时存活。

临床治疗目的是恢复血液循环的正常路径。曾经有学者尝试利用隔膜将肺静脉和腔静脉血液分别导向对侧心房，以纠正生理循环，但心室 – 大动脉连接仍不一致（Mustard 及Senning 手术）。尽管该术式现已较少应用，但有许多术后右心室支持体循环的完全性 TGA患者可存活至成年。目前对 TGA 的治疗一般选择动脉调转手术（Jatene 手术）。术中将大动脉切断并连接至正确的心室，同时重新移植冠状动脉。通过动脉调转手术可实现解剖性及生理性的修复，从而恢复心室 – 大动脉连接。

（一）大动脉转位的心房内修复

- 心房血流被"分隔"至对侧心室，导致心房 – 心室连接及心室 – 大动脉连接均异常。该手术为生理性修复而非解剖性修复，因此右心室仍支持体循环。
- 由于心室 – 大动脉连接仍异常，右心室继续支持体循环，易导致右心衰竭。

- Mustard 及 Senning 手术与心房隔膜修补术较为相似，不同之处在于前者利用心包或人工材料建立房室通道，而后者则是利用房间隔。
- 长期并发症包括需要起搏器治疗的窦房结功能障碍、房性心律失常、右心衰竭、三尖瓣反流、静脉隔膜渗漏或阻塞。其中最常见的是上腔静脉 – 左心房分隔变窄或阻塞，这增加了安装起搏装置的难度。
- 右心衰竭和（或）严重的三尖瓣反流患者的生存率较低。三尖瓣修复或置换术必须在患者出现明显的右心衰竭（射血分数＞45%）之前或在瓣膜介入治疗的死亡率显著升高之前进行。

（二）大动脉转位的动脉调转

- 切断瓣膜窦上方的主动脉及肺动脉，将大动脉重新连接至生理解剖上正确的心室，从而纠正心室 – 动脉连接异常。冠状动脉也需被切断并移植至纠正后的主动脉根部。
- 主动脉及肺动脉必须是"可调转的"，即自身肺动脉瓣可继续在体循环中发挥作用，而不会出现功能障碍。瓣膜大小最好与缝合部位相匹配，有利于冠状动脉移植。
- 通过这种手术可实现生理性及解剖性修复，恢复左心室支持体循环。
- 常见的并发症包括纠正后的主动脉瓣、肺动脉瓣或其根部狭窄或反流。约8%的患者在术后长期随访中可出现冠状动脉并发症，且存在 2 个发病高峰时段（在术后短期内或在术后 10 年左右易出现冠状动脉并发症）。
- 尽管存在再次手术的风险，随访过程中年轻患者的生活质量与同龄人相似。目前随访显示，存活时间最长的这部分动脉互换术后患者已经 30 多岁，获得性冠状动脉并发症对其的影响尚未可知。

（三）Rastelli 手术

• 对于复杂大动脉转位的患者，由于肺动脉发育不全及狭窄，肺动脉瓣不能发挥术后主动脉瓣（"新主动脉瓣"）的功能，因此不能进行动脉调转手术。

• 复杂大动脉转位不能"调转"时，可通过室间隔缺损（VSD）利用隔膜将血流分隔至错位的主动脉来纠正循环，并在右心室与肺动脉之间放置导管。

• 左心室支持体循环，但室间隔缺损水平的左心室及主动脉可发生梗阻。此外，需要干预的复发性导管狭窄或反流也很常见。

• Rastelli 手术的并发症发生率及死亡率均高于动脉互换术。

（四）心血管 CT 的作用

• 除非存在足够的心房或心室沟通，未经治疗的患者发病早期即有可能死亡。

• 对多数 TGA 患者在手术修复后需进行心血管（CCT）检查，以评估特定的临床或解剖情况（图 23-11 及图 23-12）。

• CCT 有助于评估心房隔膜（Mustard 及 Senning 手术）、肺导管（Rastelli 手术）、术后主动脉及术后肺动脉的通畅性，以及移植冠状动脉（动脉调转手术）的通畅性。

• 心房调转术后，心脏起搏器植入十分常见。可通过 ECG 门控 CCT 扫描来评估心室功能，其准确率与心脏 MRI 相似。

• 对于需要再次手术的患者，通过术前 CCT 可无创而准确地评估冠状动脉相对于流出道及胸骨的位置。

十三、先天性矫正型大动脉转位

（一）背景

• 先天性矫正型大动脉转位临床罕见，在所有先天性心脏病中占比 < 1%。

• 心房-心室连接及心室-动脉连接异常。

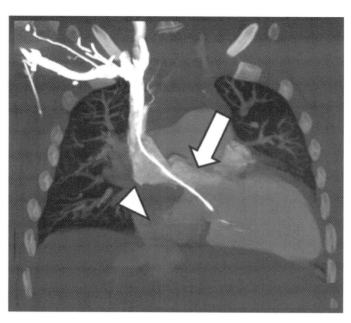

▲ 图 23-11 大动脉转位 Mustard 修补术

来自上腔静脉（箭）及下腔静脉（箭头）的血流直接导入肺循环的心室。需要注意的是，起搏器导线穿过上腔静脉，不适用心脏 MRI

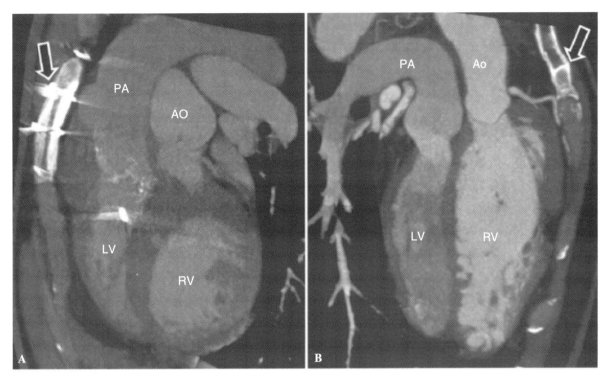

▲ 图 23-12 完全性大动脉转位（TGA）及先天性矫正型大动脉转位（ccTGA）

A. TGA 形态学右心室（RV）位于体循环中，供应主动脉（AO），而形态学左心室（LV）则供应肺动脉（PA），心室 - 大动脉连接异常；B. ccTGA。需要注意的是，该患者胸骨内未见钢丝（箭，A 和 B），提示 ccTGA；除 ccTGA 以外，对所有大动脉转位均应进行手术修补

- 右心室支持体循环，左心室支持肺循环。

- 虽然血液循环可得到生理上的纠正，但形态学右心室仍支持体循环。

- 充血性右心衰竭及三尖瓣反流均为预后不良的预测因素。

- 心律失常是常见的并发症之一，尤其常见于老年患者。

- 95% 的先天性矫正型大动脉转位患者同时伴有其他畸形，如室间隔缺损、Ebstein 畸形（请参阅先天性心脏病，第 218 页）、主动脉狭窄、房室间隔缺损、缩窄。

（二）外科修补

- 通常使用双调转手术（心房及和动脉调

转，即动脉调转 + 心房内修复）。

- 双调转手术必须在儿童时期进行，因为此时连接肺动脉的左心室仍可被"训练"，以适应体循环后负荷。

- 肺动脉环扎术可作为成年患者的姑息性治疗方法之一，用于治疗间隔结构改变导致环状扩张继而出现的三尖瓣反流。

- 对患者的伴发畸形也可进行修复（如室间隔缺损修补）。

（三）心血管 CT 的作用

心血管 CT 可用于明确心房 - 心室连接及心室 - 大动脉连接异常（图 23-12B），评估解剖修复状态及双心室的大小、功能。

十四、肺静脉异位引流

（一）背景

- 胚胎学上，肺静脉由肺内的小静脉形成并汇合成一支肺总静脉，然后连接至左心房后部。在心脏的正常发育过程中，肺总静脉隔膜退化，继而出现 4 支肺静脉与左心房后部相连（正常变异，请参阅左心房及肺静脉评估，第 168 页）。

- 肺静脉异位引流指一条或多条肺静脉引流至右侧循环（通常是右心房或腔静脉）。

- 当所有肺静脉均引流至右侧循环时，即为完全性肺静脉异位引流（TAPVC）。如肺静脉异位引流至多个部位而非汇合成单一静脉，则称为混合型 TAPVC。

- 部分性肺静脉异位引流（PAPVC）指一条或多条肺静脉引流至左心房而其余肺静脉均引流至右侧循环，通常见于静脉窦型房间隔缺损。

（二）完全性肺静脉异位引流

- TAPVC 在活产儿中的发生率约为 1/17 000。

- 异位引流通常在引流至右侧循环之前形成合流。异位引流可分为以下 3 种类型。

  - 心上型：肺静脉引流至上腔静脉、奇静脉或无名静脉。

  - 心内型：肺静脉引流至右心房、冠状窦或永存左上腔静脉（LSVC）。

  - 心下型：肺静脉引流至下腔静脉或门静脉。

  当异位引流汇合点出现心脏肿块时，可引起梗阻。同时，引流静脉也可发生梗阻。

- 当肺静脉均引流至右心时，只有存在右向左分流的患儿才可能存活（通常是通过房间隔缺损在心房水平分流）。

- 多数患儿在婴儿期已被发现，并经手术矫正。

- 移植的肺静脉可发生阻塞，导致胸部感染及肺血管阻力增加。

- 肺静脉异位引流较少伴随肺静脉狭窄，一旦发生这种情况则病变通常是进展性且致命性的。

（三）部分性肺静脉异位引流

- PAPVC 通常与房间隔缺损伴随出现（10%～15%），其中又以静脉窦型房间隔缺损最为常见（80%～90%；请参阅房间隔缺损，第 226 页）。

- PAPVC 解剖变异多样，以下几种情况较为常见。

- 右肺上叶及右肺中叶肺静脉异位引流至上腔静脉或右心房。

- 右肺静脉异位引流至下腔静脉。

- 右肺下叶肺静脉异位引流至下腔静脉（右肺下叶肺静脉异位引流至下腔静脉 + 右肺下叶血供异常 + 右肺发育不全 = 弯刀综合征）。

- 左肺上叶肺静脉异位引流至无名静脉（经由上升的垂直静脉）或上腔静脉（图 23-13）。

- 左肺上叶或左肺下叶肺静脉异位引流至冠状静脉窦。

- 孤立性 PAPVC 患者通常无症状；如引流少，右心室未扩张，则可选择非手术治疗。

- 多种肺静脉异位引流的临床表现与房间隔缺损相似，相关症状取决于左向右分流的多少及右心扩张的程度；且可进展为肺动脉高压。

- 外科修复术后患者大多预后良好。

- 移植的肺静脉可发生阻塞，腔静脉阻塞则少见。

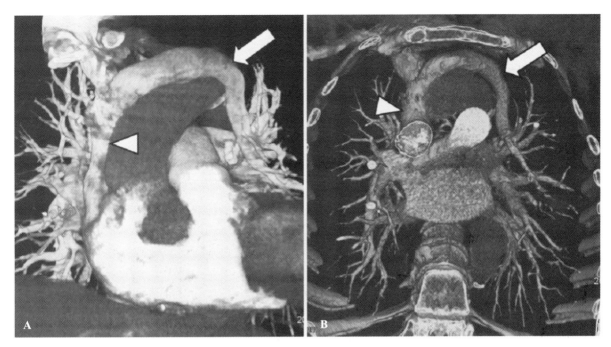

▲ 图 23-13 部分性肺静脉异位引流

最大密度投影（A）及容积再现（B）重建显示左肺上叶肺静脉（箭）异位引流至上腔静脉（箭头）（见本书彩图部分）

（四）心血管 CT 的作用

• 评估异常肺静脉的走行及通畅性等解剖信息及伴发缺陷。

• 评估双心室的大小及功能。

• 评估术后肺静脉吻合口、腔静脉及肺组织。

十五、大型主 - 肺侧支动脉

在肺动脉闭锁等情况下，血液无法通过肺动脉到达肺部；此时，可见大型主 - 肺侧支动脉（MAPCA）。在罕见的四联症合并肺动脉闭锁的患者中，MAPCA 较为常见。

• 侧支动脉的解剖结构变异大，准确描述其解剖信息对临床治疗至关重要（图 23-14 及图 23-15）。

• 心血管 CT（CCT）空间分辨率高，可实现 3D 重建，有助于精确的解剖定位，通常为评估大型主 - 肺侧支动脉的首选成像方式。

• CCT 与有创性冠状动脉造影（ICA）评价结果的一致性好，故可用于指导介入或外科治疗。

十六、法洛四联症

法洛四联症（TOF）在所有先天性心脏病中约占 10%，而 15% 的法洛四联症患者有 22q11 染色体缺失（DiGeorge 综合征）。右心室流出道的漏斗部 / 圆锥间隔向前上方向偏移为 TOF 的胚胎学病因。此类患儿常同时患有室间隔缺损、主动脉骑跨及重度右心室流出道梗阻（图 23-16）。

TOF 有 3 种主要变异。

• TOF 伴肺动脉狭窄（最常见）：需闭合室间隔缺损，切开肺动脉瓣，切除右心室肌束。当瓣环严重发育不全时，需行跨环补片修复。

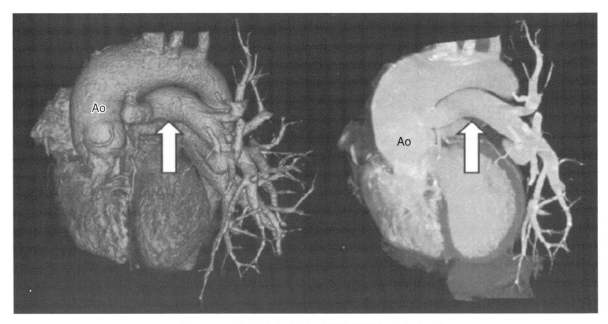

▲ 图 23-14　左肺动脉（箭）直接起源于主动脉（AO）

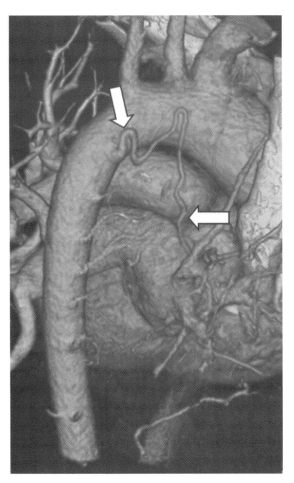

▲ 图 23-15　肺动脉闭锁患者的大型主 - 肺侧支动脉

• TOF 伴肺动脉瓣缺如：胚胎期动脉导管缺如，血液不得不流入高压肺组织，导致肺动脉扩张，严重时可能损害呼吸功能；必要时，可通过肺动脉导管及肺动脉分支折叠术来治疗。

• TOF 伴肺动脉闭锁：膜性肺动脉瓣闭锁而肺动脉分支形态接近正常，肺动脉主干及其主要分支功能缺失，肺灌注主要通过主 - 肺侧支动脉。修复情况取决于侧支动脉的大小及数目。对于重症患者，需在最终手术修复前进行单源化姑息性治疗。

（一）伴发心血管畸形

• 右位主动脉弓。

• 永存左上腔静脉（通常汇入冠状静脉窦）。

• 卵圆孔未闭。

• 继发孔型房间隔缺损。

• 肌性室间隔缺损或房室间隔缺损（AVSD）

• 冠状动脉畸形，包括右冠状窦起源的左前降支走行于肺动脉前。

（二）心血管 CT 的作用

• TTE 是早期诊断及随访评估 TOF 的主要手段。

• 肺动脉导管置入或肺动脉分支介入是外科修复术后最常见的治疗手段。部分患者在儿童期或成年期需要多次更换导管。

• 通过心脏 MRI 可准确评估 RV 功能及容积。精准测量右心室大小有助于确定瓣膜功能不全患者肺动脉导管置入时机。

• 如不适用心脏 MRI 或存在禁忌证，CCT 可用于评估 TOF 患者的解剖及功能信息。

• 肺动脉瓣置换的外科或介入治疗前，需评估右心室流出道及冠状动脉与肺动脉、胸骨的相对关系。导管内肺动脉瓣支架扩张时可能压迫变异的冠状动脉，引起心肌缺血（图

23-17）。

• 主动脉根部扩张较为常见，修复后应对患者的主动脉进行评估。目前，临床对于圆锥动脉干畸形先天性心脏病患者的治疗仍存在争议。

十七、功能性单心室

• 功能性单心室，即心脏只有一个功能性心室。在这种情况下，实现分离循环的双心室解剖性修复是不可能的。

• 功能性单心室变异较大，可见房室瓣膜和（或）心室严重发育不良（图 23-18）。

• 导致功能性单心室的常见原因包括三尖瓣或肺动脉闭锁、左心室双入口、左心发育不全综合征或严重失衡的房室管缺损。

• 功能性心室可为形态学左心室或形态学右心室表型，通常伴有大小不等且退化的非功

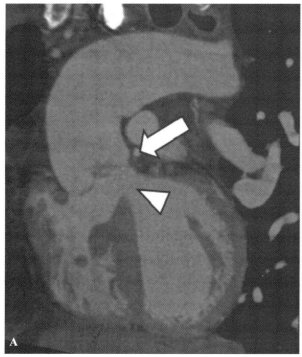
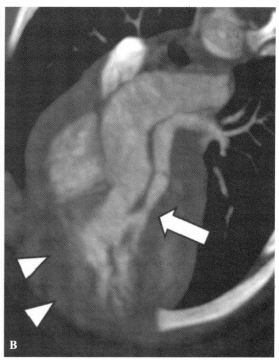

▲ 图 23-16 法洛四联症

A. 主动脉骑跨（箭）及室间隔缺损（箭头），主动脉骑跨间隔＞50%，形成右心室双出口；右心室双出口为法洛四联症的一部分；B. 右心室流出道严重狭窄（箭）伴右心室肥厚（箭头）

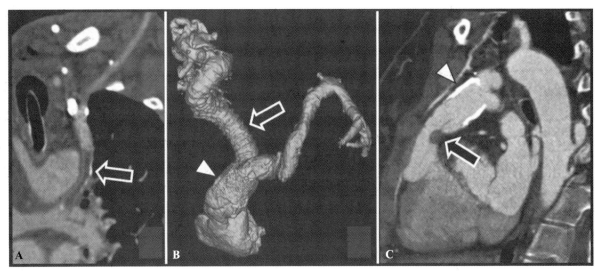

▲ 图 23-17　法洛四联症修补术后

A. Blalock-Taussig 分流术伴远端血栓形成（箭）；B. 可见钙化的右心室流出道同种移植物（箭头）及右肺动脉导管（箭）；
C 和 D. 多平面重建显示同种移植物钙化（箭头）及位于其下方的肺动脉狭窄（箭）

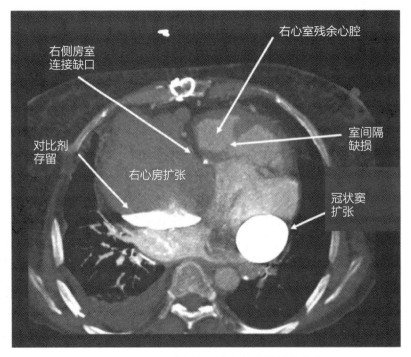

▲ 图 23-18　三尖瓣闭锁患者的功能性单心室

能性心室，可有或无室间隔缺损。

• 姑息性治疗的生理目标是通过 Fontan 通路将体循环静脉血顺畅地导入肺部，同时将血液顺畅地从支持体循环的心室导出至流出道 / 主动脉。

• 一般情况下，姑息性手术包括以下 3 个阶段。

➤ 第一阶段：对于左侧发育不全的患者采用 Norwood 手术，包括房间隔切除、主动脉弓重建、建立主 - 肺动脉分流通道或放置右心室-肺动脉分支导管（Sano 改良法）；对于右侧发育不全的患者则在建立主-肺动脉分流通道。

> 第二阶段：上腔静脉-肺动脉吻合（Glenn 吻合术，图 23-19A），需闭合分流通道或导管，并将 SVC 连接到肺动脉。术后仍会有混合血液从下腔静脉流入单心室。

> 第三阶段：放置下腔静脉至肺动脉的管道或侧向通道（完全性腔静脉肺动脉吻合，图 23-19B）。经典的 Fontan 手术包括建立直接的心房-肺动脉吻合（如右心房-肺动脉吻合）。

（一）Fontan 循环

虽然 Fontan 循环变异较大，但均将体循环静脉血被动输送至肺组织，同时单心室支持体循环。

获得相对充足的肺血流量有赖于以下几方面。

- 充足的水化，以获得适度的体循环静脉压（前负荷）。
- Fontan 循环与肺动脉吻合通畅。
- 低肺血管阻力。
- 低或正常的心室充盈压。

（二）心血管 CT 的作用

- 心血管 CT（CCT）可显示整个 Fontan 通路及回流至心房的肺静脉和侧支血管，用于评价心室功能及心室至流出道的通路情况，并提供主动脉弓的解剖信息。
- CCT 低剂量功能扫描可用于评估心室功能，也有助于区分血栓与对比剂湍流（易误认为血栓）。
- 延迟扫描有助于 Fontan 通路显影。
- 如将扫描时间定在主动脉强化时，未强化的血液流入心房，可见 Fontan 开窗术改变。

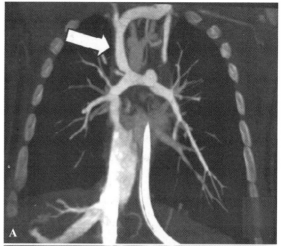
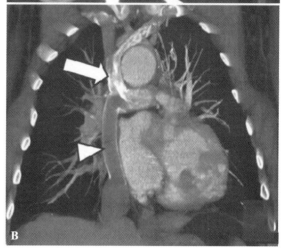

▲ 图 23-19 功能性单心室姑息性术后 CT 评价

A. Glenn 吻合术，上腔静脉（箭）与右肺动脉吻合；B. 完全性腔静脉-肺动脉吻合，上腔静脉与右肺动脉（箭）直接吻合，而下腔静脉则通过导管（箭头）与肺动脉吻合。需要注意的是，对比剂经肘前静脉注射，故下腔静脉导管未强化；必须通过上、下肢静脉同时注射对比剂才能评估 Fontan 循环的双向通路情况，否则显影可能会延迟，直至整个血池的对比剂达到均衡

十八、先天性瓣膜病

（一）主动脉瓣

- 见瓣膜成像（第 186 页）。
- 与 TEE 及 TTE 相比，CCT 用于识别主动脉瓣二叶畸形（图 23-20）更为准确。收缩期图像比舒张期图像更有利于清晰显示主动脉瓣的部分融合。

• 通过 CCT 可评估主动脉瓣钙化，中重度钙化与通过 TTE 检测出的狭窄程度之间具有较好的相关性（图 23-20）。

• 可采用平面测量法来测量主动脉瓣面积，但与冠状动脉影像评估类似，严重钙化可能导致瓣膜面积被低估。

（二）二尖瓣

• 请参阅二尖瓣狭窄，第 191 页。

• 通过 CCT 可评价二尖瓣瓣叶的增厚及钙化，钙化也可见于瓣环；这些特征与 TTE 上的二尖瓣狭窄相关。

• 通过 CCT 还可评价先天性二尖瓣畸形（例如，可见降落伞状二尖瓣或双孔二尖瓣）。

• 基于 CCT 进行二尖瓣平面测量的结果与 TTE 测量结果具有良好的相关性。

• 回顾性门控（请参阅心电门控，第 16 页）可评估整个心动周期内瓣叶的活动及关闭情况。

（三）右侧瓣膜

• 见三尖瓣反流（第 202 页）。

• 在正常心脏中，由于右心对比剂浓度低或对比剂注射时间延长，右心高浓度对比剂通过瓣膜会引起线束硬化伪影，使得通过 CCT 对右心瓣膜进行评估往往较为困难。

（四）Ebstein 畸形

• 见第 21 章（第 202 页）。

• CCT 所示右心房及右心室解剖结构有助于识别 Ebstein 畸形（图 23-21）及合并出现的房间隔缺损。

• 通过 CCT 可评估三尖瓣移位、功能异常及右心室功能。

• 多数 Ebstein 畸形成年患者合并房间隔缺损，通常是由于卵圆孔未闭缺口的膨胀及扩张所致。

• 功能成像可显示舒张期扩张的右心及对

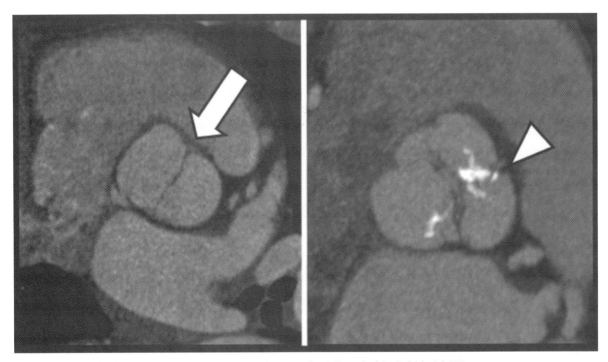

▲ 图 23-20　无钙化（左图）及钙化的二叶型主动脉瓣（右图）
左冠瓣及右冠瓣尖部融合并钙化（箭），钙化也可见于无冠瓣尖部

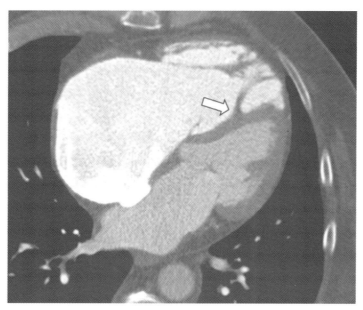

▲ **图 23-21 三尖瓣 Ebstein 畸形**
三尖瓣隔叶分叶不完全，其附着点出现在室间隔中部（箭）

左心室的压迫（影响左心室充盈及心输出量）。

（五）肺动脉瓣

- 见肺动脉瓣反流（第 204 页）。

- 肺动脉瓣反流，瓣膜无功能或瓣膜功能非常有限，这在法洛四联症修复后很常见（见法洛四联症，第 239 页）。患者在数十年内可无明显症状，但也可能出现右心功能不全、心律失常及早逝。

（六）瓣膜手术后注意事项

- 人工瓣膜狭窄或反流很常见，尤其是右心室（RV）- 肺动脉（PA）移植导管用于治疗法洛四联症、永存动脉干及 Rastelli 手术（请参阅法洛四联症，第 239 页）或用于 Ross 手术（请参阅人工瓣膜，第 204 页）时。

- 狭窄可能是由于移植导管或缝线收缩及瓣叶硬化所致。

- Ross 手术后，应评估主动脉的自体瓣膜是否存在扩张及反流，尤其是在术后 10 年后。

- 主动脉根部置换及冠状动脉再植入术后，CTA 可用于评价吻合口。

第 24 章
心血管 CT 检查非心血管表现
Non-cardiac findings on cardiac CT

王文静　译

徐　磊　校

一、概述

除心脏及冠状动脉等血管外，心血管 CT（CCT）还可显示非心血管结构，包括肺实质、纵隔、上腹部结构、胸膜、骨及胸壁。上述组织结构中可能存在多种病变，其中一些可能是造成患者出现临床症状的原因（请参阅肺栓塞，第 270 页；主动脉夹层，第 264 页）或是需要进一步检查或治疗的病变，但也有一些是没有临床意义的发现（如常见的解剖变异）。

CCT 偶然发现的非心血管病变主要包括以下几类。

- 恶性肿瘤（如肺、乳腺、肝）。
- 肺结节。
- 肺实质性病变。
- 纵隔淋巴结病变。

对于这些结构的评估，需要基于专用的重建卷积核、各种窗水平及大视野（FOV）图像进行。

CCT 检查中非心血管病变的检出率因扫描范围及人口统计学特点（如年龄、吸烟状况）不同而有所不同。回顾性研究表明，在 41% 的 CCT 检查（95%CI：27～56）中有非心血管发现，在 16% 的 CCT 检查（95%CI：9～24）中非心血管发现有临床意义。非心血管病变最常位于肺，约占 50%。

由于扫描范围、技术因素及研究人群不同，CCT 检查的类型会影响非心血管病变的发现率。

- 非增强扫描（如冠状动脉钙化积分扫描）对非心血管病变的检出率较低。这是由于受检者多为低风险筛查人群，且未使用对比剂也在一定程度上限制了诊断信息的获取。

- 标准 CT 冠状动脉成像 [请参阅冠状动脉 CT 血管造影（CCTA），第 113 页] 旨在最大限度地提高左冠状动脉循环的对比度，但常会导致肺动脉系统及主动脉弓显影欠佳，从而降低了这些区域的图像可诊断率，对这些区域进行观察时应谨慎对待。

- 采用胸痛三联方案（请参阅急性胸痛患者胸痛三联 CT 检查，第 124 页）可同时评估肺、冠状动脉及主动脉血管，但这种检查的辐射剂量高、碘对比剂用量大。

- 冠状动脉旁路移植术及经导管主动脉瓣移植术（TAVI）术前评估时，CCT 扫描范围大，且检查对象通常为老年患者；因此，非心血管病变的检出率较高。心脏病学医生与影像科医生的通力合作，对于 CCT 检查中发现的非心血管疾病患者的临床诊疗具有十分重要的价值。

二、肺部解剖

（一）肺窗设置及重建卷积核

CCT图像的对比度具有较宽的动态范围。胸部扫描时，为更好地观察肺（图24-1）、软组织/纵隔、骨性结构（图24-2），应分别对图像进行不同的窗设置。专用的重建卷积核也可用于优化图像。

（二）解剖结构

1. 肺叶

右肺分为上、中、下叶，左肺分为上、下叶。

2. 支气管肺段

不同肺叶的分段如下。

- 右肺上叶：尖段、前段及后段。
- 右肺中叶：外侧段及内侧段。
- 右肺下叶：背段、前基底段、内基底段、后基底段及外基底段。
- 左肺上叶：尖后段、前段，舌段也被认为是左肺上叶的一部分（又分为上舌段及下舌段）。
- 左肺下叶：背段、前基底段、后基底段及外基底段。

3. 叶间裂

- 由2层折叠的脏层胸膜组成。
- 右肺有斜裂及水平裂。
- 主/斜裂分隔右侧中叶与下叶，由后方从 T_3 椎体水平向前延伸至第6肋软骨连接处。
- 小/水平裂隙从右肺门水平向前及横向延伸，将右肺上叶前段与右肺中叶分开。
- 左肺只有一个斜裂，将上、下肺叶分开；其由后方从T3水平向前延伸至第6软骨连接处。
- 也可能存在额外的副裂（如奇叶）

4. 肺实质

次级肺小叶（SPL）是肺部最小的影像学检查可见结构，也是肺形态结构的基础。其边界由小叶间隔组成，中央由小叶细支气管及其伴行的肺动脉组成。淋巴管沿小叶间隔、中央支气管血管束及胸膜走行。

三、肺结节

非钙化性肺结节是CCT最常见的非心血管病变。结节大小是决定其恶性风险的最重要因素，但还应考虑其他结节特征及患者情况。

（一）结节特征评估

1. 大小

- 一般来说，肺结节体积越大，恶性风险越高。
- 肺部几乎所有直径＞3cm的病变都是恶性的，而几乎所有直径＜0.5cm的病变都是良性的。通过测量病变的短轴与长轴（最大值或平均值）或利用半自动软件测量肺结节容积，均可评估肺结节的大小。

2. 密度

- 肺部病变可分为实性、部分实性或磨玻璃病变。
- ➤ 实性结节完全掩盖肺组织（图24-3）。
- ➤ 部分实性结节可同时含有实性与非实性成分；实性成分越多，恶性风险越高。
- ➤ 磨玻璃病变指表现为模糊、混浊样的病变，部分掩盖肺组织；此类病变可能为恶性肿瘤（如腺癌；图24-3）。
- 如病变以脂肪密度（CT值＜50HU）为主，则高度怀疑为错构瘤。
- 钙化通常与良性病变有关。提示病变良性可能性大的征象包括：弥漫性、中央性、层状（可能为钙化的肉芽肿，通常来自陈旧性肺

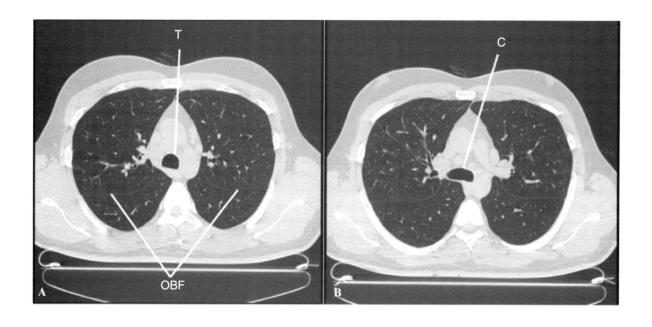

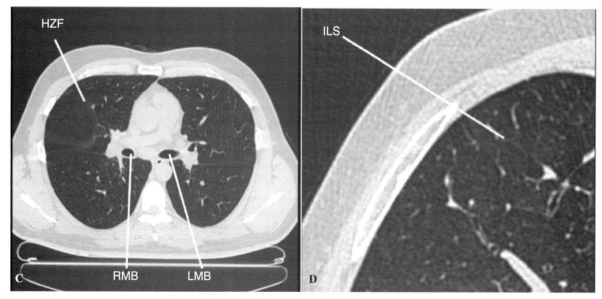

▲ 图 24-1 头 - 足方向肺野轴位重建（肺窗）

T. 气管；OBF. 斜裂；C. 隆凸；HZF. 水平裂；RMB. 右主支气管；LMB. 左主支气管；ILS. 小叶间隔

结核）或爆米花样（错构瘤）钙化。

• 偏心性钙化可见于原发性肺癌。

• 如为空洞病变，直径＜ 5mm 时良性可能性大，而直径＞ 15mm 则高度怀疑为恶性。

3. 部位

• 较小（直径＜ 10mm）且密度均匀、边缘光滑、呈实性的三角形或豆状结节，如位置毗邻（距离＜ 1cm）叶间裂或胸膜，通常为肺

内良性淋巴结。

• 多发聚集性结节（＞ 7 个结节）很可能为传染性病变。

• 原发性肺癌常见于双肺上叶。

• 肺转移瘤病变通常为多发，且大小不一，常见于肺底或肺周。

4. 形态学评估

• 提示病变恶性可能性大的征象包括：尖

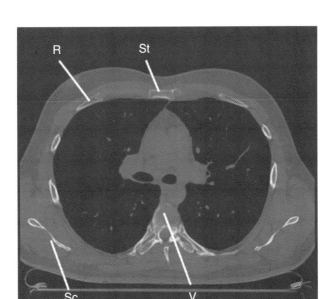

▲ 图 24-2　头 - 足方向骨骼结构轴位重建（骨窗）

St. 胸骨；R. 肋骨；Sc. 肩胛骨；V. 椎体

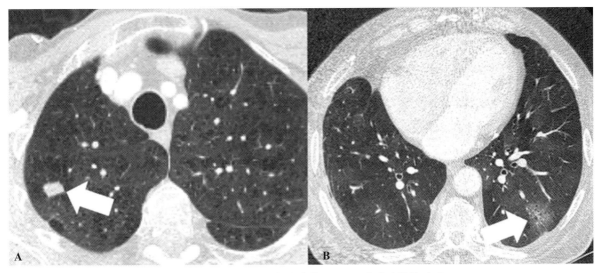

▲ 图 24-3　肺结节：实性结节（A）及磨玻璃结节（B）

角状或边缘不规则、分叶状边缘及含有囊性成分。

• 多数肺转移瘤边缘光滑。

（二）肺结节的治疗

Fleischner 协会（表 24-1）及英国胸科学会（表 24-2）更新了偶发性肺结节的治疗指南，建议临床 CCT 检查通常只对部分肺组织进行成像，如发现需要随访的结节，应在适当的时间间隔后进行完整的胸部 CT 检查，而不应立即检查。

表 24-1　Fleischner 协会关于年龄＞ 35 岁患者单一偶发性肺结节的治疗指南（结节大小以长度与宽度的平均值作为"直径"来表示，或以半自动软件测量的体积来表示）

实性结节		
结节大小	低风险患者	高风险患者
直径＜ 6mm，体积＜ 100mm³	无须常规随访	选择性进行 12 个随访（出现可疑形态或病变位于上叶）
直径 6～8mm，体积 100～250mm³	于 6～12 个月随访后，考虑是否还需要于 18～24 个月随访	于 6～12 个月随访，并于 18～24 个月随访
直径＞ 8mm，体积＞ 250mm³	考虑在 3 个月后进行 CT、PET/CT 或组织病理学检查	
亚实性结节		
结节大小	磨玻璃结节	部分实性结节
直径＜ 6mm，体积＜ 100mm³	无须常规随访，仅对可疑结节分别于 2 年及 4 年随访复查；如出现实性成分或结节增大，则考虑切除	无须常规随访，仅对可疑结节分别于 2 年及 4 年随访复查；如实性成分增多或结节增大，则考虑切除
直径≥ 6mm，体积≥ 100mm³	于 6～12 个月随访，如结节无变化，则 5 年内每 2 年复查一次	于 3～6 个月随访，如结节无变化且实性成分最大径持续＜ 6mm，则 5 年内每年复查一次

引 自 MacMahon H, Naidich DP, Goo JM, et al.（2017）Guidelines for management of incidental pulmonary nodules detected on Ct images: From the Fleischner Society. *Radiology* 284（1）：228–43

表 24-2　英国胸科学会关于单一偶发性肺结节的初步治疗指南（后续治疗方案见完整指南）

实性非钙化结节	首次随访 CT
直径＜ 5mm、体积＜ 80mm³ 或具有明确的良性疾病特征	无须随访
直径＜ 8mm 或体积＜ 300mm³ 直径 5～6mm、体积＜ 80mm³ 直径≥ 6mm、体积≥ 80mm³	1 年后随访复查 3 个月后随访复查
直径≥ 8mm 或体积≥ 300mm³	使用 Brock 模型评估：如恶性风险＜ 10%，建议 CT 监测；如恶性风险≥ 10%，建议 PET–CT 监测并使用 Herder 模型进行风险评估
亚实性结节	首次随访 CT
直径＜ 5mm、患者不适合任何治疗或病情保持稳定 4 年以上	无须随访
直径＞ 5mm	3 个月后随访复查

引自 Callister ME, Baldwin DR, Akram AR, et al.（2015）British Thoracic Society guidelines for the investigation and management of pulmonary nodules. *Thorax* 70（S2）

◆ MacMahon H, Naidich DP, Goo JM, et al. (2017) Guidelines for management of incidental pulmonary nodules detected on CT images: from the Fleischner Society 2017. *Radiology* 284(1): 228-43.

◆ Callister ME, Baldwin DR, Akram AR, et al. (2015) British Thoracic Society guidelines for the investigation and management of pulmonary nodules. *Thorax* 70(S2).

四、肺实质性病变

CCT 检出的肺实质性疾病中，以肺气肿最为常见（占 10%～20%）。肺气肿可分为以下 3 种类型。

• 小叶中心型肺气肿：最常见，其与吸烟有关。病变通常累及上叶尖、后段及下叶背段，可影响支气管血管束周围次级肺小叶的中心（图 24-4）。

• 小叶间隔旁型肺气肿：可影响次级肺小叶周围，表现为胸膜及小叶间隔附近肺组织破坏（图 24-4）。

• 全小叶型肺气肿：可破坏呼吸性细支气管远端整个腺泡。α1 抗胰蛋白酶缺乏与下肺野的全小叶型肺气肿有关。

CCT 上的肺实变可能由多种病因所致。

• 其中最常见的是多灶性肺炎，通常由肺炎链球菌、流感嗜血杆菌及肺炎支原体引起。

• 肺水肿及肺出血也可导致肺弥漫性肺实变。

支气管扩张，包括不可逆的局限性或弥漫性支气管扩张，通常是由慢性或复发性感染、近端气道阻塞或先天性支气管畸形所致。

• 当支气管管腔直径超过伴随的肺动脉直径时，可诊断为支气管扩张（图 24-5）。

• 支气管扩张的其他 CCT 特征：邻近胸膜 1cm 范围内可见细支气管，远端支气管管径均匀（未见支气管变细）。

• 支气管扩张可能与支气管壁增厚、黏液堵塞、空气潴留及树芽结节有关。

肺部弥漫性间质性病变多样。有些疾病的病因可以确定，如肉芽肿性病变（如结节病）、过敏性肺炎、血管炎、恶性肿瘤、自身免疫性及遗传性疾病。特发性间质性病变，包括特发性肺纤维化、特发性非特异性间质性肺炎及其他亚型（图 24-6），无明确病因。

• 肺纤维化的特征为间质增厚、磨玻璃影、牵拉性支气管扩张及蜂窝样改变。

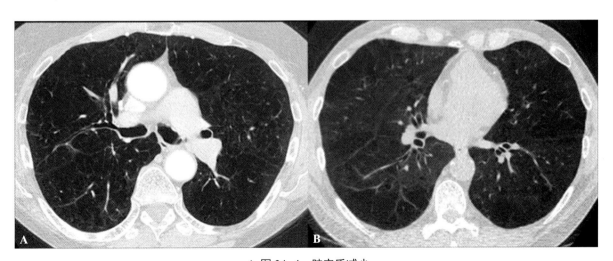

▲ 图 24-4　肺实质减少
A. 小叶中心型肺气肿；B. 小叶间隔旁型肺气肿

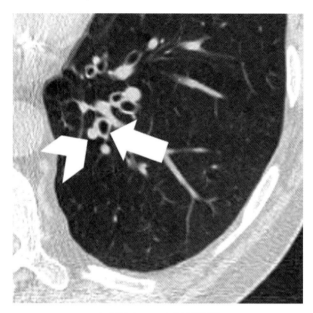

▲ 图 24-5　支气管扩张
外周气道（箭）的直径超过相应肺动脉（箭头）的直径

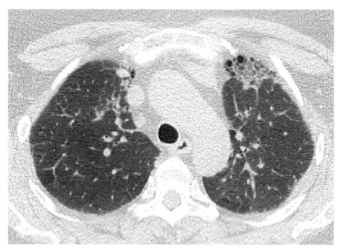

▲ 图 24-6　特发性肺纤维化
可见间质增厚、磨玻璃影及周围蜂窝样改变

• 结节病包括 4 个阶段，第一阶段为双肺门淋巴结病变；第二阶段为双肺门淋巴结病变及肺部病变；第三阶段仅表现为肺部病变；第四阶段为不可逆的纤维化。肺结节病的特征是胸膜及叶间裂周围沿淋巴管分布的结节及纵隔淋巴结肿大，部分可见钙化。

五、纵隔解剖

• 纵隔是指胸腔中位于左右两侧纵隔胸膜腔之间的空间，其被胸骨柄至 T_4 椎骨下缘的连线分为上纵隔及下纵隔（图 24-7）。

• 该连线所在的水平面穿过气管分叉处，位于主肺动脉分叉处正上方、主动脉弓正下方。

• 上纵隔：包含主动脉弓及邻近结构。

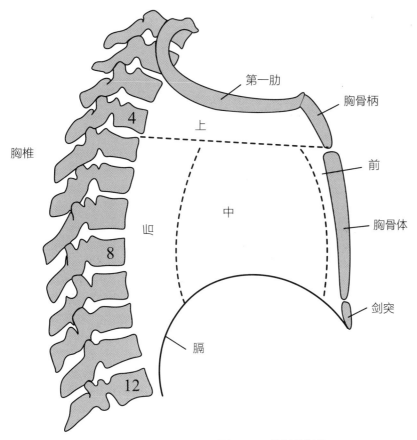

▲ 图 24-7　纵隔的划分

- 下纵隔：被纤维心包分为前部、中部及后部（即前纵隔、中纵隔及后纵隔），其中前纵隔及后纵隔与上纵隔在解剖上是连续的。
- 下纵隔各部分中所包含的内容物如下。

➤ 前纵隔：胸腺、淋巴结及胸廓内动静脉。

➤ 中纵隔：心脏、心包、相邻大血管、肺根及淋巴结。

➤ 后纵隔：食管、降主动脉、奇静脉、胸导管及淋巴结。

六、纵隔病变

（一）概述

- 偶发性纵隔病变可累及纵隔内的任何结构。

- 主动脉病变包括主动脉瘤（请参阅主动脉瘤及主动脉扩张，第262页）、穿通性溃疡及壁内血肿（请参阅主动脉壁内血肿，第265页）。

- 纵隔软组织肿块通常为肿大的淋巴结或胸腺、甲状腺、生殖细胞肿瘤。

- 心脏及心包病变已在第22章第210页中有过讨论。

（二）病变分析及组织学特征

病变分析的首要目的是确定肿块是良性还是恶性，是原发性还是继发性。准确诊断有赖于综合患者临床表现、病变解剖定位、形态学及发病率方面进行分析。

1. 临床表现

- 年龄：成人与儿童的诊断有所不同。

- 某些特定的症状提示病变具有侵袭性 / 恶性。

- 如患者有恶性肿瘤病史或出现不同部位的多发病灶，则提示转移瘤可能性大。

2. 解剖定位

- 明确病变在纵隔内的位置有助于缩小鉴别诊断范围（请参阅纵隔肿瘤及肿块鉴别诊断，第 254 页）。

3. 形态学

- CT 图像中所显示的密度（请参阅图像重建及后处理，第 69 页）有助于区分组织类型（表 24-3）。如一个前纵隔下部肿块，其密度与脂肪相似，最有可能为心包脂肪垫。

表 24-3　不同组织类型的密度（CT 值）

组织	密度（HU）
脂肪	＜ 50
纯水	0
未强化软组织	40 ～ 60
对比剂	＞ 100
钙	＞ 100

4. 概率性诊断

- 约 70% 的原发性心脏肿瘤为良性。在成人中，以黏液瘤最常见；而在儿童中，则以横纹肌瘤最常见。

- 多数儿童的前纵隔肿块是由霍奇金病引起的。

- 约 15% 的重症肌无力患者有胸腺瘤。

七、纵隔肿瘤及肿块鉴别诊断

（一）前纵隔病变

1. 上部

- 甲状腺。

➢ 胸骨后甲状腺肿，可与颈部甲状腺融合（图 24-8）。

➢ 原发性甲状腺恶性肿瘤、甲状腺淋巴瘤、转移瘤。

- 胸腺肿瘤（图 24-9）。

➢ 正常胸腺体积通常较小，呈箭头形，在患者 30 岁后脂肪化。

➢ 胸腺分叶 / 局部轮廓扭曲，则提示存在病变。

➢ 胸腺瘤可有钙化表现（图 24-9）。

➢ 胸腺脂肪瘤通常体积较大。

➢ 胸腺癌病灶可沿胸膜扩散，渗出较为少见。

➢ 其他肿瘤包括胸腺类癌及胸腺淋巴瘤。

- 胸主动脉瘤。

- 淋巴瘤或其他淋巴结病变（请参阅纵隔淋巴结病变类型，第 257 页）。

- 畸胎瘤及生殖细胞肿瘤。

➢ 畸胎瘤较常见，且其中多数为良性。

➢ 畸胎瘤内可含有多种细胞成分（如钙化、脂肪、囊变、软组织）。

➢ 生殖细胞肿瘤包括精原细胞瘤、胚胎细胞肿瘤、绒毛膜癌。

- 头臂动脉（走行迂曲）。

2. 中部

- 生殖细胞肿瘤。

- 胸腺肿瘤。

- 转移瘤（以肺、乳腺常见）。

3. 下部

- 心包脂肪垫。

- 先天性胸骨后膈疝（Morgagni 疝）。

- 心包囊肿。

4. 导致儿童前纵隔肿瘤及肿块的其他原因

- 正常胸腺。

- 囊性病变。

- Morgagni 疝。

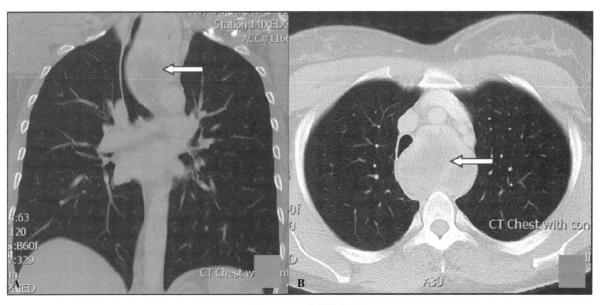

▲ 图 24-8 上纵隔肿块

A.胸骨后巨大甲状腺肿（箭），压迫气管并导致气管向右偏曲；B.图中可见升主动脉后甲状腺肿的下部（箭）

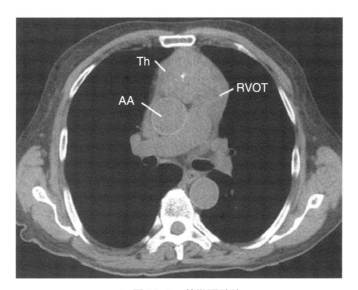

▲ 图 24-9 前纵隔肿块

胸腺瘤（Th），中心有钙化，病灶位于升主动脉（AA）前方，与右心室流出道（RVOT）相邻

- 肿瘤。
  - 霍奇金淋巴瘤、非霍奇金淋巴瘤、白血病。
  - 生殖细胞肿瘤（如前文所述）。
  - 胸腺肿瘤。
- 淋巴结病变。

（二）中纵隔病变

- 心脏及心包肿块见第150页。
- 淋巴结病变。
- 支气管癌。
- 主动脉瘤。
- 食管裂孔疝（图24-10）。

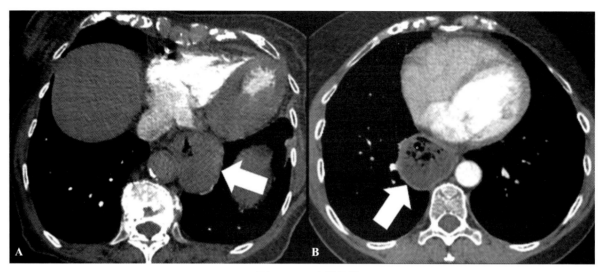

▲ 图 24-10　食管异常

A. 食管裂孔疝（箭）；B. 贲门失弛缓症导致食管扩张（箭）

- 食管肿物。
- 支气管囊肿。
- 前肠囊肿（图 24-11）。

导致儿童中纵隔肿瘤及肿块的其他原因

- 前纵隔肿瘤延伸至中纵隔。
- 囊性病变。

（三）后纵隔病变

1. 与脊柱相关的病变

- 转移瘤、骨髓瘤、淋巴瘤，通常有骨质异常，但并不会累及椎间盘。

- 髓外造血（溶血性贫血所致）。
- 椎旁脓肿，骨质及椎间盘均被破坏，可有椎间隙异常。
- 神经源性肿瘤。

2. 非脊柱相关病变

- 食管扩张（如贲门失弛缓症，图 24-10）。
- 食管裂孔疝。
- 主动脉瘤。

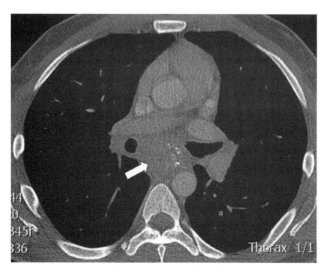

▲ 图 24-11　后纵隔肿块

位于奇静脉食管隐窝的前肠囊肿（箭）

3. 导致儿童后纵隔肿瘤及肿块的其他原因

• 胸腹膜裂孔疝（Bochdalek疝），通常表现为新生儿呼吸窘迫。

• 神经节细胞肿瘤。

➤ 神经母细胞瘤：恶性程度高，患儿年龄＜5岁。

➤ 神经节细胞瘤：患儿年龄多在5～10岁。

➤ 神经节神经瘤：为良性肿瘤，患儿年龄通常＞10岁。

➤ 不同类型神经节细胞肿瘤具有相似的影像学表现。

➤ 90%的病变可见钙化。

➤ 影像评估时，应注意观察硬膜外间隙有无扩张。

八、纵隔淋巴结病变类型

（一）概述

• 正常淋巴结边缘光滑，呈卵圆形或三角形。

• 淋巴结的正常大小是可变的，取决于其位置。胸部淋巴结如最短径＞10mm，则提示为异常。

• 需要注意的是，内乳淋巴结及膈淋巴结，其分别引流入乳腺及胸壁，很容易被忽略。

• 还应注意区分淋巴结与心包隐窝（请参阅心包，第210页）。

（二）单侧肺门淋巴结病变

• 除非有其他疾病的证据，应首先考虑支气管癌（图24-12）。

• 其他少见病因如下。

➤ 传染性病变（结核、支原体）

➤ 淋巴瘤及结节病，偶尔可引起单侧肺门淋巴结病变，且以双侧受累常见。

（三）双侧肺门淋巴结病变

• 结节病及淋巴瘤是最常见的病因。

• 病毒感染可致反应性淋巴结病变，淋巴结体积通常较小，并可在感染消退后恢复正常。

• 其他原因包括结核病（累及双侧少见）、组织胞浆菌病、真菌感染及弥漫性间质性肺病。

（四）密度类型

• 低密度淋巴结很可能是恶性的，淋巴结

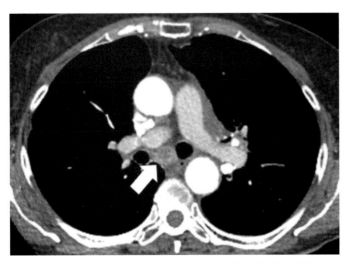

▲ 图24-12　与支气管肺癌相关的纵隔淋巴结肿大（箭）

密度减低表明其中心有坏死，应予以重视。

- 低密度淋巴结可能归因于局部恶性肿瘤（如发现坏死，则表明疾病可能具有侵袭性）、淋巴瘤、结核、真菌感染，以及肾、甲状腺肿瘤、黑色素瘤、小细胞癌转移。

- 钙化淋巴结（图 24-13）则通常归因于矽肺、结节病、陈旧性结核，也可为淋巴瘤放疗后的延迟反应。

九、胸壁及胸膜病变

胸腔积液是 CCT 检查中最常见的胸膜病变。

- 导致胸腔积液的最常见原因是左心衰竭，且为渗出性积液。

- 胸腔积液的 CT 值通常较低(0～20HU)。

- 应注意区分胸腔积液与腹水。

实性胸膜病变包括石棉暴露所致的胸膜斑、间皮瘤、腺癌及淋巴瘤转移。

CCT 检查常包括乳腺组织，但在报告中常被忽视。

- 在约 1% 的 CCT 检查中可检出乳腺组织异常。

- 这些异常中，高达 50% 可能是恶性的。

- CCT 无法用于评估微钙化；如发现软组织病变（形态不规则、边缘强化），应考虑到乳腺恶性肿瘤的可能。

- 对于经 CCT 检查发现乳腺病变的患者，均应进行专科咨询及进一步检查。

十、骨性胸廓

除心血管影像外，通过 CCT 检查还可获得部分脊柱、肋骨、胸骨的影像；由于扫描范围不同，也可包括手部、锁骨及肩胛骨影像。CCT 可检出的骨病变包括以下几种。

- 转移瘤（图 24-14）。

- 其他恶性肿瘤，包括骨髓瘤、淋巴瘤。

- 退行性病变。

- 陈旧性骨折（如肋骨骨折、与骨质疏松

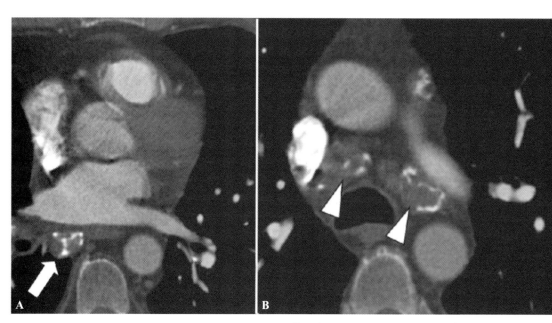

▲ 图 24-13 淋巴结肿大伴钙化

A. 奇静脉食管隐窝淋巴结肿大，中心钙化（箭），患者既往有肺结核病史；B. 结节病患者，中纵隔 2 个淋巴结有偏心（或蛋壳样）钙化（箭头）

症相关的脊椎楔形压缩骨折）。

十一、上腹部病变

CCT 检查可能包括的腹部脏器有肝脏、胆囊、胰腺、脾脏、肾上腺、食管、胃、下腔静脉（IVC）及腹主动脉。

（一）肝脏病变

1. 单纯性肝囊肿

单纯性肝囊肿是最常见的偶发性肝脏病变（图 24-15）。

• 单纯性肝囊肿在普通人群中发病率为 5%。

• CCT 表现为边界清楚、密度均匀的低密度病变，与胆管不相通。

• 除非病变体积巨大，患者一般无临床症状。

• 肝囊肿较少见的病因包括脓肿、包虫病、多囊性肝肾疾病或囊性肿瘤（区别于肝囊肿，囊性肿瘤通常有较厚的壁且不均质）。

• 对于经 CCT 发现的肝脏病灶，建议行超声检查，以明确囊性病变中是否存在较小或不典型的病灶。

2. 肝血管瘤

在偶发性肝脏病变中，肝血管瘤也较为常见，其典型表现为门静脉期病变周围有结节状强化。对此类患者，建议行超声检查，以发现病变的典型特征。

3. 肝转移瘤

• 肝是仅次于肺的第二大常见的肿瘤转移部位。

• 肝转移瘤常见的原发疾病包括肺、乳腺、结肠、胰腺、胃的肿瘤。

• 肝转移瘤在 CCT 上通常呈软组织密度，对偶发性肝实质性病变需常规检查。

（二）食管裂孔疝

食管裂孔疝（图 24-10）也是 CCT 检查中常见的非心血管病变，可见于 10% 的受检者。

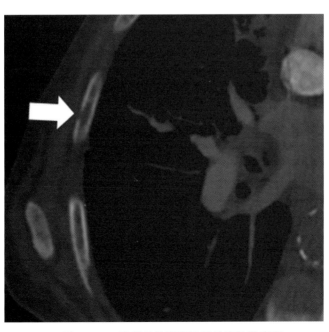

▲ 图 24-14　肺癌骨转移所致肋骨溶骨性病变

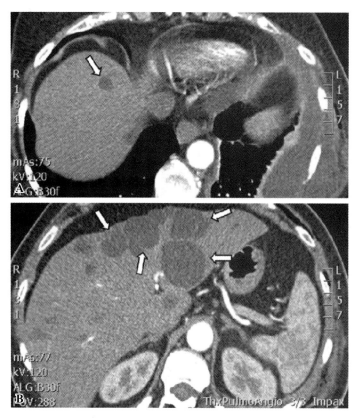

▲ 图 24-15   单纯性肝囊肿（箭）是 CCT 检查中常见的非心血管病变，可为单发（**A**）或多发（**B**）

- 发病率随年龄增长而增高。
- 食管裂孔疝可能是无血流动力学异常的冠心病患者上腹部及胸骨后胸痛的另一个原因。
- 无须对食管裂孔疝患者进行随访。

十二、小结

在 CCT 检查中，应仔细观察非心血管结构，应用大 FOV 有利于影像评估。相关医疗法规及医学伦理均应在评价图像时考虑在内。

病变的检出率受 CCT 扫描方案及受检者群体特征的影响。

对非心血管结构 CCT 图像的分析应为系统性的，以确定引起临床症状的病因及重要的共存病变。

拓展阅读

◆ Karius P, Schuetz GM, Schlattmann P, & Dewey M. (2014) Extracardiac findings on coronary CT angiography: a systematic review. *Journal of Cardiovascular Computed Tomography* 8(3): 174-82, e1-6.

王文静　王宏伟　译

徐　磊　校

一、胸主动脉解剖

胸主动脉成像方式通常取决于患者个体的临床表现、各地的临床实践及成像技术水平。心血管 CT（CCT）目前仍是诊断主动脉疾病的金标准，但近年来心脏 MRI 的应用越来越多，尤其是对于年轻且需要连续随访的患者而言。其他心脏成像技术也用于评估主动脉病变，包括肺动脉造影、经胸超声心动图（TTE）及经食管超声心动图（TEE）。有时也会使用有创性主动脉造影。

（一）正常解剖

- 正常解剖（图 25-1）。
- 升主动脉：自主动脉瓣至主动脉弓，其发出的第一分支为无名动脉（头臂干）。
  - 主动脉根部：主动脉近端部分。
  - 主动脉弓：起始于无名动脉，止于动脉韧带；主动脉弓的最远端通常稍窄。
  - 降主动脉：起始于动脉韧带并延伸至膈裂孔。
- 在大多数（约 70%）人中，主动脉弓发出 3 个主要的动脉分支。
  - 无名动脉（头臂干）。

- 左颈总动脉。
- 左锁骨下动脉。

右锁骨下动脉及右颈总动脉为右无名动脉的终支。左、右椎动脉分别来自双侧锁骨下动脉。

最常见的分支变异是无名动脉及左颈总动脉近端融合，且其他变异也很常见。

女性的升主动脉内径通常为 35mm，而男性则为 38mm；且内径增大与年龄增长相关。正常人群中，主动脉远端逐渐变细；与升主动脉相比，降主动脉内径较小。正常腹主动脉内径 ＜ 20mm。

（二）主动脉发育

通过假设的双弓系统来了解基础的主动脉胚胎学知识，有助于进一步加深对主动脉正常解剖变异及病变的认识。

- 在胚胎发育过程中，有双侧主动脉弓，每侧都有潜在的动脉导管。
- 右锁骨下动脉以远的假定右弓离断。
- 右锁骨下动脉与颈动脉融合形成右无名动脉（头臂干）。
- 假定右弓的近端部分与左弓融为一体。
- 基于此，形成了正常的左位主动脉弓。

261

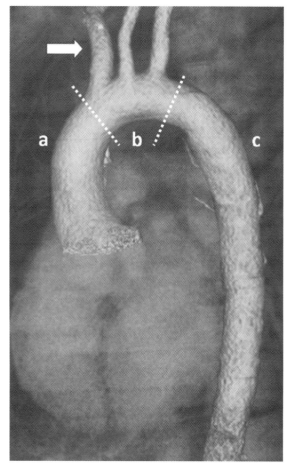

▲ 图 25-1　正常升主动脉（a）、主动脉弓（b）及降主动脉（c）容积再现重建图像。头颈部的主要血管（箭），从左至右依次为无名动脉（头臂干）、左颈总动脉及左锁骨下动脉

（三）CT 血管成像

• 主动脉成像最好在 MSCT 上进行，应用 ECG 门控及剂量调制技术。

• 如主动脉病变延伸至膈下，或怀疑有腹腔内病变（如创伤），则扫描范围应扩大至包括股动脉。

• 一般选择动脉期成像，在某些临床情况下可能需要进行延迟期成像。

• 主动脉造影可作为胸痛二联或三联检查方案的一部分（请参阅急性胸痛患者胸痛三联 CT 检查，第 124 页）。

（四）主动脉 CT 成像的适应证

• 先天性病变（如主动脉缩窄、主动脉弓离断、右位主动脉弓或双弓）。

• 急性胸痛：CCT 通常作为冠心病、主动脉夹层及肺栓塞三联检查的一部分。

• 用于慢性病变的诊断（包括随访）。

• 创伤。

• 用于外科手术前的评估，以获取解剖信息并据此制定手术计划。

• 用于经皮介入治疗（如经皮主动脉瓣置换术）前的评估。

二、主动脉瘤及主动脉扩张

主动脉瘤定义为主动脉不可逆扩张且内径超出正常主动脉内径 2 倍以上。在扩张段，主动脉壁各层均受到影响。主动脉内径与患者年龄相关，评估主动脉内径时应考虑年龄因素的影响。

（一）主动脉扩张的原因

• 退行性病变（通常与高血压相关）。

• 结缔组织病（马方综合征、Loey's-Dietz 综合征、Ehlers-Danlos 综合征 IV 型）

• 其他基因 / 遗传病（如特纳 Turner 综合征、主动脉瓣二叶畸形、非系统性家族性胸主动脉瘤、主动脉夹层）。

• 创伤。

• 主动脉炎（传染性主动脉炎，如梅毒性或细菌性；炎症性主动脉炎，如巨细胞动脉炎及大动脉炎）。

• 术后改变。

• 狭窄（如主动脉狭窄）后扩张。

• 假性动脉瘤表现为囊状扩张，无完整内膜层，通常与既往手术、感染、外伤有关，少部分为穿通性溃疡所致。

但可累及主动脉弓。

（二）增强 CCT 的作用及特征

- 见图 25-2。
- 明确扩张部位、直径及扩张段长度。
- 观察动脉瘤周围软组织增厚及出血。
- 观察腔内血栓。
- 观察邻近结构的移位或侵犯。
- 观察主要分支血管受累情况。
- 评估瘤壁钙化及血栓严重程度（对于外科手术固定十分重要）。

升主动脉及主动脉弓动脉瘤的形态学表现通常可根据潜在的病因进行预测。

- 囊性中层坏死（如马方综合征的表现）导致主动脉瘤累及主动脉窦，瘤壁平滑，向远端逐渐变细，主动脉弓正常；动脉瘤呈现出典型的郁金香形（或梨形）主动脉表现。

- 动脉粥样硬化性动脉瘤或长期主动脉瓣疾病导致狭窄后扩张，通常不累及主动脉窦，

（三）治疗及随访

- 主动脉瘤最严重的并发症为动脉瘤破裂，且几乎是致命性的。

- 主动脉瘤体积大小、扩张速度及病因均为动脉瘤破裂风险的重要决定因素；如随访中经 CCT 发现动脉瘤迅速增大，则建议及时手术治疗。

- 大多数医疗机构对于直径在 4.5～5.0cm 的主动脉瘤使用 β 受体阻断药进行积极治疗，对于直径在 5.0～5.5cm 则更多选择手术修复。但在某些情况下，或由于其他原因正在进行心胸外科手术时，对于较小的动脉瘤也可进行手术治疗。

- 降主动脉瘤经非手术治疗后，其最大径可减小至 6.0～6.5cm；对于合并其他严重疾病的患者，则越来越多地使用介入支架治疗。

CCT 可用于主动脉瘤患者的随访；但考虑

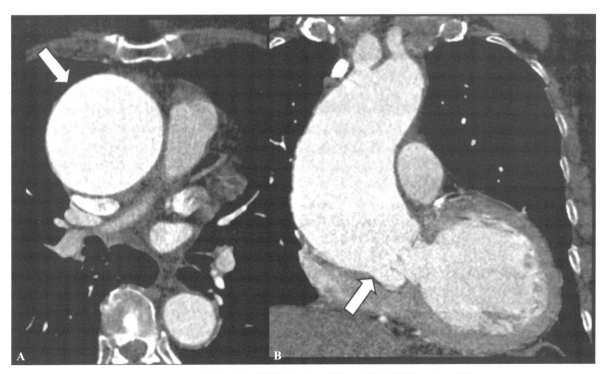

▲ 图 25-2　升主动脉显著扩张（A，箭），窦管交界消失（B，箭）

到反复电离辐射及静脉对比剂造成的损害，首选 MRI 也许更为合适。

三、主动脉夹层

（一）概述

主动脉夹层是一种具有高病死率的疾病，在临床上很难与急性心肌梗死或肺栓塞相鉴别。主动脉夹层也可隐匿起病，仅表现为胸部 X 线检查偶然发现的纵隔增宽。

主动脉夹层累及主动脉内膜、中膜被渗透的血液分离，伴有内膜撕裂。追踪中层血液可将其与主动脉壁内血肿区分开来。假腔可向近侧或远侧延伸，也可通过内膜再破口进入远端的真腔。

以下几种情况易导致主动脉夹层。

- 高血压。
- 有动脉扩张及动脉瘤形成倾向的人群（请参阅主动脉瘤及主动脉扩张，第 262 页）
- 导致穿通性溃疡的动脉粥样硬化疾病。
- 医源性原因，包括心胸外科手术中使用主动脉十字夹、冠状动脉介入置管及放置主动脉内球囊反搏（IABP）。

成像前的风险分层应考虑到是否存在以下情况，包括疼痛特征或检查特征。存在任何单一特征表示中等风险，而存在 ≥ 2 个特征（可为不同类别）表示高风险。

疼痛特征包括突然发作的剧烈胸痛、背痛或腹痛，其性质为撕裂样、尖锐或刺痛。

检查特征包括脉搏消失、收缩压不稳定、局灶性神经功能缺损，以及主动脉瓣关闭不全患者出现新杂音且伴有疼痛或低血压或休克。

（二）主动脉夹层分类

1. 急性夹层与慢性夹层

- 急性夹层（< 2 周）患者病死率高达 75%，

而慢性夹层患者病死率仅为 25%。

- 急性夹层与慢性夹层患者预后不同。

2. 胸主动脉受累范围及主动脉夹层分型

- 见图 25-3。
- Debakey 分型。
- Stanford 分型。

急性近端夹层（Stanford A 型、Debakey Ⅰ 型和 Ⅱ 型）最为常见（占所有病例的 75%），且病死率较高。

- 病变可累及冠状动脉或主动脉根部（导致严重的主动脉瓣反流）。
- 破入心包则可导致心包积液及心脏压塞，如血液进入胸腔则可引起血胸。
- 主动脉夹层可通过床旁 TEE 来进行诊断，但有时可能并不具备这个检查条件。

慢性近端夹层通常是由囊性中层坏死引起的。对急性及慢性近端夹层均应尽快手术修复。

远端夹层（Stanford B 型、Debakey Ⅲ 型）起源于左锁骨下动脉以远。

- 急性主动脉夹层可通过积极控制血压来治疗（如患者可耐受，则血压控制目标为收缩压 < 100mmHg）。
- 在夹层破裂、终末器官缺血、夹层进展或患者存在严重疼痛症状的情况下，可能需进行手术治疗。
- 患者出现症状且主动脉瘤样扩张 ≥ 5cm 或 1 年内增长 > 1cm 时，对于慢性夹层也可能需要手术治疗。

（三）主动脉夹层 CCT 成像

CCT 是确定或排除主动脉夹层的可靠方法。在评估主动脉根部时应谨慎，有些运动伪影可能类似主动脉夹层的表现，采用心电门控技术有助于准确识别。英国心血管影像学会及国际心血管 CT 学会对主动脉夹层 CT 诊断的

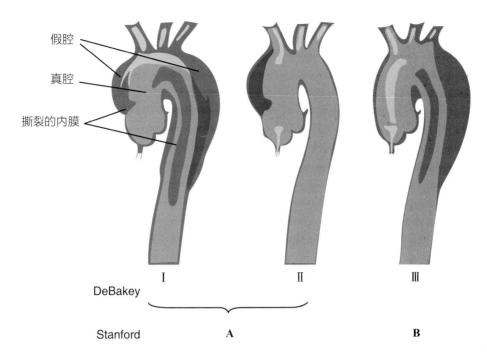

真腔

假腔

撕裂的内膜

DeBakey　Ⅰ　　　　Ⅱ　　　　Ⅲ

Stanford　　　A　　　　　　　B

▲ 图 25-3　主动脉夹层 Debakey 分型及 Stanford 分型示意图

建议如下。

• 首先，扫描范围应限于主动脉弓至膈肌水平的胸主动脉，除非患者为高风险（如前文所述）或已确诊病例。

• 非增强扫描可用于识别主动脉壁内的血液（夹层或壁内血肿），主动脉夹层边缘呈高密度（与血液相比）。

• 可观察到移位内膜钙化，但不能以此区分急性夹层与慢性夹层。

• 通过 CCT 增强扫描可通过识别被撕裂的内膜分离形成的 2 个独立的腔（真腔及假腔）来诊断主动脉夹层（图 25-4）。

• 支持诊断的其他征象如下。

➢ 2 个腔之间的血流表现不同。

➢ 真腔受压或不规则。

➢ 主动脉扩张。

➢ 心包积液。

• 假腔最具特异性的征象是呈蛛网样外观。

• 假腔通常较大，但该特征的特异度较低。

对于主动脉夹层的完整评估包括以下几方面。

• 类型评估。

• 区分真假腔。

• 识别撕裂的内膜及破口。

• 确定有无再破口。

• 测量并准确描述主动脉扩张。

• 确定主要分支血管受累情况。

四、主动脉壁内血肿

主动脉壁内血肿（IMH）为主动脉中层局限性的出血，可能由于滋养血管破裂所致；IMH 也可被认为是主动脉夹层的一个亚分类，约占 25%。单纯 IMH 无撕裂的内膜，但随着病变进展，其可转化为主动脉夹层。

• IMH 的危险因素及临床表现与主动脉夹层相似。

• 病因尚不明确。

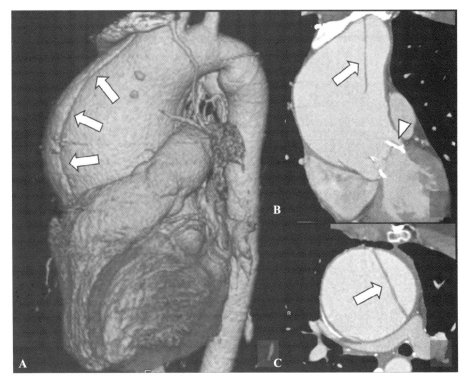

▲ 图 25-4　主动脉根部显著扩张伴夹层（**A** 和 **B**，箭），患者既往有主动脉瓣及主动脉根部修复病史（**B**，箭头）。CCT 轴位图像清晰显示撕裂的内膜、双腔结构（**C**，箭）；区分真腔与假腔可能较为困难

- 在影像学表现方面，IMH 与主动脉夹层之间有明显的重叠。
- 非增强检查显示主动脉壁内有新月形低密度影，密度高于血液。
- 除非进展为主动脉夹层，注射对比剂后 IMH 病灶无强化。

五、主动脉缩窄

（一）背景

- 主动脉缩窄是由于中膜与内膜增厚导致主动脉局部狭窄。
- 病因尚不明确。
- 主动脉缩窄约占所有先天性心病的 8%，男女发病比例为 3 : 1。
- 缩窄最常见于动脉导管附近（导管旁）的主动脉。

- 根据其与导管的关系，可将主动脉缩窄分为以下 3 种。
  - ➢ 导管近端（导管前）主动脉缩窄。
  - ➢ 导管水平（导管）主动脉缩窄。
  - ➢ 导管远端（导管后）主动脉缩窄。
- 极少数情况下，缩窄可发生于胸主动脉远端或腹主动脉。
- 约 80% 的主动脉缩窄患者有主动脉瓣二叶畸形。
- 其他相关异常包括动脉导管未闭（请参阅动脉导管未闭，第 232 页）、室间隔缺损（请参阅室间隔缺损，第 228 页）、二尖瓣异常。
- 非手术治疗的患者预后差，多数在 50 岁前死于早发的冠心病、脑卒中或主动脉夹层。

（二）CCT 的作用

- 通过 CCT 可准确判断主动脉缩窄的部

位及程度，评价狭窄后扩张及侧支循环。

- CCT 与 TTE 评价结果的一致性好。

- 尽管心脏 MRI 可提供缩窄段的血流信息，但由于患者的主动脉可能是弯曲的，很难选择正确的成像平面。

- 由于 CCT 采集的体素具有各向同性，在图像采集完成后可进行任意平面的重建。

- CCT 在评估峡部缩窄方面的作用尤其突出。

- CCT 在评估介入治疗后支架的通畅性方面优于心脏 MRI 及 TTE，是对此类患者进行评估及随访的首选方法。

在成人中，主动脉缩窄的评估应包括以下几方面。

- 狭窄程度。

- 相关征象（如二叶主动脉瓣）。

- 侧支循环（图 25-5）。

- 左心室肥厚。

在主动脉缩窄患者治疗后的随访中，应注意是否有再狭窄。心脏 MRI 对再狭窄的显示效果最佳，但对于支架置入术后（图 25-6）或由于体内有其他金属装置而无法接受心脏 MRI 的患者来说，CCT 则可发挥重要作用。

六、其他先天性主动脉畸形

（一）双主动脉弓

- 存在 2 个主动脉弓，并形成 1 个血管环，其可压迫气管而引发呼吸系统症状（图 25-7）。

- 以右弓优势型常见，左弓优势型占 25% 左右，共同优势型仅占 5%。

- 对于有临床症状的患者，需进行手术矫正。

（二）左位主动脉弓

左位主动脉弓常与右锁骨下动脉异常（约 0.5%）及右锁骨下动脉起始处扩张（Kommerell

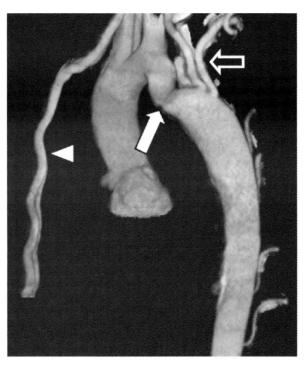

▲ 图 25-5　未经修复的主动脉缩窄（白箭）

应注意到扩张的侧支动脉（轮廓箭），包括乳内动脉（箭头）

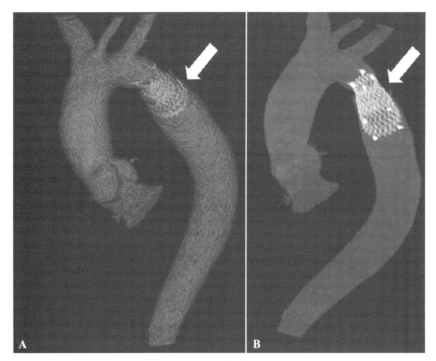

▲ 图 25-6　主动脉缩窄支架术后

A. 主动脉缩窄患者经支架治疗后容积再现重建；B. 通过厚 MIP 图像可评估支架的位置，主动脉管腔则可通过曲面重建图像来进行评估（见本书彩图部分）

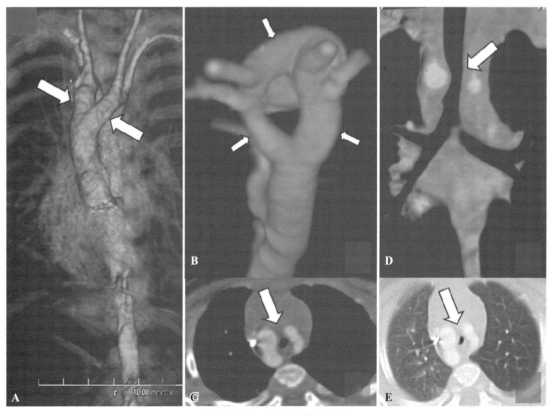

▲ 图 25-7　双主动脉弓畸形

容积再现重建可见双弓结构（A，箭），尤其是血管环（B，箭），血管环内气管的通畅性可在轴位图像（C 和 E，箭）上进行评估，经典的气管压痕在 MIP 图像（D，箭）上显示最佳（见本书彩图部分）

憩室）有关。

- 对于右锁骨下动脉扩张需进行手术治疗。

（三）右位主动脉弓

- 右位主动脉弓与迷走左锁骨下动脉有关。

（四）右位主动脉弓伴镜像分支

- 右位主动脉弓伴镜像分支与合并的冠心病有关

（五）主动脉弓离断

- 常见于以下 3 个部位。
> 左锁骨下动脉起始处的远端。
> 左颈总动脉与左锁骨下动脉之间。
> 无名动脉（头臂干）与左颈总动脉之间。
- 常有大的动脉导管供应降主动脉。

七、主动脉炎

大动脉炎（Takayasu 血管炎）是主动脉炎最常见的原因，最常累及年轻的亚洲女性。

- 主动脉炎可累及主动脉弓及其分支血管、胸腹主动脉及其分支、肺动脉。
- 管壁增厚通常累及中膜及外膜层。
- 主动脉炎可导致狭窄、闭塞、扩张及动脉瘤的形成，这些表现在同一患者中可同时出现。

- 一般来说，主动脉炎患者会出现外周血管脉搏消失，但这通常是发生在一种急性的"流感样"表现（如僵直、肌痛、关节痛、正常细胞性贫血及红细胞沉降率升高）之后。

在 CCT 平扫图像上，主动脉炎的炎症区呈高密度，常伴有管壁或内膜钙化。无论是在临床活动期还是病情缓解期（已治愈的病变往往含有纤维结缔组织，可能发生营养不良性钙化）的患者中，均可见管壁强化。

八、术前与术后评估

CCT 在主动脉及冠状动脉血管评估方面的应用越来越广泛（例如，用于辅助制定冠状动脉旁路移植术、主动脉瓣或升主动脉手术及经皮主动脉瓣置换术的手术计划）；尤其是对于经皮主动脉瓣置换术，通过 CCT 可对主动脉根部进行精确测量，从而选择最合适的血管入路。

术后 CCT 检查对于评价假性动脉瘤以及主动脉介入治疗、瓣膜置换术、冠状动脉旁路移植术或其他体外循环手术后的血管内瘘及开裂的价值尤为重要。目前，主动脉介入治疗后的 CCT 随访建议是在 1 个月、6 个月、1 年及此后的每年复查。

主动脉移植物旁存在 < 10mm 厚度的低密度成分并不少见，一般是由术后小血肿所致。然而，如低密度影较大或不断增大，移植物周围存在气泡或对比剂外渗，则需要进一步的外科治疗。

第 26 章
肺动脉 CT 成像
Pulmonary artery imaging

王宏伟　译

徐　磊　校

一、概述

肺动脉 CT 成像的主要适应证是评估急性肺动脉血栓栓塞性疾病及慢性肺动脉高压，其他适应证（例如，评估咯血及肺动脉血管畸形）不在本章中讨论。

虽然反复发作的急性血栓栓塞性疾病最终可能导致肺动脉高压，但就 CT 检查而言，这两者在患者群体方面本质上是不同的。

急性肺栓塞

急性肺栓塞（PE）最常见于具有诱发因素（如有近期手术、疾病或住院治疗史）的患者，约有 75% 的患者具有危险因素。急性血栓栓塞性疾病的临床表现已明确，多数患者有呼吸困难、心动过速及胸痛等症状。然而，这些症状也常会出现在无急性血栓栓塞性疾病的患者中。

• 对患者进行脉搏血氧检测、12 导联心电图检查有助于诊断，但不能用于鉴别患者是否存在 PE。

• D-二聚体水平评估也具有阴性预测价值，但在无 PE（敏感但非特异）的患者中也可呈阳性表现。

• 多项研究表明，如 D-二聚体呈阴性，对于具有低中度验前概率的 PE 患者应考

虑其他诊断。通过这种验前概率评估可显著减少后续阴性的影像学检查例次，避免延误诊断。

二、肺动脉成像

对于临床疑似急性 PE 患者，肺动脉 CT 成像是目前首选的影像学检查方法。

• 早期的螺旋 CT 研究已证实 CT 在 PE 的诊断方面具有较高的准确率。

• MSCT 的应用进一步提高了对局限于亚段血管栓子的诊断准确率。

• 最初，CT 结果被用来与传统的有创性肺动脉造影（金标准）对照以评价其准确性。但目前的研究表明，64 层 CT 在 PE 的诊断方面似乎比有创性肺动脉造影更为准确。

• CT 诊断结果具有非常高的观察者间及观察者内一致性，且由于各种原因而无法诊断的检查例次很少。

• 此外，当患者出现急性胸部症状时，通过 CT 检查可能发现其他的病因（如肺炎、恶性肿瘤、胸膜疾病、食管、心包或主动脉疾病）。

• 大量研究表明，25%～50% 的患者经MSCT 检查明确了其他的病因。

（一）肺动脉 CT 图像采集

利用现代 CT 扫描仪可在准直为亚毫米的情况下获得整个胸腔的容积数据集，并获得清晰的肺动脉树显影。

- 有学者主张在足 – 头方向进行扫描，认为这样呼吸伪影（通常在扫描后期会更加明显）对图像质量的影响较小。

- 与其他形式的 CT 血管成像类似，肺动脉 CT 成像对比剂最佳团注时间也可通过团注跟踪技术或使用固定的扫描延迟来实现，该延迟时间可通过团注测试技术来计算。

- 对比剂用量取决于采集时间，而采集时间与 CT 扫描仪的性能有关。

- 对比剂注射量应达到能够使肺动脉 CT 值 > 250HU 的效果。

（二）肺动脉 CT 图像判读

通过图像存储与传输系统（PACS）或 CT 工作站可调阅肺动脉 CT 图像数据，动态多平面重建（MPR）及选择合适的窗宽、窗位有利于观察动脉树内的对比剂充盈缺损。

- 肺动脉 CT 图像判读类似于对传统肺部血管造影图像的判读，关键的诊断发现是对比剂内存在充盈缺损（图 26-1）。

- 多数肺动脉 CT 成像呈阳性表现的患者会存在多个栓子。

- 大部分充盈缺损位于中心或肺叶级血管内，约 25% 的患者其最大的栓子位于段级血管，约 20% 的患者则存在孤立的亚段栓子。

- 栓子局限于主动脉弓以上水平或膈下血管非常罕见。因此，一些学者主张限制 z 轴采集范围，以期明显降低辐射剂量（25%～33%）。

- 多数栓子是非闭塞性的，栓子周围的大部分区域可能存在对比剂背景。

- 相对于上叶，栓子位于下叶更为常见。

- 多数栓子起源于四肢深静脉，形态通常狭长，可跨肺动脉分支；这种形态的栓子有时也被描述为鞍状栓子。

- 多数栓子可在几层相邻的 CT 图像中被检测到，对局限于单层图像的栓子表现应引起怀疑。

- CT 图像上，在强化的动脉分支内，栓子的确切外观取决于血管相对于扫描平面的方向。

- 多平面重建显示血栓栓子更具说服力。

（三）严重性评估

绝大多数栓子不足以引起急性右心室（RV）损害或心排血量的减少。然而，RV 扩

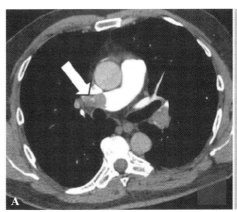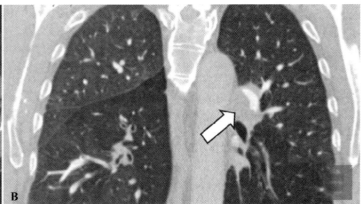

▲ 图 26-1　肺动脉 CT 显示右侧（A，箭）及左侧（B，箭）肺动脉存在较大充盈缺损

张及应变特征在非门控 CT 扫描图像中可能十分明显，并伴有室间隔向左心室（LV）的矛盾运动。RV 可能会急剧扩张（最大短轴层面轴位图像上 RV ＞ LV），也可观察到对比剂回流至下腔静脉及奇静脉。目前已开发出多种程序来评估栓子并预测患者的临床结局。

（四）肺动脉 CT 成像的不利因素

• 运动因素：严重的呼吸运动伪影会降低图像质量，从而导致图像不能用于诊断。与心脏 CT 检查类似，肺动脉 CT 成像也应在受检者浅度屏气状态进行。

• 图像噪声：由于整体图像噪声的影响，体型较大的患者其肺动脉 CT 图像质量可能有所下降。

• 对比剂显影：部分图像可能存在对比剂显影不良的现象。在一些患者中，上腔静脉（SVC）、右心及左心腔、主动脉强化充分，但肺动脉未获得充分强化。有时在肺动脉内可见未强化的血液将 2 条强化带分开。这种伪影通常与受检者深吸气有关，深吸气时来自腹部的无对比剂血液经过下腔静脉，对肺动脉均匀强化造成干扰。

• 另一种导致肺动脉强化效果不理想的原因是瓦氏动作。瓦氏动作可使未闭卵圆孔暂时开放，产生右向左分流，从而影响显影。

三、外周静脉成像

许多学者提出，骨盆及下肢深静脉系统的评估与肺动脉 CT 成像相结合。这是一个有意义的诊断方法，因为深静脉血栓和 PE 是同一疾病的表现，并且都需要抗凝处理。

• 一般情况下，当患者出现相应的临床症状或体征，提示为深静脉血栓形成时，应首先进行腿部加压超声检查。

• 超声检查通常更易于进行，且无电离辐射、检查费用低廉。在临床怀疑深静脉血栓形成时，英国胸科学会（BTS）推荐将其作为一线检查方法。

• 在某些临床情况下，CT 静脉成像可替代超声检查。

• 通过 CT 可对靠近盆壁血管及下腔静脉进行成像，而对这 2 个区域进行超声检查具有一定的技术挑战。

• 通常，检查方案是在肺动脉 CT 成像后，延迟 2～3min 检查下腔静脉、盆腔静脉及大腿静脉直至小腿中段。

• 急性深静脉血栓形成的 CT 征象主要包括以下几种。

➢ 静脉扩张。
➢ 静脉管壁强化。
➢ 管腔内充盈缺损（图 26-2）。
➢ 静脉周围软组织水肿。

四、慢性肺动脉高压

慢性肺动脉高压病因多样。其中也有些是特发的，曾被称为原发性肺动脉高压。

目前慢性肺动脉高压的分类如下（第五届世界肺动脉高压研讨会，Nice 2013）。

• 慢性肺血栓栓塞性疾病（图 26-3）。

1. 肺动脉高压包括特发性、遗传性肺动脉高压，以及由于特定基因病变、未知原因、药物和毒素、结缔组织病、人类免疫缺陷病毒、门静脉高压、先天性心脏病、肺静脉闭塞症、肺毛细血管瘤病引起的肺动脉高压。

2. 可致肺动脉高压的左心疾病包括左心室收缩功能障碍、左心室舒张功能障碍、瓣膜病、先天性 / 获得性左心流入 / 流出道阻塞、先天性心肌病。

3. 可致肺动脉高压的肺部疾病和（或）由

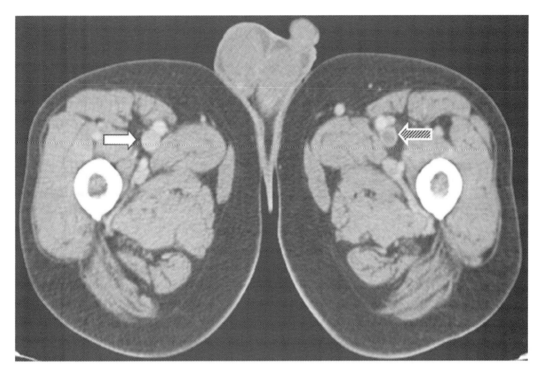

▲ 图 26-2 外周静脉成像显示左股静脉充盈缺损（空心箭）。右股静脉（实心箭）正常

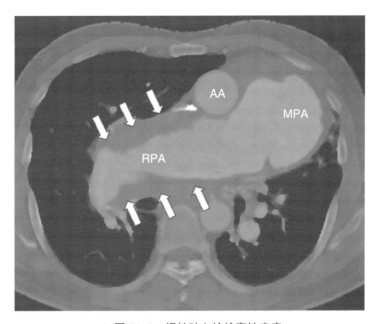

▲ 图 26-3 慢性肺血栓栓塞性疾病

主肺动脉（MPA）及右肺动脉（RPA）增宽，可见原位血栓（箭）及管壁钙化。肺动脉与升主动脉（AA）直径之比＞1，提示存在肺动脉高压

缺氧引起的病变包括慢性阻塞性肺病、肺间质性疾病、限制性肺病及阻塞性肺病、睡眠呼吸障碍。

4. 慢性血栓栓塞可致肺动脉高压，即慢性血栓性肺动脉高压（CTEPH）。

5. 机制不明的肺动脉高压，其病因可能包

273

括血液病、系统性疾病（结节病、肺组织细胞病、淋巴管肌瘤病）、代谢性疾病（糖原贮积症、戈谢病、甲状腺疾病）、肿瘤性梗阻、纤维性纵隔炎、慢性肾衰竭。

由于起病具有隐匿性且临床表现具有非特异性，肺动脉高压的诊断通常较为困难。患者的运动耐力会逐渐下降，并可出现劳力性胸痛或晕厥。

• CT 检查是评估疑似肺动脉高压的重要手段，并可同时获得肺部的高分辨率图像。

• 使用心电门控扫描时，还可评估心室大小、三尖瓣反流程度（请参阅三尖瓣反流，第202 页），在一次检查中同时评估右心室功能（即联合冠状动脉 CT 及肺动脉 CT 成像，请参阅第 122 页）。

• 中心肺动脉扩张是肺动脉高压的主要 CT 征象。

➢ 测量肺动脉直径或将其直径与主动脉直径进行比较用以评价肺动脉扩张的价值已得到验证。

➢ 当肺动脉直径超过胸主动脉直径时，提示肺动脉高压可能大，阳性预测值＞ 90%。

• 肺动脉高压的其他征象如下。

➢ 外周动脉分支变细。

➢ 右心房及右心室可能扩张，并压迫左侧心腔。

➢ 室间隔摆动，在心电门控图像上易于观察。

王宏伟 译

徐 磊 校

一、概述

准确评估上肢、腹部及盆腔动脉已成为标准 CT 检查的要求（图 27-1），其为合理规划胸部介入治疗的重要先决条件，尤其是在需要植入介入装置（例如，经导管主动脉瓣置入术；请参阅第 174 页）而对血管直径有最低要求时。通往心脏或胸部血管的路径上存在明显弯曲也会影响介入治疗方案的制定及治疗方式的选择。如腹股沟入路困难，可能会将股入路改为腋入路，或需要常规开胸手术或选择微创经心尖入路。对于其他重要结构（例如，肠系膜及肾血管）也需要有更多的诊断信息。腹股沟韧带以下的外周血管疾病不在本章中讨论。

（一）CT 技术

目前已有一些适用于所有 MDCT 检查的共同原则。但血管成像的成功与否取决于多个因素，包括 CT 扫描仪性能、受检者个体的对比剂通过时间、对比剂注射流率及注射时间、采集时间及对比剂浓度；并无一个固定的扫描方案可成功应用于所有受检者。

（二）对比剂应用

为使对比剂增强效果最大化，通常对比剂用量 > 100ml，且一般使用 350mgI/ml（请参阅第 47 页）的对比剂，以降主动脉 CT 值 > 250HU 为目标。此外，对比剂注射流率通常为 3~5ml/s，对于体型偏瘦的受检者进行检查时应适当降低管电压（请参阅第 12 页）。

（三）增强时相

由于采集时间随机架旋转时间（请参阅第 14 页）及探测器阵列 z 轴宽度（请参阅第 13 页）的变化而变化，因此无法规定从对比剂启动注射至开始采集的标准延迟时间。在很短的采集时间内，如不能准确计算延迟时间就无法达预期增强效果。采用扫描速度更快的高性能扫描仪时，可能合适的延迟时间只有 2s；如需大范围扫描观察解剖细节，根据扫描仪及与患者相关的因素，则延迟时间最长可达 40s。

对比剂团注测试技术或对比剂跟踪技术可用于所有受检者的 CT 检查。如该检查是作为冠状动脉 CT 成像的一部分，那么扫描时间应该按照前面描述的计算（请参阅第 56 页）。如需单独分析血管树，可使用两者中任何一种技术，但要将感兴趣区域（ROI）置于腹主动脉。如使用团注测试技术，应通过腹主动脉增强的峰值时间来计算扫描的延迟时间。如使用团注跟踪技术，应对腹主动脉 ROI 进行连续低剂量

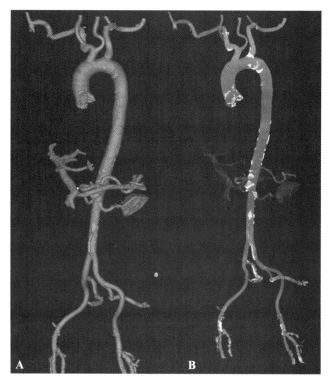

▲ 图 27-1　主动脉及其终末分支容积再现重建（A）及最大密度投影（B）图像

扫描，当 ROI 内 CT 值达到 100HU 时自动启动扫描。

（四）生理盐水冲洗

使用双头注射器（请参阅第 47 页）追加生理盐水冲洗静脉系统是一种常规方法，其可使对比剂团注效果更优。由于高密度对比剂被从头臂静脉及上腔静脉中冲洗出来，因此减少了静脉条纹伪影，改善了动脉强化效果。

（五）图像重建及后处理

CT 图像数据是在受检者屏气时获得的。可对扫描区域的连续数据集进行薄准直重建，重叠度为 50%，选择合适的后处理软件分析轴位图像。

二、腹主动脉及分支

（一）解剖

腹主动脉从膈水平延伸至第四腰椎水平后分叉，进入髂总动脉。按其走行顺序，膈下腹主动脉的主要分支（图 27-2）如下。

* 腹腔干动脉及分支动脉，供应肝脏、脾脏及上腹腔脏器。
* 肠系膜上动脉，供应大部分小肠及结肠近段至横结肠。
* 肾动脉。
* 肠系膜下动脉，供应远端结肠（包括降结肠、乙状结肠及上段直肠）。

此外，还有一些成对的动脉。

* 膈下动脉。
* 肾上动脉。
* 性腺动脉。
* 腰动脉。

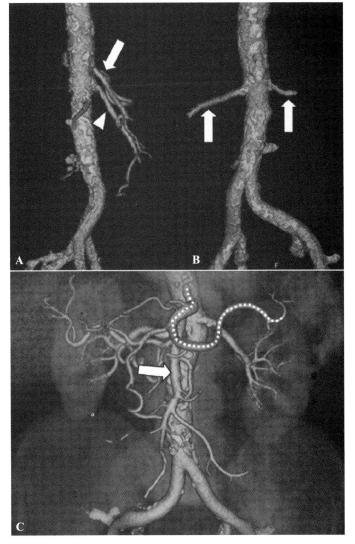

▲ 图 27-2 腹主动脉及分支解剖

A. 腹主动脉右侧位图像，可见腹腔干（箭）及肠系膜上动脉（箭头）；B. 前后位图像，可见肾动脉（箭）；C. 腹腔干向脾（虚线）及肝发出分支，肠系膜上动脉（箭）向下供应肠道

在主动脉分叉水平以下，髂总动脉分为髂内动脉及髂外动脉。髂外动脉紧贴骨盆侧壁，在股骨头水平延伸至股动脉，股动脉又分为股浅动脉及股深动脉。多数介入治疗相关血管穿刺都选在股动脉上进行。

（二）CT 检查的适应证

• 经导管主动脉瓣置入术前评估（请参阅第 174 页）。

• 主动脉病理相关解剖评估（请参阅第 175 页）。

三、肾动脉成像

CT 血管造影非常适合于评估小的固定血管（如肾动脉），可作为动脉树广泛评估的一部分，也可用于更有针对性的研究（图 27-3）。与像冠状动脉成像类似，肾动脉内钙化性动脉粥样硬化斑块的存在也可能会阻碍 CT 评估的准确率。

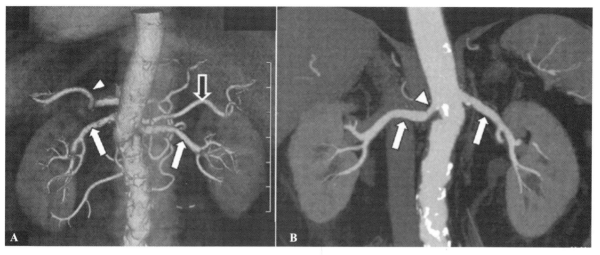

▲ 图 27-3　双侧肾动脉评估

A. 主动脉后前位图像，可见肾动脉（箭），以及腹腔干的脾分支（箭头）及肝总动脉分支（轮廓箭）；B. 肾动脉（箭）最大密度投影，可见右肾动脉根部轻度狭窄（箭头）

CT 检查的适应证

- 疑似肾血管性高血压患者的筛查。
- 肾移植术前评估。
- 肾动脉支架置入术后评估。

通过肾动脉 CT 成像几乎可排除全部肾动脉狭窄。CT 也可用于评估肾动脉、静脉变异及肾实质解剖。

需要注意的是，扫描范围应覆盖所有肾动脉的分支。当需要对肾损伤患者进行肾动脉评估时，还应考虑到其他检查技术。如选择 CT 检查，建议遵循英国皇家放射学院关于对比剂管理的指南（请参阅第 48 页）。

四、颈动脉成像

在冠状动脉旁路移植术及其他主要血管或瓣膜的介入治疗前，均应常规评估颈动脉。虽然多普勒超声仍是首选的筛查手段，但 CT 常被用作第二种无创性成像方式来验证超声检查结果。MRI 同样是一种有效且无创的检查技术，但相比于 MSCT 具有更多局限性。

颈动脉 CT 成像是一项经充分验证的检查技术，可清晰显示颈动脉起始部至颅底的血管，并可扩展至包括 Willis 环。在急性脑卒中背景下，可与脑灌注功能成像相结合。

对狭窄严重程度及斑块负荷的评估可很容易地通过 CT 来进行（图 27-4）。许多大型临床试验表明，对于有症状及无症状人群颈动脉狭窄手术或经皮介入治疗，有创性血管造影目前仍是影像学评估的金标准。然而，通过无创性影像学检查技术也能够在一定程度上指导治疗决策，且可避免有创性血管造影并发症的风险。

通过 CT 还可对颈动脉解剖变异进行评估，且可用于外科手术计划的制定（图 27-5）。

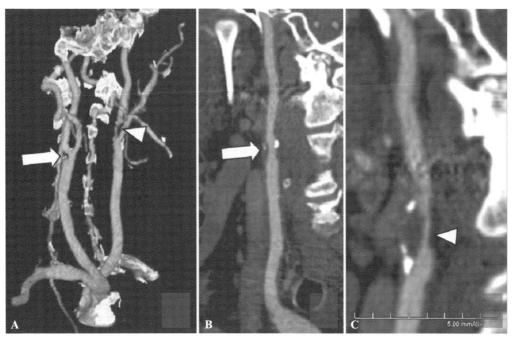

▲ 图 27-4　颈动脉 CT 评估

A. 容积再现重建显示右侧颈动脉分叉近端（箭）及左侧颈内动脉近端（箭头）狭窄；B. 右侧狭窄呈偏心性，未导致明显管腔狭窄（箭）；C. 左颈内动脉近端明显狭窄（箭头）

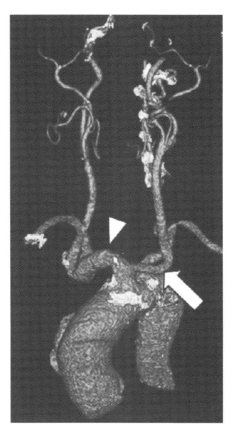

▲ 图 27-5　颈动脉解剖变异

左侧颈动脉（箭）起源于无名动脉（箭头）而非主动脉弓，此类变异通常称为"牛型主动脉弓"，但其与真正的牛型分支型变异并无关联

第 28 章
体静脉
Systemic veins

王宏伟 译

徐 磊 校

一、概述

多数胸部增强 CT 扫描的主要目的是显示肺动脉、心脏或主动脉及其分支。体静脉系统在 CT 检查中通常也可显影，但相对于 CT 检查的主要适应证，其通常被认为是次要的。

然而，在临床中许多情况下，对体静脉的评价十分重要，具体情况如下。

- 评估上腔静脉梗阻。
- 评估肾脏及其他腹腔内肿瘤累及下腔静脉（图 28-1）。
- 评估中心静脉管或起搏导线放置的潜在路径。
- 复杂 CHD 的术前静脉解剖评估。
- 复杂 CHD 分流及吻合〔如 Glenn 分流、完全型腔静脉肺动脉连接、心房通道（Mustard，Senning）技术〕的术后评估（图 28-2）。
- 下肢、骨盆及腹部延迟扫描也可作为肺动脉 CT 成像的辅助手段来确定肺栓塞的来源。

二、体静脉解剖

全身静脉的正常解剖中也存在一些变异。为便于描述，可将体静脉分为浅静脉或深静脉（框 28-1）。正常情况下，浅静脉引流胸壁及脊柱，深静脉引流头颈、膈下结构及胸浅静脉。临床工作中发现，解剖变异在浅静脉病理状态（例如，上腔静脉梗阻）下表现最为明显，异常的静脉通路可导致浅静脉扩张，且异常的血流可造成 CT 图像中浅静脉异常显影。

- 上腔静脉（图 28-3 及图 28-4）由左、右头臂静脉汇合而成，位于中纵隔的右侧，直接汇入右心房。
- 永存左上腔静脉存在于 0.3%～0.5% 的正常人群中，且其在先天性心病患者中更为常见。血液经左锁骨下静脉及左颈内静脉流入，通常引流至冠状窦（图 28-5）。
- 在许多永存左上腔静脉患者中同时也存在右位上腔静脉；在这种情况下，上腔静脉间经桥静脉联通。
- 锁骨下静脉起始于第一肋骨的外缘，是腋窝静脉的延续。颈静脉与锁骨下静脉在胸锁关节后方汇合，形成头臂静脉（无名静脉）。右头臂静脉或多或少向下汇入下腔静脉，而左头臂静脉经过主动脉中线前方汇入上腔静脉。
- 乳内静脉汇入头臂干；胸外侧静脉接收肋间前静脉血流，汇入锁骨下静脉。

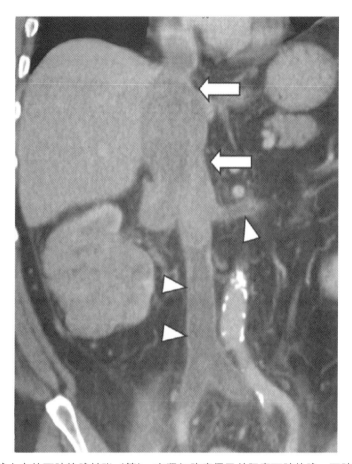

▲ 图 28-1 位于肾静脉上方的下腔静脉扩张（箭），右肾细胞癌侵及并阻塞下腔静脉。下腔静脉、髂内静脉及左肾静脉内均可见栓子（箭头）

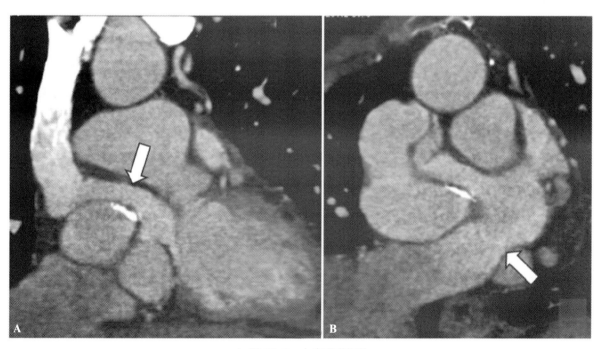

▲ 图 28-2 心房通道评估

A. 大动脉转位患者心房内通道，上腔静脉通畅（箭）；B. 改变图像平面后，可见下腔静脉管腔同样通畅（箭）

奇静脉由上行的右腰静脉与右肋下静脉在膈水平交汇形成。其位置靠近脊柱、食管及胸导管的右侧，并向上（图 28-6A）走行，然后在右肺门上方呈弓型汇入上腔静脉（图 28-6B）。奇静脉弓合并胸膜内翻可生成奇静脉裂，在正常人群中的发生率约为 1%。

奇静脉接收来自右肋间静脉、半奇静脉、食管静脉、支气管静脉及其他纵隔静脉的血流。

框 28-1 胸部体静脉
深静脉 　　上腔静脉及下腔静脉 　　无名静脉、颈静脉及锁骨下静脉 　　胸腺静脉、甲状腺下静脉及头臂间静脉 　　心包静脉、心静脉及冠状窦 **浅静脉** 　　奇静脉及半奇静脉 　　乳内静脉及胸外侧静脉 　　肋间静脉及胸壁静脉

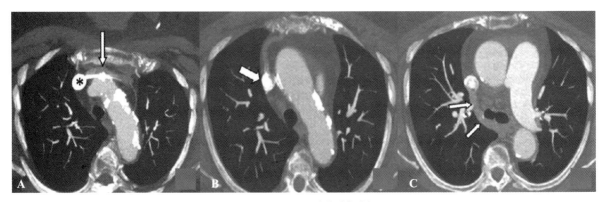

▲ 图 28-3 上腔静脉解剖

A. 主动脉弓顶部水平 CT 轴位图像显示左头臂静脉（箭）经主动脉前方汇入上腔静脉（＊）。起搏器导丝位于头臂静脉；B. 主动脉弓中段轴位图像显示右乳内静脉汇入上腔静脉（箭）；C. 主肺动脉水平 CT 轴位图像显示奇静脉汇入上腔静脉（箭）

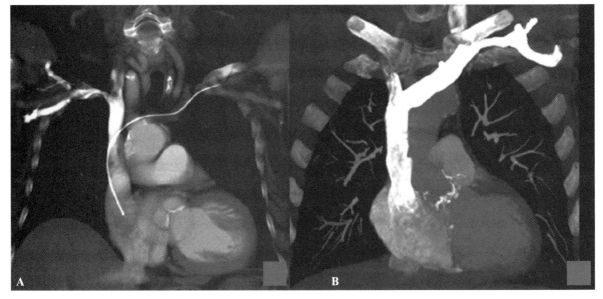

▲ 图 28-4 上腔静脉及其属支解剖

A. 厚层最大密度投影显示右锁骨下静脉、右颈静脉形成右侧头臂静脉，并汇入上腔静脉。左头臂静脉内可见起搏器导线；
B. 厚层最大密度投影显示左锁骨下静脉、左颈静脉形成左头臂静脉，与右头臂静脉汇合形成上腔静脉

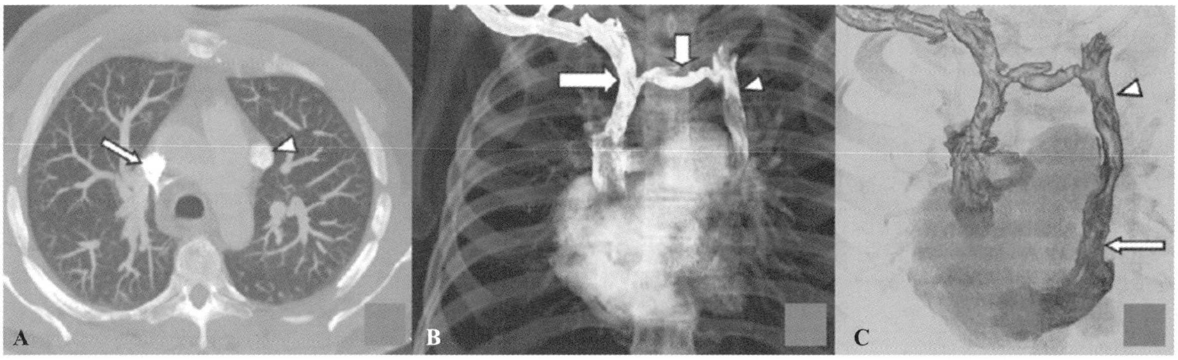

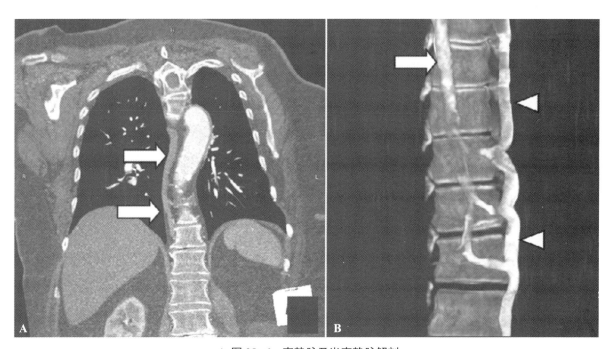

▲ 图 28-5 永存左上腔静脉

A. 轴位最大密度投影，可见永存左上腔静脉（箭头）及右位上腔静脉（箭）；B. 冠状位最大密度投影，可见右位上腔静脉（水平箭）、桥静脉（垂直箭）及永存左上腔静脉（箭头）；C. 容积再现重建显示桥静脉及永存左上腔静脉（箭头）引流至冠状静脉窦（箭）（见本书彩图部分）

▲ 图 28-6 奇静脉及半奇静脉解剖

A. 奇静脉（箭）在右脊柱旁位置上行；B. 半奇静脉及副半奇静脉位于左脊柱旁（箭头）。半奇静脉及副半奇静脉经由脊柱前方汇入奇静脉

• 半奇静脉由左侧腰升静脉与肋下静脉汇合形成（图 28-6B）。在脊柱左侧向上走行，通常接收来自副半奇静脉的血流，尽管副半奇静脉可能穿过中线汇入奇静脉。

• 半奇静脉接收来自左肋间静脉、支气管静脉及其他纵隔静脉的血流。

• 下腔静脉由双侧髂静脉汇合形成，向上穿过膈中心腱汇入右心房（图 28-7）。下腔静脉的较大属支包括肾静脉及肝静脉。

• 偶可见先天性下腔静脉肝下段缺如。

• 先天性下腔静脉肝下段缺如通常与先天性心脏病有关。大部分的体循环静脉从腹部回流至奇静脉系统（即所谓的奇静脉是下腔静脉的延续），而肝静脉通常直接汇入右心房。

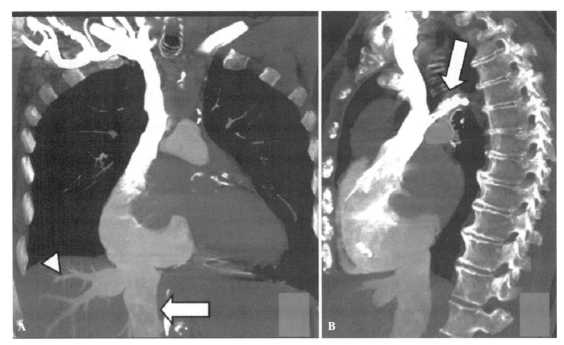

▲ 图 28-7 下腔静脉解剖

A. 冠状位最大密度投影，由于三尖瓣关闭不全，对比剂回流至下腔静脉（箭）及肝静脉（箭头）；B. 矢状位最大密度投影，对比剂回流至奇静脉弓（箭）

三、体静脉成像

（一）扫描方案

评估胸廓静脉时，很少需要进行非对比增强扫描。在多数胸部 CT 增强扫描中，胸部静脉也可见不同程度强化。

• 特定检查胸部体静脉时，通常采用 18～20G 注射器经肘前静脉以 3ml/s 注射 100～120ml 非离子型对比剂（350mg/ml），延迟扫描时间在 25～30s 较为合适。

• 如需对下腔静脉及盆腔静脉成像，建议在注射对比后延迟 2min 再对这些区域开始扫描。

（二）伪影及局限性

有 2 种常见的伪影可能会导致上腔静脉 CT 扫描结果的误判。

• 上腔静脉中高密度的（未稀释）对比剂常会导致条纹伪影，这可能会使 SVC 的管腔及邻近结构变得模糊（请参阅线束硬化伪影，第 82 页）。同样的问题也可能是由于经过上腔静脉的起搏导线而引起的。

• 对比剂与血液混合不均匀或头臂静脉、颈静脉、奇静脉内未强化血液流入上腔静脉，可导致与血流相关的伪影，并可能出现血管腔内充盈缺损（图 28-8）。类似的血流相关的伪影常在下腔静脉内出现，且通常是由于肾静脉血流入引起的。

（三）图像后处理

基于轴位及多平面重建图像，往往可充分评估静脉解剖及病理。然而，胸部静脉及其属支大多走行迂曲，不能在单一平面内获得良好的显示。此外，静脉强化程度低，使得最大密度投影图像不及动脉成像那样令人满意。容积再现重建可较好地显示静脉解剖。

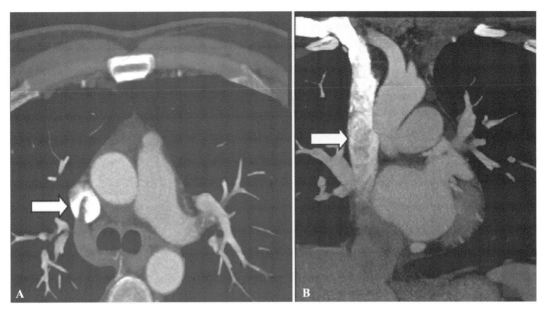

▲ 图 28-8　血流相关伪影所致腔内充盈缺损

A. 上腔静脉内的"充盈缺损"表现（箭）是由于奇静脉内未强化的血液流入上腔静脉造成的；B. 冠状位最大密度投影显示上腔静脉内对比剂与血液混合不均匀（箭）

（四）上腔静脉梗阻

多数上腔静脉梗阻是由于恶性病变（图 28-1）所引起的。这些恶性病变中，以肺癌最为常见，也包括转移性疾病及淋巴瘤。上腔静脉梗阻的良性病因包括纤维性纵隔炎（图 28-9A）及因中心静脉置管而导致的并发症。通过 CT 检查常可确定梗阻的原因及程度，并可评估毗邻上腔静脉的结构，从而指导临床治疗。上腔静脉梗阻常会导致体循环静脉回流至胸部浅静脉，这在 CT 图像上也可以很好地显示（图 28-9B）。

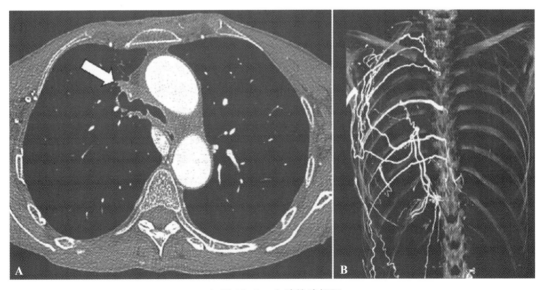

▲ 图 28-9　上腔静脉梗阻

A. 纤维性纵隔炎导致上腔静脉梗阻。纵隔内的纤维组织使上腔静脉（箭）受压变细（切面类似于针孔），气道也发生变形；B. 容积再现重建，可见继发于上腔静脉梗阻的大量侧支胸壁静脉

第 29 章
心血管 CT 执业评定及认证
Accreditation and certification in cardiovascular CT

王宏伟 译

徐 磊 校

一、专业能力评定

虽然影像科医生及心脏病学医生接受过心血管生理学及影像学方面的专业培训，但要进行心血管 CT（CCT）方面（亚专业）的实践仍需接受特定的培训。鉴于此，临床能力资质的国际标准已经建立，并被广泛认可。许多国家的心脏 CT 学术组织为临床医生提供个人评定，标准及要求大致相同。读者可直接参考本国内的相关要求。国际心血管 CT 学会（SCCT，https://scct.org/page/SCCTVerificationprog）及英国心血管影像学会（BSCI，http://www.bsci.org.uk/education accreditation/accreditation）的要求概述如下。

虽然存在许多一级、二级资格评定课程，但除了最基础水平的资格评定以外，所有的资格评定均要求受评人不断积累临床经验。

（一）能力水平

SCCT 及 BSCI 均认可大致可比的 3 级CCT 培训及能力水平评定。

1. 一级

这是一个入门级的能力水平评定，通常是心脏病学医生及影像科医生核心培训的基础。获得一级专业资格必须满足以下条件。

- 学习 CCT 的核心课程，包括成像技术及临床方面的知识、正常解剖学及常见的病理学知识。

- 至少参与过 50 次冠状动脉 CT 血管造影，并在监督和指导下完成图像判读。

2. 二级

获得二级专业资格是独立进行 CCT 扫描操作及图像判读的最低要求。虽然这一级别的培训可被认作是一级培训的延伸，但要求申请人在获得相应专业资格后必须定期持续参与完成一定数量的影像检查报告。要获得二级专业资格必须满足以下条件。

- 参加 CCT 的进阶培训，进一步学习成像技术、临床方面及病理学方面的知识。

- 至少完成 150 次冠状动脉 CT 成像（包括增强扫描及非增强扫描），且应包括冠状动脉钙化积分扫描、冠状动脉旁路移植术及支架置入相关影像学评估，并在监督和指导下判读图像。将 CCT 检查结果与其他心血管脏影像学检查结果进行对比分析，对于认识 CCT 的相对优势及局限性十分必要。

- 持续参与 CCT 报告工作。

3. 三级

申请人不仅应具备独立完成 CCT 检查及图像判读的专业能力，还应具有 CCT 教学和

（或）研究能力。这些人员将直接负责 CCT 成像相关质量控制工作及影像科和其他相关科室医生的培训。获得三级专业资格的要求更为严格，必须满足以下条件。

• 能够开展 CCT 的进阶讲座，包括详细解说成像技术及临床方面的专业内容及相关病理学知识，参加学术会议讨论。

• 至少独立完成 300 次冠状动脉 CT 血管造影（包括增强扫描及非增强扫描），且应包括冠状动脉钙化积分扫描、冠状动脉旁路移植术及支架置入相关影像学评估，并参与扫描操作、图像后处理及图像判读。对于此类人员，将 CCT 检查结果与其他心血管脏影像学检查结果进行对比分析，同样有助于进一步认识 CCT 的相对优势及局限性。

• 作为任课教师 / 会议讲者，或是通过发表同行评议的研究论文，来展示在教学和（或）学术研究方面的成果。

4. 日志

对于各级别专业能力评定考试的申请人（参见第 286 页），均应建立案例日志，以便提交给相关机构。日志中应该包括以下内容。

• 案例的数字列表，包括检查日期及匿名标识符。

• 适应证。

• 扫描方案，包括 CCT 检查的目的（例如，冠状动脉疾病评估、旁路移植评估）及扫描范围。

• 辐射剂量（剂量长度乘积）。

• 关键发现。

• 指导教师。

二、执业资格认证

CCT 执业资格认证考试由美国及欧洲的一些机构举办，其中一部分考试与专业能力认证相关，而另一些考试与专业能力认证无关（但也有类似的要求）。

• 美国心血管 CT 认证委员会（CBCCT，http://www.cccvi.org）。

• 欧洲心血管放射学会（ESCR，http://www.escr.org）。

• 欧洲心血管影像学会（EACVI, https://www.escardio.org/Education/Career-Development/Certification/Cardiac-Computed-Tomography）。

不同机构的执业资格认证考试材料类似，大体上与本书的内容一致。需要注意的是，ESCR 的认证考试是一项联合考试，除 CCT 以外也包含心脏 MRI 的内容；因此，只有接受过这两种影像检查的专业培训并具有实践经验的人员才有资格申请。

通过这些资格认证，则表明该执业人员具有一定的实践经验（通过实际操作考试）及理论、临床知识（通过笔试或面试）。一般而言，通过考试并不会赋予申请人任何特殊的权利，亦不能作为其在 CCT 方面专业能力等级的凭证。

（一）申请资格

有关执业资格认证考试的详细报考信息请浏览相关机构的官方网站。由于报考的主要专业不同，考试内容、范围及报考资格标准有所不同。通常，申请人必须持有行医执照（在其原籍国合法行医），并在心脏病学、核医学或放射学方面获得相关认证。

不同的认证考试对于申请人的 CCT 经验要求也有所不同。一般来说，要求申请人在一定时间内完成一定数量的 CCT 检查。通常需要提交一份案例日志（请参阅第 287 页）作为申请人实践经验的证明，同时还需要完成相关培训课程并获得指导教师的书面确认。

还需要提供参加 CCT 方面继续医学教育

的赁证。

（二）考试

1. CBCCT 认证考试

使用电脑终端进行 4.5h 的考试，包括 170 道单项选择题（四选一）。

2. ESCR 认证考试

使用电脑终端在 45 分钟内完成 30 道单项选择题后，进行 20min 的面试。

3. EACVI 认证考试

使用电脑终端在 3h 内完成 100 道单项选择题。

第 30 章
多模态成像比较
Comparison of multimodality imaging

王宏伟　高一峰　译

徐　磊　校

一、概述

心血管 CT（CCT）是目前唯一能够可靠地直接评价冠状动脉解剖的无创性成像方法，也是目前在空间分辨率及时间分辨率方面最优的无创性成像方式。然而，从放射性核素心室造影（现已很少应用）开始，CCT 以外的其他心脏成像技术用于冠状动脉循环生理评价距今至少已有 35 年。

目前，单光子发射计算机体层显像（SPECT）心肌灌注及负荷超声心动图检查在世界范围内已被广泛应用，且其作用已得到验证。近年来，正电子发射体层成像（PET）心肌灌注及负荷心脏 MRI 的应用越来越多，其循证医学方面的证据也越来越丰富。

功能信息常被用来评估疑似冠心病患者发生限流性冠状动脉狭窄的可能性。较为常用的研究方法是，以有创性冠状动脉造影（ICA）结果作为金标准，将其他不同成像检查的结果与之对照来评价该方法的诊断效能。CCT 的诊断效能无疑优于其他功能成像技术，且 CCT 是一种血管成像技术，但也不能否定功能成像所提供的生理信息的诊断价值。功能成像中负荷试验引起的低灌注或左心室室壁运动异常，提供了重要的症状及预后信息；甚至在冠状动脉狭窄患者中，功能成像的应用可减少不必要的冠状动脉造影。

有学者将 CCT 看作是功能成像的"竞争对手"。然而，有数据表明，在许多患者中，整合无创性血管成像及生理信息（融合成像；例如 SPECT/CT 或 PET/CT 单次检查提供的信息）进行影像学评估的效能优于单独使用任意一种成像方法。不同功能成像模式各有优劣，在实际的临床应用方面，目前的成像方法中并没有一种方法是显著优于其他方法的。

目前，尽管英国国家卫生与临床优化研究所（NICE）推荐将 CCT 作为疑似心绞痛的一线检查方法，且证实了 CCT 对冠心病具有极好的阴性预测价值，但各地相关专家仍倾向于选择各自所在的学术机构所确定的首选成像方法。

充分认识当前可用技术的价值及局限性，有助于进一步了解 CCT 在心脏病患者临床诊疗中的作用、检查部位及扫描时机。本章中对这些技术进行了一定的总结；如需了解更深入的心脏病学信息，读者可查阅牛津心脏病学系列图书（Oxford Specialist Handbook in Cardiology）。

二、功能性成像基础：冠状动脉生理及负荷试验

（一）正常冠状动脉解剖及生理

冠状动脉系统由以下2个功能部分组成。

• 心外膜冠状动脉：管腔直径可从数毫米至400微米不等；通常不会对血流产生明显的阻力。

• 微血管：包括小动脉及毛细血管。可在5倍范围内改变血流阻力，以调节此类血管内的血液流动。

与多数组织结构相比，心肌组织的氧摄取率在受检者处于静息态时较高（约60%），在运动期间氧需求增加时并不会显著提高。必要的心肌氧摄取增量只能通过近似线性的心肌灌注增量来实现（图30-1）。

（二）心外膜冠状动脉狭窄的生理学基础

当存在明显的心外膜冠状动脉狭窄时，病变远端小动脉舒张，以代偿狭窄所致的阻力增加。而在心外膜冠状动脉严重狭窄（内径狭窄80%～85%，面积狭窄60%～80%）发生前，心肌静息态灌注仍处于正常范围。

靠血管舒张储备来维持静息态灌注将限制运动期间需要达到的最大冠状动脉血流量，其程度取决于狭窄的严重程度。当存在明显的冠状动脉疾病时，由狭窄血管供血心肌较由正常血管供血心肌灌注水平降低，可能会出现灌注缺损。

心肌氧需求量的增加与血管舒张储备不足之间的不匹配，会逐步导致缺血级联反应：代谢性缺血、心肌舒张及收缩功能不全、缺血性心电图改变，最终出现心绞痛症状。

缺血级联反应的异常影像学表现可通过多种成像方法进行评估。

• 诱发心肌灌注异常：可通过SPECT、PET、超声心动图及心肌灌注MRI来评估。

• 诱发心肌室壁运动异常：可通过超声心动图及心脏MRI来评估。

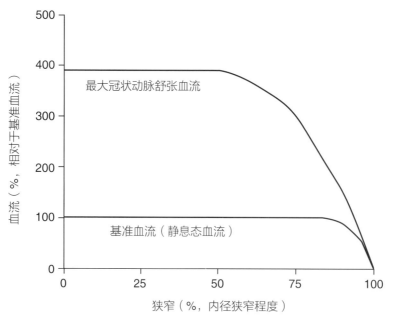

▲ 图30-1　冠状动脉狭窄严重程度与静息态血流及最大冠状动脉舒张血流的关系

（三）药物负荷对冠状动脉血流的影响

当运动负荷因临床或技术原因无法实现时，可通过以下方法实现药物负荷。

• 使用一线血管扩张药（如双嘧达莫、腺苷及瑞加德松）。

• 强心药（如多巴酚丁胺）。

血管扩张药在正常冠状动脉区域内可使血流量增加4～5倍，且不会直接影响心肌氧需求量。因为其很少会引起代谢性缺血，此类药物的使用最适合与心肌灌注成像相结合，而非室壁运动检查。

多巴酚丁胺诱发的药物负荷与运动负荷类似，心肌氧需求量增加所致继发效应会引起冠状动脉血管舒张，血流量增加的幅度较小（为2～3倍）。因此，多巴酚丁胺优先用于心肌缺血及收缩功能障碍患者的检查。

三、心脏负荷功能成像

（一）运动负荷

运动负荷是心脏负荷最具生理性的表现形式，也是功能成像首选的负荷形式。运动负荷成像可提供重要的诊断信息，作为基于形态学的影像学检查结果的补充。

• 平板运动试验 Bruce 方案或改良 Bruce 方案是最常用的运动负荷方案（表30-1）。

• 蹬车运动可采用直立、仰卧或半仰卧的姿势，受检者通常以50转/分钟的恒定速度蹬车，以应对不断增加的运动负荷（例如，从25W开始，每2～3min增加25W）。

足量的负荷应符合以下2个条件之一。

• 持续达到目标心率，即最大预测心率的85%［男性最大预测心率：（220－年龄）次/分钟，女性最大预测心率：（210－年龄）次/分钟］。

表 30-1　Bruce 方案及改良 Bruce 方案

阶段	时间 （min）	速度 （mph）	坡度 （%）
0（mod）	3	1.7	0
1/2（mod）	3	1.7	5
1	3	1.7	10
2	3	2.5	12
3	3	3.4	14
4	3	4.2	16
5	3	5.0	18
6	3	5.5	20
7	3	6.0	22

• 出现限制性胸痛。

否则，采取药物负荷更为适合。

运动负荷的一些重要禁忌证如下。

• 急性心肌梗死。

• 严重左心室功能不全。

• 急性主动脉夹层。

• 急性肺栓塞。

• 无法控制的心律失常。

• 心内膜炎、心肌炎或心包炎。

（二）药物负荷（血管扩张药）

腺苷、二吡待摩（双嘧达莫）及类伽腺苷（瑞加德松）为首选的冠状动脉扩张药。腺苷及类伽腺苷可直接作用于 A_{2a} 受体。二吡待摩可通过抑制内源性腺苷的再摄取来提高细胞外腺苷水平。

以140μg/（kg·min）连续注射腺苷，注射时间通常为6min；对于92%的受试者，可在1～2min内达到最大充血状态。由于红细胞大量摄取，药物的血浆半衰期非常短（约

10s）。

由于半衰期较长，类伽腺苷非体重调节的单次给药量为 400μg。

以 0.56mg/kg 注射二吡待摩，注射时间＞ 4 分钟。最大充血状态在注射后 3～4min 出现。药物的血浆半衰期为 20～30min，其作用时间比腺苷更长。

腺苷及二吡待摩的一些重要禁忌证及并发症如下。

• 患有哮喘，或存在 A_3 受体介导的支气管收缩风险。

• 未经治疗的二度或三度传导阻滞，或存在 A_1 受体介导的房室节阻滞风险。

类伽腺苷为新型血管扩张药，其仅选择性作用于 A_{2a} 受体，因此轻中度气道疾病并不属于该药物的禁忌证。

咖啡因及茶碱对血管扩张药有拮抗作用，至少在检查前 12h 内应避免使用该药物。

（三）多巴酚丁胺

多巴酚丁胺可通过刺激 β_1 及 α_1 肾上腺素能受体产生正性变力及变时作用。

该药物应连续注射，一般以 10μg/（kg·min）注射，每 3min 增加 10μg/（kg·min），最终达到 40μg/（kg·min）的峰值。低剂量多巴酚丁胺［2.5μg/（kg·min）及 5μg/（kg·min）］可用于检测可疑冬眠心肌的收缩储备。使用阿托品可达到目标心率。由于该药物经肝代谢较快，其血浆半衰期约为 2min。

多巴酚丁胺的禁忌证与运动负荷的禁忌证相似。且该药物诱发的负荷比其他形式的负荷更容易引起心律失常，对于已知有严重左心室功能障碍的患者应谨慎使用。

四、单光子发射计算机体层显像心肌灌注

（一）概述

在心脏负荷状态下，注入放射性示踪剂，这些示踪剂由心肌细胞摄取存储于细胞内。随后通过 γ 相机成像。放射性核素的分布可反映出示踪剂注射时（在负荷状态下）的心肌活性及灌注情况。此后，还需进行单独的核医学显像，其可以是在静息态下注入示踪剂（^{99m}Tc 示踪剂）后进行成像，也可以是在负荷状态下注入示踪剂（^{201}Tl 示踪剂）后进行再分布显像。放射性核素的静息态分布主要可反映心肌活性。如负荷状态摄取减低但静息态摄取正常，表明该区域存在由血流受限的狭窄冠状动脉供血的活性心肌。如负荷状态及静息态摄取均减低，则表明该区域为非存活心肌（如心肌梗死后的瘢痕组织）。

（二）放射性示踪剂

放射性示踪剂具有化学及物理特性，而这 2 种特性分别决定了其在生理及成像方面的特征。临床常规应用的 SPECT 心肌灌注显像示踪剂包括以下 3 种。

• ^{201}Tl 示踪剂（如氯化亚铊）。

• ^{99m}Tc- 甲氧基异丁基异腈。

• ^{99m}Tc- 替曲膦。

这些示踪剂的性质总结见表 30-2。

其中 ^{201}Tl 示踪剂具有最佳的生理特性。因为在负荷状态下，其心肌摄取量与灌注近乎线性相关，该示踪剂在静息态下的再分配特性，提供了与心肌灌注无关的评估心肌活性的方式。^{99m}Tc 示踪剂具有较好的物理特性，能够产生较高能量的光子，从而使 γ 相机成像最优化，且具有相对较短的半衰期，其辐射暴露较低。

（三）γ相机成像

1. 晶体

γ相机的关键部件是一个大的圆形或矩形碘化钠晶体，其被非放射性的铊激活。该晶体是一个"闪烁晶体"，即通过光电效应吸收一个γ光子，而后在1mm相互作用范围内产生一束可见光的光子。

碲锌镉γ相机为新型γ相机，具有较高的灵敏度及空间分辨率，扫描时间短（2~3min），所需放射性示踪剂用量也显著减少。

2. 光电倍增管

在γ相机晶体远离患者的一侧，可以看到由100根光电倍增管组成的六边形阵列。通过阵列可将离开晶体的可见光中的光子携带的微弱信号转化为可检测的电脉冲。光电倍增管的激活模式与闪烁晶体的相对位置有关，距离闪烁晶体最近的光电倍增管中会产生最大的电脉冲。

3. 准直器

平行孔准直器覆盖于γ相机晶体靠近患者的一侧。平行孔准直器是由含有数千条被薄隔膜分隔开的平行通道的铅盘构成。只有垂直于准直器的光子才能穿过通道进入晶体，而其余的则被铅隔膜吸收。因此，心脏特定区域发出的γ光子只能进入晶体的对应区域，提供了空间信息。

（四）SPECT图像采集与显示

由γ相机采集及汇总闪烁信号，可得到平面或二维的扫描图像。基于这些图像，可分析出放射性示踪剂在患者体内的三维分布情况。

- SPECT显像：γ相机探测器环绕受检者，从不同角度获取的一系列平面投影。

表30-2　心肌灌注显像中使用的放射性示踪剂

项目	^{201}Tl 示踪剂	^{99m}Tc 示踪剂
衰变	电子俘获	异构转变为 ^{99m}Tc
主要光子	X线（68~80keV）	γ射线（140keV）
物理半衰期	73h	6h
有效剂量当量（英国）	18mSv	8~10mSv
产生方式	通过医用回旋加速器产生	通过发生器产生
化学性质	一价阳离子（K^+ 类似物）沿电化学梯度进入肌细胞	亲脂性一价阳离子沿电化学梯度进入肌细胞
首次通过摄取分数	0.85	甲氧基异丁基异腈：0.65；替曲膦：0.54
心肌存留	静息态再分布	与线粒体结合（无再分布）
代谢途径	经肾	经肝
典型方案（英国）	负荷注射剂量80MBq，负荷后即刻进行成像，4h后进行再分布显像（在静息态下可再次注入40MBq，以优化心肌活性评估）	两日法：负荷状态及静息态注射剂量均为400MBq 一日法：负荷－静息或静息－负荷显像（先注射250MBq，而后注射750MBq） 于注射示踪剂后15~45min进行成像（在静息态注射前可给予硝酸甘油舌下含服，以优化心肌活性评估）

- 首选使用双探测器 γ 相机。2 个探测器成 90° 放置，能够减少一半的采集时间。

- 通常采集可包括 64 个投影（每个探测器采集 32 个），在 180° 轨道上采集，耗时 16min。

通过滤波反投影或迭代重建技术可获得轴位重建图像。然后可通过轴位图像重新定位心脏轴线，从而获得垂直长轴、水平长轴及短轴层面的图像。在重新定位的层面内，每个像素的计数密度相对于心肌最大计数的百分比（0~100%）可通过灰度或色谱的形式显示出来。通常，负荷状态显示层面展示于相应的静息态层面之上。

（五）心电门控 SPECT

心电门控技术可用于 SPECT 图像采集。将每个 R-R 间期划分为 8 或 16 帧，每个平面投影得到 8 或 16 幅对应的图像。每一帧都被分别重建及重新定位，以生成代表心动周期某一特定位点的左心室 SPECT 层面。通过对单次采集获得的帧平面投影进行叠加，可获得评价灌注情况的静态图像。

通过电影模式可查看所有心电门控图像，且可通过室壁偏移及增厚来评估心脏局部功能情况。使用专业软件可拟合心内膜及心外膜的边界，并测定舒张末期容积、收缩末期容积及射血分数。

（六）衰减校正

来源于心脏内示踪剂的 γ 光子会不同程度地被软组织吸收而发生衰减。这会导致正在进行处理的层面上产生显著灌注异常的假象（即衰减伪影）。许多 γ 相机具有衰减校正功能。利用一个或多个扫描钆源或 X 线 CT 进行采集可重建衰减图像。可在采集图像的同时进行衰减校正（钆校正法）或单独进行衰减校正（CT 校正法）。

五、单光子发射计算机体层显像心肌灌注的临床应用

心肌灌注显像是一种用于评估冠心病及心肌缺血的成熟的影像学检查技术，可对冠状动脉狭窄进行功能性评估，从而指导临床，以判定是否需要实行冠状动脉血管重建。

（一）临床适应证

- 诊断血管阻塞性冠心病及评估其严重程度。

- 评估心肌活性及冬眠心肌。

- 评价非动脉粥样硬化性病变引起的心肌缺血的功能意义（如冠状动脉起源异常及心肌桥）。

- 急性胸痛及非特异性心电图改变的初步评估（在美国较为常用，而在英国应用较少）。

（二）冠心病的诊断

- 根据 Diamond 及 Forrester 标准，心肌灌注显像最适用于血管造影有显著狭窄（验前概率为中度）且有症状的患者[1]。

- 尽管目前也建议应由当地的专业人员来具体决定采用哪种功能成像方式，但英国国家卫生与临床优化研究所（NICE）推荐在对疑似心肌缺血患者进行功能检测时使用心肌灌注显像。

- 心肌灌注显像可进一步对受检者进行危险分层（低危、高危），在临床病史、运动心电图，甚至冠状动脉造影基础上提供了额外的预后信息。

- 心肌灌注显像也适用于具有低或高疾病验前概率且既往检查结果不确定或结果不可预知的患者。

（三）冠心病患者评估

心肌灌注显像可用于以下情况。

• 记录心绞痛复发或加重患者心肌缺血的部位、范围及严重程度。

• 评估血管造影所示异常狭窄病变的功能受损情况，尤其是在冠状动脉造影显示存在中度狭窄的情况下。

• 经皮冠状动脉介入或冠状动脉旁路移植术后，对患者进行评估及危险分层，尤其是对于糖尿病、不完全血运重建、左前降支近端冠状动脉病变或有其他高危因素的患者；这种情况下，心肌灌注显像的作用在于确定缺血的部位及严重程度，其对进一步制定治疗决策具有重要价值，这是通过运动心电图所无法做到的。

• 通过测算总缺血面积，可确定对于非复杂性急性冠脉综合征患者是否需要进行血运重建。缺血面积＞10% 为不良预后指标之一。

（四）心肌灌注显像的优势

• 对冠心病的诊断具有较高敏感度及特异度（分别为83%～91% 及71%～94%）[2]。

• 对评估预后具有重要价值，有助于区分低风险冠状动脉事件患者（＜1%）与可能受益于更积极药物或介入治疗的高风险患者。

• 作为一种成本效益比较高的检查策略，心肌灌注显像可用于指导对可能从血管重建中获益的患者进行有创性冠状动脉造影检查。

（五）心肌灌注显像的局限性

• 在图像采集过程中，光子散射、光子吸收及患者运动可能会影响图像质量及判读；采用合适的重建算法，可最大限度地减小这些因素造成的不利影响。

• 辐射暴露：碘化钠晶体 γ 相机的有效剂量当量会根据受检者特征、成像方案及所用放射性核素示踪剂的变化而变化，通常其范围在6～21mSv，而碲锌镉 γ 相机的辐射剂量可降低至 1～4mSv。

• 虽然存在辐射暴露的问题，但基于目前在英国常用的放射性核素示踪剂用量，心肌灌注显像时产生的辐射暴露与个体患恶性肿瘤的风险相关性很小。

参考文献

[1] Diamond GA & Forrester JS. (1979) analysis of probability as an aid in the clinical diagnosis of coronary-artery disease. *N Engl J Med* 300:1350-58.

[2] Underwood SR, Anagnostopoulos C, Cerqueira M, et al. (2004) Myocardial perfusion scintigraphy: the evidence. *Eur J Nucl Med Mol Imaging* 31:261-91.

六、正电子发射体层成像心肌灌注

（一）概述

尽管使用了不同的放射性核素示踪剂及成像硬件，但正电子发射体层成像（PET）与 SPECT 仍具有许多共同的成像原理。

PET 示踪剂在受检者静息态下被注入体内，并根据血流情况被心肌细胞摄取及保留。在示踪剂注射后开始 PET 数据采集。在药物负荷期间注射示踪剂后即刻进行负荷成像。心肌灌注可与代谢检查相结合，用于评估心肌活性。

由于 2 项重要的相关研究进展，目前业界对心脏 PET 给予了特殊的关注。

• ^{82}Rb 发生器的实用性使得无须现场回旋加速器即可实现灌注成像。

• ^{18}F- 氟脱氧葡萄糖（^{18}F-FDG）可用于肿瘤患者的 PET 检查。

（二）PET 示踪剂

目前临床上有 2 种 PET 示踪剂用于灌注成像。

- ^{13}N 示踪剂。
- ^{82}Rb 示踪剂。

^{13}N 的半衰期为 10min，且只能在配备有现场回旋加速器的条件下使用，限制了其在常规临床影像中的应用。

^{82}Rb 可通过发生器获得，其前体放射性核素为 ^{82}Sr，作用时间为 4 周，因此不需要现场回旋加速器。^{82}Rb 的半衰期只有 75s，从发生器中洗脱出来后可直接使用。先行静息态扫描，10～15min 后进行负荷扫描。

^{18}F–FDG 是一种代谢性示踪剂，其心肌摄取程度可反映心肌活力。^{18}F 具有相对较长的半衰期（110min）。^{18}F–FDG 可商业化生产，而不需要使用现场回旋加速器制备。

（三）PET 扫描仪

PET 扫描仪组件包括一系列圆形或六边形闪烁探测器阵列，每一组闪烁探测器阵列均通过符合电路与其对侧的大量探测器配对。

PET 示踪剂的放射性核素发射正电子。在较短的距离内，正电子与电子结合而湮灭，产生 2 个 511keV 的 γ 光子，它们向相反的方向运动（以 180° 分离）。如一对探测器同时记录到一个闪烁事件（即符合），则认为在 2 个探测器之间的狭窄通道上发生了正电子湮没辐射。因此，通过符合探测能够在没有准直器的情况下定位受检者体内发生湮灭的部位。

PET 的信号衰减问题较 SPECT 更为严重。因为湮没后出现的 2 个光子必须同时到达探测器才能作为一个符合事件被记录下来。衰减校正在 PET 中是十分必要的，可通过旋转线源（^{68}Ge 或 ^{137}Cs）或 X 线 CT 来实现（图 30-2）。

（四）心肌灌注 PET 的临床应用

心脏 PET 是目前定量评价心肌灌注及检测心肌活性的有效方法。然而，昂贵的检查费用及 PET 扫描仪配备不足，是其在临床实践中广泛应用的主要障碍。

虽然在功能学检查方面的作用有限，但 CT 可提供非常详细的心脏及冠状动脉解剖信息。利用高速 MDCT 扫描仪，甚至心脏 MRI 与 SPECT 或 PET 相结合的融合成像设备，可同时进行解剖及功能学评估，为确诊或疑似冠心病患者提供"一站式"检查；且这种方法在预后评估方面的价值也已得到证实。

与单一模式成像相比，融合成像的主要缺点是当数据集被组合（需要衰减校正）时更容易发生错误，且辐射暴露更高。

七、放射性核素心室造影

放射性核素心室造影（RNV）在需要准确重复测量左心室功能以制定进一步诊疗计划时（例如，监测心脏毒性药物对心脏的影响）是较好的方法。然而，在心脏功能评估方面，超声心动图及 MRI 在很大程度上优于 RNV。

与超声心动图及心脏 MRI 不同，RNV 不依赖心内膜边缘测定来评估左心室功能，而是在放射性核素标记的红细胞首次通过心脏时或与血池达到平衡后进行成像（图 30-3）。目前后者（心脏血池显像）使用最为广泛，前者（标记的红细胞首次通过心脏时成像）在评估心脏内分流时偶尔会使用。运动负荷增加时，平衡法放射性核素心室造影可用于评价左心室功能。

在英国，RNV 的示踪剂为 ^{99m}Tc– 高氯酸盐，推荐剂量为 800MBq，辐射剂量约为 6mSv。

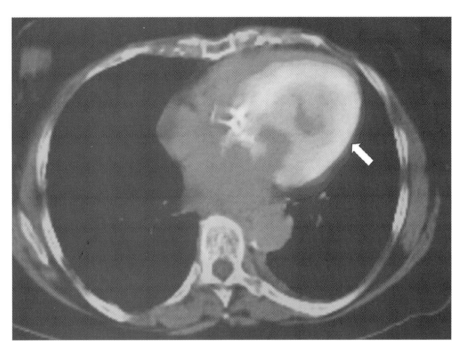

▲ 图 30-2 心肌灌注 PET 衰减校正

PET（箭）与胸部 CT 相结合；后者的衰减值可用于校正前者（见本书彩图部分）

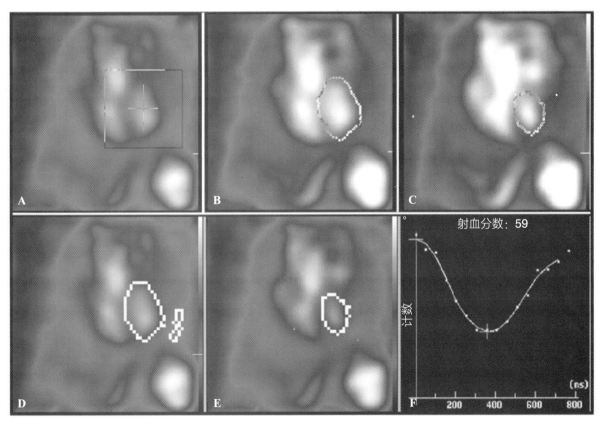

▲ 图 30-3 平衡法放射性核素心室造影

注射放射性核素示踪剂后，在左心室周围选择一个感兴趣区（A），并在舒张末期（B）及收缩末期（C）勾画心内膜轮廓。
校正本底计数后，可通过比较左心室舒张末期与收缩末期的计数来计算左心室射血分数（D 至 F）（见本书彩图部分）

八、超声心动图

超声心动图为临床心脏病学重要的无创性成像手段之一，是评估心脏解剖、心室功能及瓣膜生理的首选方法。因其具有准确率高、实时性强、费用低廉、便携性好、患者耐受性强等优点，已成为目前应用最广泛的影像诊断技术。

（一）超声设备

1. 超声换能器

超声设备的关键组件是换能器（或探头），其包含一个压电晶体（锆钛酸铅），该晶体被切分为诸多薄片，且每一薄片都是单独连接的。在电场作用下，晶体片会产生机械形变；而在机械力作用下，晶体片会产生电压。施加电压会使这些晶体片按一定频率（通常为 1.5～7MHz）振动并产生超声波。振动频率是由晶体片的尺寸所决定的。相同的晶体片会在适当频率的超声波返回时发生振动，并重新产生电压。

多普勒超声成像是通过将所发出的超声波传播频率与流动的血液反射回来的超声波频率进行比较来实现的。频率随血液朝向换能器的位移而升高，并随血液背离换能器的位移而下降。位移与运动速度成正比。因此，通过这种对比可评估血流的速度、方向及性质（层流与湍流），从而评估瓣膜病、心室流出道梗阻、房间隔及室间隔缺损、血管狭窄等。

2. 图像形成

换能器可产生 1～2μs 的超声波脉冲，该脉冲通过介质（水凝胶）传播至胸腔内。在传播过程中，脉冲会穿过一系列的组织界面，每个界面都可将一部分入射能量反射回换能器。通过超声脉冲发射与回波检测之间的延迟时间，可确定反射界面的深度。

在相控阵换能器中，每个晶片上的超声波组合形成复合波。通过改变晶片的激活顺序可使复合波在心脏的一个切面快速来回扫过。通过控制换能器阵列中各阵元的脉冲，可实时构建二维图像，回波延迟及振幅可反映出深度及强度情况。

多数超声心动检查包括 A 型或 M 型（运动型）超声、二维超声及多普勒成像超声。

谐波成像的空间分辨率高，且大多为二次谐波成像，有利于减少图像伪影。

超声处理技术日益进步，使得超声图像的质量大幅提高，负荷超声心动图检查（请参阅负荷超声心动图，第 300 页）越来越可靠。

（二）标准切面

肋骨及肺组织会阻碍超声波的传播。因此，经胸超声心动图（TTE）受限于有限的"声窗"（尤其是在胸骨左缘下端及心尖）。图像通过由心电图触发的一系列标准二维数字循环电影模式呈现出来。

（三）经食管超声心动图

虽然 TTE 检查在临床中更为常见，但在 TTE 检查受限的情况下，可选择经食管超声心动图（TEE）。TEE 尤其适用于人工瓣膜心内膜炎的诊断、心腔内血栓或其他系统来源的栓子、主动脉夹层的评估，以及在瓣膜术中监测（尤其是二尖瓣修复术中）。

（四）3D 超声心动图

基于 TTE 及 TEE 的三维采集，可从一个数据集中重建出整个心脏的影像。三维超声心动图（3DE）无须依赖一致性的几何假设，而是使用区域性室壁跟踪的方法生成准确的心腔容积。3DE 在评估左心室功能及二尖瓣检查方面尤其出色，较之二维超声心动图更具可重复性。3DE 的局限性与二维超声心动图相似。

（五）斑点追踪超声心动图

心肌应变可通过多种成像方法进行定量测量。其中最具代表性的技术便是斑点追踪超声心动图（STE）。在一个心动周期内对感兴趣区进行追踪。斑点间的位移可反映出心肌的形变信息，这些信息可量化为心肌应变。STE 是一种非多普勒成像技术，能够区分主动与被动位移，可用于评估局部应变、左心室肥厚、缺血性心脏病及监测心脏药物毒性。由于使用不同的仪器会使成像结果产生一定的差异，在进行随访评估时建议使用同一设备。追踪欠佳及边界识别不清仍是 STE 检查尚待解决的问题。

（六）心腔内超声心动图

心腔内超声心动图是一种新兴的超声技术，利用导管及超声换能器获得心内结构的高分辨率图像。在诸如房间隔缺损封堵术等经皮介入手术中，该技术可作为 TEE 检查的一种有效替代方法。

九、超声心动图的临床应用

（一）适应证

- 整体或节段性左心室功能评估。
- ➢ 对于大多数检查，左心室容积、功能的视觉评估及量化是检查的基础。
- ➢ 左心室容积及功能的定量测量依赖于几何形态假设，因此可能导致测量结果不准确，尤其是在局部收缩功能异常或心室形态存在明显变形的情况下。
- ➢ 通过使用对比剂凸显出左心室心内膜边界，可改善不理想的图像质量。
- ➢ 对比增强超声心动图的其他应用包括反流束视觉增强及心肌灌注评估。

- 瓣膜解剖及功能评估。
- 心包积液及心包压塞的诊断。
- 心脏收缩性及限制性疾病评估。
- 心脏形态学评价（如对先天性心脏病患者进行心脏形态学评价）。
- ➢ 标准超声心动图可显示冠状动脉主支的起源及近段病变，但可能需要进行 TEE 检查；因此，尽管 CT 血管造影（CTA）是首选方法，超声心动图也可用于评估疑似冠状动脉起源异常。
- 冠状动脉阻塞性疾病的诊断（请参阅负荷超声心动图，第 300 页）。

（二）超声心动图的优势

- 通过超声心动图可快速、可靠地对心脏形态及功能进行观察及定量评估。
- 超声心动图检查相对安全，受检者耐受性好，且几乎可在任何地方对任何受检者进行检查。
- 超声心动图的超声波频率不会对人体造成不利影响。

（三）超声心动图的局限性

- 诊断准确率在很大程度上取决于图像质量。
- 在组织渗透性差或穿透受限的情况下，出现无诊断价值的图像是很常见的现象；此时，可考虑进行 TEE 或其他影像学检查。
- 伪影及异常解剖结构也可能会影响图像的判读，导致误诊。

十、负荷超声心动图

（一）概述

负荷超声心动图，即超声心动图与心脏负

299

荷检查相结合，通过检测缺血引起的局部心肌收缩功能改变，为血管阻塞性冠心病的诊断提供一种准确的方法。对于冠心病及左心室功能不全患者，负荷超声心动图可用于评价心肌活性及冬眠心肌，也可用于术前的风险分级。

通过静息态标准经胸切面可观察心肌的增厚与位移。超声对比剂通常用来优化心内膜界定。在心脏负荷的每一个阶段（运动、注射多巴酚丁胺后）或在心脏负荷（平板运动）后即刻，采集相同切面的图像。

静息态局部室壁运动异常，提示既往存在心肌梗死，偶可见于顿抑心肌或冬眠心肌。负荷过程中诱发的局部室壁运动异常，提示局部缺血。使用低剂量多巴酚丁胺后即可改善的静息室壁运动异常，通常提示存活心肌的存在；而使用高剂量多巴酚丁胺时室壁运动异常加剧（即"双相反应"），则提示心肌处于冬眠状态。

（二）标准视图

标准视图是经过心电触发获得的一系列二维动态图像。在静息态、心脏负荷状态的每个阶段或紧随负荷之后，采集一系列二维动态图像（图 30-4）。在有些检查中，会采集胸骨旁左心室长轴、左心室短轴、心尖四心腔及两心腔切面的图像；还有些检查仅采集心尖四心腔、两心腔、三心腔切面的图像，利用三维探头的多平面功能来减少成像时间。在这个过程中，获得相同切面的图像十分重要，且左心室每个节段应至少在一个切面中得以清晰显示。通过相关软件可使每一切面的二维动态图像在每个负荷阶段按照预定的顺序保存。理想的情况是使静息态二维动态图像与实时二维动态图像一并显示，以确保等效定位。

（二）超声对比剂

要获得可靠的负荷超声图像，良好的图像质量及在所有心肌节段下清晰显示心内膜边界是不可或缺的因素。在声窗不理想的情况下，合理利用超声对比剂有助于实现这一目标。超声对比剂由微泡悬液构成，每个微泡由一种惰性的、与白蛋白或磷脂壳结合的氟基气体组成。这些微泡对超声波有很强的反射性，且大小与红细胞近似，因而可穿过肺微血管。在静脉注射超声对比剂后可使左心室血池强化，从而在心内膜与血液之间提供极好的对比（图 30-5）。在英国，目前有 2 种临床常用的超声对比剂。

- Luminity（Lantheus 公司）。
- SonoVue（声诺维，Bracco 公司）。

超声对比剂会在药瓶中发生重组，需要定期搅拌，以避免微泡沉降。给药方式可以是团注（谐波成像通常用量在 0.2～0.4ml），也可以是持续灌注。低功率成像可减少超声束对气泡的破坏。

超声对比剂可用于心肌灌注及室壁运动的评估。然而，这对操作者有着一定的技术要求，除少数的专业医疗中心以外，超声心肌灌注还不能作为常规检查应用于临床。

十一、心血管磁共振成像

心血管磁共振（CMR）是近十年来在临床心脏病学中应用日益广泛的一种高分辨率、多平面成像技术，在分析心脏解剖及定量分析心室功能方面具有重要价值。CMR 是一种多功能的诊断工具，可在一次检查中对疑似或确诊的心血管疾病患者进行全面评估。已有研究证实了其在预后评估方面的价值。

（一）技术方面

CMR 通过人体组织中氢离子（质子）产生的可用于重建图像的射频（RF）信号来成像。

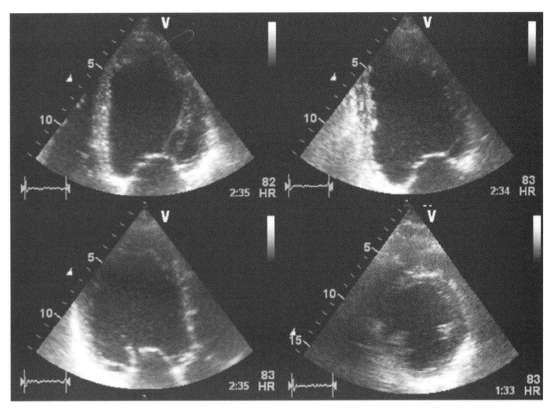

▲ 图 30-4 从左上至右下顺时针方向依次为心尖四腔心、两腔心、心尖三腔心及胸骨旁短轴切面采集的标准基线图像

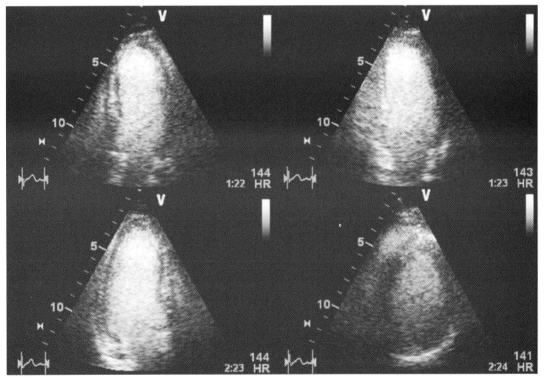

▲ 图 30-5 对于峰值负荷下心内膜界定不佳者，静脉微泡对比剂可用于进一步显示心内膜边界

所有的质子都类似于小的旋转磁体；这种旋转磁体组成的阵列被称为磁矩。

1. 磁体

由一个浸泡在液氦中的超导铌钛导线所形成的电磁体产生一个 1.5～3T 的强磁场。受检者平躺于该电磁体产生的磁场内。磁场中的质子通常是随机定向的，它们会改变磁矩，并与主磁场一致。

2. 射频线圈

由射频线圈发出射频脉冲波，这些脉冲被质子所吸收，并暂时改变质子的排列方式。

当质子在吸收脉冲后恢复至初始排列时（弛豫），它们会发生共振，并发出射频波。这些射频波可被射频线圈检测，并用于生成图像。

3. 梯度线圈

通过梯度线圈可获得空间信息。打开及关闭这些线圈会改变三维空间的磁场强度，从而产生磁场梯度。沿给定轴线施加一个梯度磁场，可使沿该轴的每个平面都具有各自的特性及不同的共振频率。

这些单独的平面可被适当频率的射频脉冲所激发。随后，施加平行于平面的磁场梯度，可导致质子在频率下降及整个平面的场强降低时产生共振。这样便可实现空间信息编码。

4. T_1、T_2 及 T_2^*

图像信号的差异是由不同组织中质子含量的变化所引起的。

不同的弛豫时间模式可提供信号对比。常用的模式包括 T_1（纵向弛豫时间）、T_2（横向弛豫时间）及 T_2^*（有效 T_2）。

准确选择射频脉冲模式有助于充分显示出体内弛豫时间的差异，从而为图像提供极为良好的组织对比度，通常称之为加权。

非增强参数图可提供丰富的定量信息。利用 T_1、T_2 及 T_2^* 弛豫时间的特征，可生成以像素为基础的参数图。这些参数图对于检测心肌水肿、梗死及心肌炎具有重要价值。

如有必要，可通过使用对比剂来进一步对比观察。

大多数情况下，图像采集需通过使用心电门控来减少心脏运动造成的伪影。此外，需要受检者在扫描过程中尽可能屏气配合，以防因呼吸运动伪影而影响图像质量。如扫描所需受检者配合的时间比其所能进行的屏气时间更长，可使用特殊序列（导航门控）追踪膈运动，以减少伪影。

（二）对比增强 CMR

在进行 CMR 扫描时使用对比剂，可增强信号强度。高顺磁性稀土元素钆（Gd^{3+}）是一种优良的 CMR 对比剂。游离钆具有毒性，因此应用于临床时必须将其与多种螯合物耦合，螯合物可以是线性的、大环的、离子的或非离子的。目前市面上已有多种类型的 CMR 对比剂。静脉注射后，对比剂便分布于血管及周围间质内，大幅缩短了 T_1。通过适宜的 T_1 加权成像序列，可观察对比剂分布情况。

钆延迟强化（LGE）见于 Gd^{3+} 给药后 10～20min，组织仍继续增强，提示存在心肌损伤（如梗死、心肌纤维化或炎症）。

对比增强 CMR 的主要适应证如下。

- 评价组织特征，尤其是心肌病的评估。
- 预测缺血性左心室功能不全的改善情况。
- 用于对比增强血管造影。
- 用于负荷 CMR（请参阅负荷心血管磁共振成像，第 304 页）

（三）CMR 的优势

- 无电离辐射。
- 为儿童、育龄期女性及需多次接受检

查的人群提供了除放射性核素检查以外的其他选择，避免了此类人群受到大量累积辐射的影响。

• 可避免使用碘对比剂（但钆螯合物也并不是完全无风险的，详见后文）。

• 扫描过程较为安全。目前尚无有关暴露于高磁场引发不良反应的报道。

（四）CMR 的局限性

• 对于有铁磁性植入物的受检者，应避免进行 CMR 检查。

• 需要注意的是，即使起搏器是非 MR 兼容的[1]，植入心脏起搏器的患者接受 CMR 的安全性目前也正被逐步认可。但必须在扫描前将起搏器重新设置为安全模式，并在扫描后还原设置。在起搏器重新设置期间，必须要有在高级生命支持方面经验丰富的临床医生在场。如需了解更多详情，建议读者查阅当地的医疗政策及信息。

• 注射钆螯合物后可能会发生过敏反应，但这些反应通常很轻微且可耐受。

• 肾源性系统性纤维化（NSF）是一种以皮肤及其他器官的纤维化改变为特征的疾病；近年来，其被认为是因服用钆螯合物所致。

• 有肾功能损害的患者发生 NSF 的风险高。因此，建议对所有增强 CMR 受检者在注射钆前评估其肾功能（检测血清肌酐水平及预估肾小球滤过率）。

• CMR 扫描仪的检查床位于一个狭长的窄孔通道内，幽闭恐惧症患者可能不适于接受扫描。

• CMR 检查还受成本高及工作效率低等方面的限制。

（五）CMR 新技术

• CMR 可用于心肌应变的评估，通过多种技术测量心脏运动及形变。

➢ 受激回波位移编码（DENSE）技术，利用射频脉冲将组织位移编码成图像相位，具有良好的时间及空间分辨率。

➢ 特征追踪，作为一种后处理技术，依靠光学流动技术来追踪连续图像上的某些特征。

不同技术之间的应变值存在显著差异。

• 一些研究表明，使用 CMR 新技术能够改善时间分辨率及空间分辨率。

➢ 新技术的使用提高了全心灌注 CMR 在冠心病患者中的诊断价值。

➢ 通过四维血流成像（4D-Flow），可在显示心肌结构和功能的基础上提供血流动力学信息，有别于超声多普勒技术的血流测量方法。

• 目前的研究侧重于导航程序的改进及自身门控 CMR 的开发，有几种方案正在研究中，但仍处于实验阶段，尚待临床验证。降低受检者呼吸及心脏运动对图像质量的影响，在冠状动脉 MRA 中具有重要意义。

参考文献

[1] Indik JH, Gimbel JR, Abe H, et al. (2017) HRS expert consensus statement on magnetic resonance imaging and radiation exposure in patients with cardiovascular implantable electronic devices. *Heart Rhythm* 14(7):e97-153.

十二、心血管磁共振的临床应用

• 心血管磁共振（CMR）可用于先天性心脏病的初步评价及随访。

➢ CMR 是先天性心脏病解剖学、形态学及血流评估的金标准。由于该技术无电离辐射，因此适用于评估病情进展和（或）治疗反应。

➢ 与 CT 血管造影（CTA）类似，通过 CMR 也可评估冠状动脉起源异常。虽然 CMR 具有无辐射的优势，但其扫描技术复杂且对于冠状动脉中远端的显示可能不理想。利用 CTA 能够更准确地评估冠状动脉解剖情况，因此除非临床需求仅涉及冠状动脉主支起源或近段病变的评估，否则 CTA 仍作为首选检查方法。

• CMR 可用于心力衰竭或可疑心室功能障碍患者心室功能的定量评价，尤其是在超声心动图检查受限、既往检查结果不确定或结果不可预知时。

➤ CMR 是目前评价心室容量、功能及质量的金标准。由于 CMR 检查可重复性好，其可作为一种可靠的序贯成像方法，用于监测心室功能的变化及对治疗的反应。

• CMR 结果可作为心肌病或心肌炎诊断条件的一部分。

➤ 通过 CMR 可对可疑心肌病患者进行综合评价，包括组织特征成像及对比增强序列成像。

➤ CMR 使得评估心肌纤维化、炎症及心脏浸润过程成为可能。

➤ 根据其特征性 CMR 表现，可确定左心室功能不全及致命性心律失常的非缺血性病因（图 30-6），包括肥厚性心肌病、心脏淀粉样变性、Anderson-Fabry 病、结节病及致心律失常性右心室心肌病。

• CRM 用于冠心病及左心室损害患者冠状动脉再血管化治疗后功能恢复的预测。

➤ 对于疑似或确诊冠心病患者，CMR 延迟强化扫描可准确显示心肌梗死。

➤ 因其空间分辨率更高，CMR 对于心内膜下小的心肌梗死区的检出明显优于其他影像检查方法。

➤ 通过负荷 CMR 可对心肌缺血进行评估（请参阅负荷心血管磁共振成像，第 304 页）。

➤ CMR 可显示心肌损伤是否存在及其严重程度、"无复流区"及濒危存活心肌，用于早期协助指导急性冠脉综合征患者的进一步治疗。

➤ 近 期 研 究（CE-MARC 1&2） 表 明，CMR 在检测心肌缺血方面与 SPECT 价值相当。

• CMR 可用于心脏瓣膜病的诊断及特征识别。

➤ 在心脏瓣膜病的评估方面，超声心动图仍是优先选择的检查方法，但 CMR 可提供额外的诊断信息，尤其是在声窗较差或检查结果不一致的情况下。

➤ 通过 CMR 能够较为可靠地评估瓣膜狭窄及反流的严重程度，与传统超声心动图相比具有一些优势。

➤ 需要注意的是，CMR 有助于明确瓣膜功能不全的潜在机制，以及与预后相关的功能、形态学变化（如主动脉夹层及主动脉反流所致心肌纤维化）。

• 心脏肿物的诊断及特征识别。

• 通过磁共振血管成像可获取三维数据，用于评估血管形态。

十三、负荷心血管磁共振成像

负荷心血管磁共振（CMR）检查通过负荷药物来检测诱发性室壁运动异常或非均匀性心肌灌注异常。

（一）负荷心脏磁共振室壁运动成像

• 已经进行过静息态 CMR 检查。

• 使用负荷药物多巴酚丁胺。

• 采集每个层面的电影图像，通常为 3 层短轴切面及 3 层长轴切面。

• 检查结果的判读与负荷超声心动图类似。

（二）负荷心脏磁共振灌注成像

• 先前进行过静息态 CMR 检查。

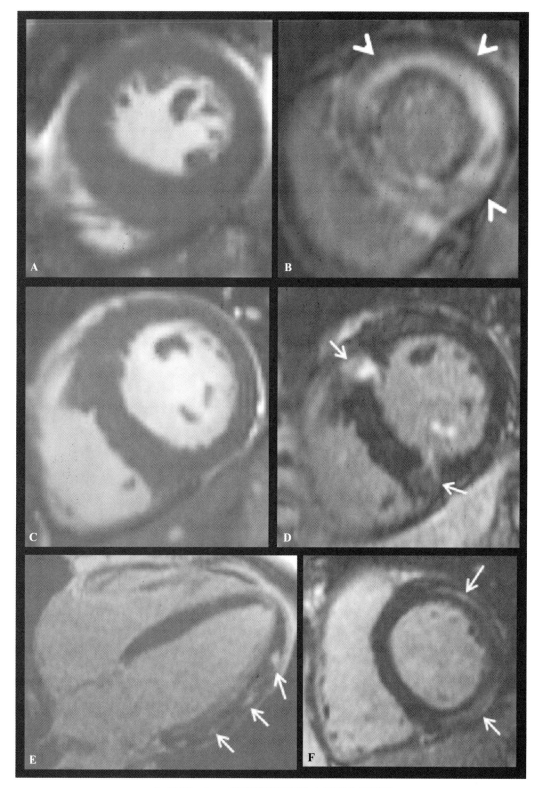

▲ 图 30-6　一些疾病的特征性心脏磁共振表现

A. 明显的向心性左室肥厚；B. 注射钆对比剂后可见弥漫性心内膜下延迟强化（箭头），此为心脏淀粉样变性的特征；C 和 D. 肌球结合蛋白 C 突变但无症状的患者，对比剂注射前后心室中间段短轴图像可见非对称性的室间隔肥厚及前间隔壁、下间隔壁的透壁纤维化（箭），此为肥厚性心肌病最典型的表现；E 和 F. 既往有急性病毒感染及胸痛病史的患者，静息态心电图显示 ST 段抬高，实验室检查显示肌钙蛋白水平升高，但冠状动脉造影结果正常，CMR 显示左心室扩张且在下侧壁及前侧壁有弥漫性的心外膜下斑点状强化（箭），符合心肌炎表现

- 使用负荷药物双嘧达莫或腺苷。
- 静脉注射顺磁性钆对比剂 0.05mmol/kg。
- 需要有强 T_1WI 对比度的首过灌注图像，包含足够的左心室心肌及有足够的空间分辨率。通常在首过灌注及对比剂显影消失期间的每个 R-R 间期采集 3~4 个层面的短轴图像。
- 静息态灌注成像至少在负荷检查 10min 后进行。
- 在静息态灌注成像后 5min 行延迟强化采集。
- 图像判读与 SPECT 或 PET 类似，包括可逆性灌注缺损（图 30-7）及固定灌注缺损。
  - ➢ 因其空间分辨率高，可用于评价透壁灌注缺损的程度。
  - ➢ 延迟强化可用于评价瘢痕组织。

十四、成像技术的实际问题：基础设施及工作人员要求

（一）成像硬件

不同的冠心病无创性成像在所需设备的可用性、设备所需空间及成本方面有很大的差别。

1. CT 扫描仪

- 目前多数医院的影像科室已经配备 MDCT 扫描仪。
- 需要有足够的设备放置空间及适当的辐射防护。
- 设备成本较高。

2. γ 相机

- 任何设有核医学科室的医院均可能配备有 γ 相机。
- 常用 γ 相机的大小与 CT 扫描仪相似，心脏检查专用相机仅比超声检查设备略大。
- 常用 γ 相机的成本大约为 CT 扫描仪的 25%，心脏专用 γ 相机的成本仅相当于 CT 扫描仪的 15%。

3. PET 扫描仪

- PET 成像尚未广泛普及。
- 需要有足够的设备放置空间及适当的辐射防护。
- 设备成本高，大约为 CT 扫描仪的 1.5 倍。

4. 超声检查设备

- 几乎每个医院都配备有超声检查设备。
- 超声检查设备体积小且移动性好，成像十分灵活。
- 设备成本较低，大约为 CT 扫描仪的 10%。

5. MRI 扫描仪

- 心脏 MRI 尚未广泛普及。
- 需要有足够的设备放置空间及合理的屏蔽措施。
- 设备成本高，大约为 CT 扫描仪的 1.5 倍。

（二）工作人员要求

在不同的科室及不同国家间，影像科技师及医生在影像学检查方面的参与程度差别很大。就工作人员能力水平及所需专业知识水平而言，很难在各种成像方式之间做出比较。对于功能成像而言，相关工作人员需接受心脏负荷方面的培训，并要求有一定的安全措施以应对意外。虽然心脏 CT 检查很少涉及负荷成像，但仍需在保证安全的情况下使用高剂量 β 受体阻断药及舌下含服硝酸甘油（GTN）。

（三）心血管 CT

- 心血管 CT 的扫描设置及图像采集是标准化、自动化的。工作人员的专业技能体现在扫描的质量控制方面。

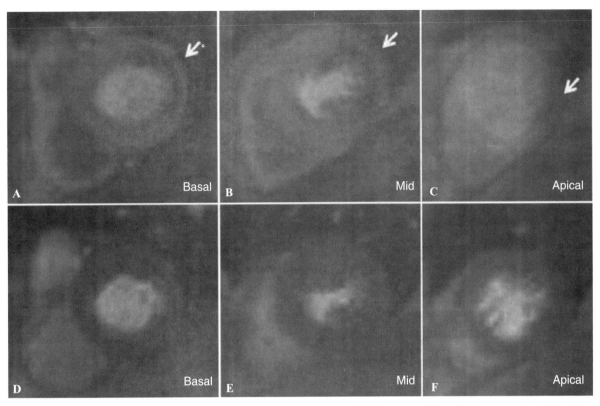

▲ 图 30-7　静脉注射腺苷后行 CMR 灌注成像，基底段（Basal）、中间段（Mid）及心尖段（Apical）心室短轴图像
本例为 58 岁男性，疑似心绞痛，负荷成像（A 至 C）及静息态成像（D 至 F）显示侧壁广泛的可逆性灌注异常

• 至少需要 2 名工作人员来操作设备并做出影像学诊断。

• 出具诊断报告是十分耗时的工作，且需大量专业知识储备。

（四）SPECT 灌注成像

• SPECT 检查流程及图像采集是标准化且相对便捷的。工作人员的专业技能主要体现在安全处理放射性药物及扫描的质量控制方面。

• 进行负荷成像时，需要有 2 名工作人员。由其中一人负责图像采集，而在使用 ^{99m}Tc 示踪剂时需要两人分工。因此，总体的工作人员配置与其他成像技术类似。

• SPECT 报告中包括使用定量分析软件进行的评估及直接定性评估。此外，需注意识别伪影。SPECT 图像仅包含单纯的功能性信息，因此报告的出具比 CT 更快。

（五）PET 灌注成像

• 虽然成像与负荷同时进行，但其工作人员配置与 SPECT 类似。

（六）负荷超声

• 一般情况下，负荷超声成像相对简便。在获取最佳、可重复性定位图像方面要求相关人员具有一定的专业技能。

• 至少需要有 2 名工作人员，其中一人负责监测负荷，另一人负责成像。

• 负荷超声报告的出具相对主观且需要工作人员具有一定的诊断经验，出具报告所需时间比 CT 更短。

（七）心脏磁共振

• 与其他成像扫描设备相比，心脏磁共振（CMR）的标准化程度较低，尤其是在负荷成像方面。

• CMR 检查对工作人员的要求与其他成像方式的要求类似，但成像过程中的操作要求具有更强的专业性。

• 出具完整序列的 CMR 诊断报告耗时较长，且工作人员具有高水平的专业能力。

十五、成像技术的实用方面：患者相关问题

（一）检查的便利性及舒适性

1. 心血管 CT

• 检查时间仅为 20min 左右。

• 无须负荷扫描，但碘对比剂的使用可能会使受检者出现潮红表现。

• 因检查耗时较短，故受检者耐受性较好，但部分患者仍可能存在屏气困难的问题。

2. SPECT 灌注成像

• 耗时较长，检查的总时间可达 3h，但在这期间受检者无须全程待在影像科室内。

• 负荷检查会导致轻微的不良反应。

• 在较长的图像采集时间内，患者需要手臂举过头顶，这会使受检者感到不适。

3. PET 灌注成像

• 检查时间约为 30min。

• 负荷检查会导致轻微的不良反应。

• 因检查耗时时间较短，故患者耐受性较好。

4. 负荷超声

• 检查时间约为 45min。

• 负荷检查会导致轻微的不良反应。

• 检查过程中，受检者长时间保持半卧位或左侧卧位，且需左臂举过头顶，这会使受检者感到不适。

5. 心脏磁共振

• 检查时间约为 60min。

• 负荷检查会导致轻微的不良反应。

• 一部分幽闭恐惧症患者不能在"封闭式"扫描仪中接受检查。此外，部分患者可能存在屏气困难的问题。

（二）患者安全

任何冠心病检查技术的风险均包括检查过程中的短期风险及暴露于电离辐射的长期风险。接受每毫希沃特辐射，受检者罹患致命癌症的终身风险增加 0.05‰（5×10^{-5}）。需要注意的是，选择无创性成像方法在大多数情况下是为了替代有创性冠状动脉造影（ICA），ICA 检查可能会使受检者罹患致命癌症的终身风险增加 1‰，其有效剂量当量为 5mSv。

1. 心血管 CT

• 碘对比剂的使用存在潜在风险，可能引起过敏反应及肾功能不全。

• 有效剂量当量主要是由 CT 扫描的参数设置决定的。回顾性心电门控为 8～15mSv，前瞻性心电门控为 1～5mSv。

2. SPECT 灌注成像

• 负荷检查风险：死亡率为 1/10 000；其主要并发症发生率＜ 1/1000。

• 放射性核素示踪剂的使用不会引发明显的不良反应。

• 有效剂量当量：使用 [99m] 锝示踪剂时为 6～10mSv，使用 [201] 铊示踪剂时为 14mSv。

3. PET 灌注成像

• 负荷检查风险：死亡率为 1/10 000；其主要并发症发生率小于 1/1000。

• 放射性核素示踪剂的使用不会引发明显

的不良反应。

- 有效剂量当量：使用 ^{82}Rb 示踪剂时为 3～5mSv。

4. 负荷超声

- 负荷检查的风险：死亡率为 1/10 000；其主要并发症发生率＜ 1/1000。

- 超声对比剂存在过敏反应风险。

- 无电离辐射。

5. 心脏磁共振

- 负荷检查风险：死亡率为 1/10 000；其主要并发症发生率＜ 1/1000。

- 钆对比剂使用风险：存在过敏反应，且可能导致肾衰竭患者发生肾源性系统纤维化（肾小球滤过率＜ 30ml/min 时，发生率为 3%～5%）。

- 无电离辐射。

第31章
心脏 CT 的未来发展方向
Future directions of cardiac CT

王宏伟 高一峰 译
徐 磊 校

一、概述

在 20 世纪 50 年代，人们预测在未来使世界医学知识的信息量扩充一倍需要花费 50 年的时间，在 21 世纪 80 年代时这一时间缩短为 7 年，而在 21 世纪 10 年代时这一时间仅为 3.5 年。事实上，在 20 世纪 20 年代，医学知识的信息量将在不到 100 天内就会增加一倍。医学知识信息量的快速扩充与计算机处理能力、计算机软件开发及硬件设备更新有必然联系。得益于这些创新，心血管 CT 已成为心脏成像检查的重要组成部分。

二、扫描仪设计及功能

（一）过去

2004—2005 年，第一批 64 层（探测器宽度为 4cm）CT 扫描仪逐渐应用于临床，这使得在短时间（< 12s）内获得高空间分辨率（< 0.7mm）冠状动脉图像成为可能。尽管较高电离辐射剂量（> 15 mSv）对冠状动脉 CT 技术的推广造成了一些不利的影响，但与作为金标准的有创性冠状动脉造影相比，冠状动脉 CT 血管造影的准确性较高，因此 CT 成像

的地位得以显著提升。在不到 10 年的时间里，冠状动脉 CT 成像的临床检查例次呈指数增长，临床需求仍不断增加。该技术逐渐成为确定是否存在显著冠心病的一项重要的无创性检查方法。

（二）当今

与冠状动脉 CT 成像的临床应用类似，CT 扫描仪的设计及功能方面在近年中也有巨大的进步。截至 2018 年，CT 生产厂商已经研发出配备改良的 X 线球管、准直器、机架、X 线探测器及具有高性能图像后处理功能的全新扫描仪。新型 CT 扫描仪的空间分辨率 < 0.4mm，时间分辨率可达 66ms，探测器宽度可达 16cm。新的扫描模式也已出现，能够使扫描速度达到 787mm/s（前瞻性心电门控大螺距扫描）并实现前瞻性自由呼吸冠状动脉 CT 血管造影。图像重建算法已从既往统计迭代重建的反向滤过投影，转向基于新模型或混合式的迭代重建算法。通过这些算法能够在远低于既往水平的辐射剂量下进一步提高图像质量。双能 CT 及能谱 CT 扫描仪的出现，使得通过 CT 扫描对目标组织的化学成分进行分析成为潜在可能。

（三）未来

鉴于 CT 技术在短时间内便取得了极大的发展，这一发展趋势可能会继续下去。未来的 CT 扫描仪可能会成像速度更快、更节能、图像分辨率更高、z 轴覆盖范围更大。这些因素的结合将使电离辐射剂量及对比剂用量进一步下降。

随着临床脏成像需求的增加，人们寄希望于入门级心血管 CT 扫描仪的价格更低，能够提供更为出色的冠状动脉及心脏图像，同时扫描仪的体积更小。此外，各生产厂商的旗舰型 CT 扫描仪可能会进一步增强低辐射剂量下的空间及时间分辨率，并进一步改善图像质量。CT 扫描将会提供更加丰富的信息，能谱 CT 及双能 CT 可能会进一步改良，光子计数探测器也会从原型阶段进入临床应用。

- 传统扫描仪通过陶瓷闪烁探测器将 X 线转换成光，然后将光转换成电流，从而产生图像。
- 通过新型半导体材料（如碲锌镉），可将 X 线直接转换成电脉冲。
- 新型材料使得单光子计数和光子能量测量成为可能。其具有扩展多能 CT 的潜能，且可能将新的对比剂用于成像，并获得富有化学成分数据的高清 CT 图像。

三、生物工程方面

（一）CT 血流储备分数

生物工程是一个相对较新的领域，其中包括应用于生物系统中的工程学原理。

- 随着 CT 血流储备分数技术的发展，Heartflow 公司研发的 FFR_{CT} 软件率先大规模应用于临床。
- 该技术是通过复杂的数学方程、物理学

知识及计算软件（计算流体动力学）来确定充血条件下冠状动脉内的血流状态。

- 已有研究表明，CT 血流储备分数与有创性冠状动脉造影所测血流储备分数具有良好的一致性。FFR_{CT} 使得冠状动脉 CT 血管造影成为唯一一种可用于斑块解剖及功能评估的无创性影像学检查技术。该技术于 2014 年获得 FDA 批准在美国应用，并于 2017 年获得 NICE MTAC 批准在英国使用。

随着应用经验及相关技术的优化，基于冠状动脉 CTA 的 CT 血流储备分数技术很可能在未来的临床实践中得到更加广泛的应用。同时，这项技术可能会出现在新的应用领域，包括指导冠状动脉支架治疗，以及进一步通过室壁剪切应力、轴向斑块应力来识别出未来有破裂风险的斑块等。

（二）其他生物工程方面的应用

如何利用生物工程学原理及心血管 CT 来解决更多的临床常规问题引起了广泛的关注。

- 对于需要更换升级的患者，可进行心脏 CT 检查来评价冠状窦解剖，利用心内膜弹性定量（SQUEEZ）测得的局部或整体运动不同步及疤痕负荷来预测血流动力学反应。
- 通过标准的心血管 CT 可获得包括相对室壁厚度及心房纤维定向信息的复杂左心房图像，并可结合电生理图来指导心房颤动的治疗。
- 可建立左心室心内膜应变模型，以观察不同心肌病状态下的局部心内膜形变。
- 基于流体力学计算方法，可预测经导管二尖瓣置换术后左心室流出道梗阻及左心室功能恢复情况。

有证据表明，图像后处理新技术的应用可有效改善患者的临床结局。科学家与临床医生间更深层次的协作有助于解决一些以往知之甚少的问题。

四、心血管 CT 的拓展应用

随着 CT 技术的发展，其在冠状动脉及非冠状动脉成像中的应用范围不断扩大。

- CT 技术的发展提高了在存在弥漫性冠状动脉钙化、线束硬化伪影及支架置入情况下冠状动脉 CTA 的准确性。
- 延迟强化成像可用于评价心肌瘢痕组织，双能 CT 及能谱 CT 更佳。
- 利用双能 CT 及能谱 CT 可更好地显示斑块形态学特征，以及高危斑块的一些特征。
- 可实现双低心脏 CT 成像（低对比剂用量及低管电压）和单能量成像。
- 心血管 CT 可用于评估细胞外容积指数（ECV）及各种心肌病表型。
- 心血管 CT 可实现静息态及动态心肌灌注 CT 成像、心肌血流定量分析及对病变局部缺血灶的检测。
- 可将心血管 CT 的诊断效能与其他影像学检查方法进行比较。

五、结构性心脏病介入治疗

早期进行经导管主动脉瓣置换术（TAVR）时，需通过二维超声心动图及透视检查来指导导管及瓣膜尺寸的选择。而如今的检查方法已逐渐过渡到三维经食管超声心动图及心血管 CT 扫描。这在很大程度上促进了结构性心脏病成像成为心脏病学及放射学的一个分支学科，并突出了心血管 CT 的价值，使之成为"心脏诊疗团队"中的重要组成部分。

由于业界希望将 TAVR 的成功复制到其他心脏瓣膜手术上，心血管 CT 现已成为临床患者筛查及指导瓣膜植入的基础性检查方法。有生物工程师通过 CT 数据将计算流体动力学与计算机模拟技术相结合来模拟瓣膜植入并预测植入后左心室及瓣膜血流动力学情况。心血管 CT 将与其他经导管心脏瓣膜相关诊疗技术共同发展进步，并成为患者诊疗路径的基本组成部分。

六、3D 打印技术

因其图像分辨率较高，心血管 CT 是用于生成精确心脏三维模型的理想检查方法。除在少数医疗中心以外，目前 3D 打印技术尚未得到广泛应用，但相信在未来几年 3D 打印技术将会不断发展。受益于 3D 打印临床效益提升及设备、耗材成本下降，其应用领域不断拓展，目前已涉及的领域如下。

- 复杂先天性心脏病的临床治疗。
- 指导复杂结构性心脏病介入手术的器械选择，包括左心耳封堵、TAVR、经导管二尖瓣修复术及外科二尖瓣修复术等。
- 医学生、研究人员及患者的医学宣教。
- 复杂心脏疾病的外科训练。
- 多学科小组讨论。
- 冠状动脉瘘及冠状动脉起源异常的治疗。

七、图像融合及虚拟现实技术

- 图像融合：在导管室内，将心血管 CT 数据与透视图像"融合"，可为实时介入手术提供丰富的三维解剖数据，缩短手术时间，从而改善患者预后。
- 虚拟现实：通过虚拟现实技术，可在外科医生及心脏介入医生进行手术时，向其实时提供心脏图像。医生可在任意特定平面上实时观察容积成像，在改善患者预后方面具有重要价值。
- 虚拟现实技术在开发综合训练环境方面也有潜在的应用价值，这种环境可以让相关技师及医生在接触"真实世界"的扫描环境之前进行必要的学习和训练。

附录 缩略语汉英对照
Abbreviation comparison

3DE	3D echocardiography	三维超声心动图
AA	aortic arch	主动脉弓
AAOCA	anomalous aortic origin of a coronary artery	冠状动脉起源异常
ACA	anomalous coronary arteries	异常冠状动脉
ACC	American College of Cardiology	美国心脏病学会
ACCF	American College of Cardiology Foundation	美国心脏病学院基金会
ACHD	adult congenital heart disease	成人先天性心脏病
AF	atrial fbrillation	心房颤动
AHA	American Heart Association	美国心脏协会
AIVG	anterior interventricular groove	前室间沟
ALARA	as low as reasonably achievable	在可实现的前提下尽可能降低
ALCAPA	anomalous coronary artery, arising anomalously from the pulmonary artery	左冠状动脉异常起源于肺动脉
AMVL	anterior mitral valve leaflet	二尖瓣前叶
AOA	aortic arch	主动脉弓
AOR	aortic root	主动脉根部
ARCAPA	anomalous coronary artery, arising anomalously from the pulmonary artery	右冠状动脉异常起源于肺动脉
ARVC	arrhythmogenic right ventricular cardiomyopathy	致心律失常性右心室心肌病
AS	aortic valve stenosis	主动脉瓣狭窄
ASD	atrial septal defects	房间隔缺损
AV	atrioventricular	心房 – 心室
AVA	aortic valve area	主动脉瓣口面积
AVSD	atrioventricular septal defect	房室间隔缺损
AZ	azygous vein	奇静脉
BAV	bicuspid aortic valve	主动脉瓣二瓣化畸形
BCA	brachiocephalic artery	头臂动脉
BHA	beam hardening artefacts	线束硬化伪影
BMI	body mass index	体重指数
BMS	bare–metal stents	金属裸支架

BSCI	British Society of Cardiovascular Imaging	英国心血管影像学会
BTS	British Thoracic Society	英国胸科学会
CABG	coronary artery bypass grafting	冠状动脉旁路移植术
CAC	coronary artery calcium	冠状动脉钙化
CAD	coronary artery disease	冠心病（冠状动脉粥样硬化性心脏病）
CCS	coronary artery calcium score	冠状动脉钙化积分
CCT	cardiac CT	心血管 CT
CCTA	cardiac CT angiography	冠状动脉 CT 血管造影
CCTGA	congenitally corrected transposition of the great arteries	先天性矫正型大动脉转位
CFD	computational fluid dynamics	计算流体力学
CHD	congenital heart disease	先天性心脏病
CHSS	Congenital Heart Surgeon Society	先天性心脏病外科医师学会
cMPR	curved MPR	曲面重建
CMR	cardiovascular magnetic resonance	心血管磁共振
CNR	contrast-to-noise ratio	对比噪声比
CO	coronary ostia	冠状动脉口
CONFIRM	Coronary CT Angiography Evaluation for Clinical Outcomes: An International Multicentre Registry	冠状动脉 CT 血管造影国际多中心注册研究临床结局评估
CT	computerized tomography	计算机断层扫描
CTA	CT coronary angiography	CT 血管造影
CTDI	CT dose index	CT 剂量指数
CTEPH	chronic thromboembolic pulmonary hypertension	慢性血栓栓塞性肺动脉高压
CTP	CT perfusion	CT 灌注成像
CTPA	CT pulmonary angiography	肺动脉 CT 成像
CTPV	CT pulmonary venography	肺静脉 CT 成像
DA	descending aorta	降主动脉
DCM	dilated cardiomyopathy	扩张型心肌病
DE	delayed enhancement	延迟强化
DECT	dual-energy CT	双能 CT
DENSE	displacement encoding with stimulated echoes	受激回波位移编码
DES	drug-eluting stents	药物洗脱支架
DLP	dose-length product	剂量 - 长度乘积
DRL	diagnostic reference level	诊断参考水平
DSCT	dual-source CT	双源 CT
EAT	epicardial adipose tissue	心外膜脂肪组织
EBCT	electron beam CT	电子束 CT

ECG	electrocardiogram	心电图
EF	ejection fraction	射血分数
eGFR	estimated glomerular filtration rate	预估肾小球滤过率
EP	electrophysiology	电生理学
ESC	European Society of Cardiology	欧洲心脏病学会
ESR	erythrocyte sedimentation rate	红细胞沉降率
FBP	filtered back–projection	滤过反投影
^{18}F–FDG	^{18}F–fluorodeoxyglucose	^{18}F- 氟脱氧葡萄糖
FFR	fractional flow reserve	血流储备分数
FOV	field of view	视野
GTN	glyceryl trinitrate	硝酸甘油
HALT	hypoattenuating leaflet thickening	低密度瓣叶增厚
HCM	hypertrophic cardiomyopathy	肥厚型心肌病
HR	hazard ratio	风险比
ICA	interpretation of coronary angiography	有创性冠状动脉造影
ICRP	International Commission on Radiological Protection	国际放射防护委员会
IMH	intramural haematoma	壁内血肿
IR	iterative reconstruction	迭代重建
IRMER	Ionising Radiation (Medical Exposure) Regulations	电离辐射（医疗暴露）管理条例
IVC	inferior vena cava	下腔静脉
IVS	interventricular septum	室间隔
IVUS	intravascular ultrasound	血管内超声
IWOS	ischaemic lesions without stenosis	无狭窄的缺血性病变
KD	Kawasaki's disease	川崎病
LA	left atrium	左心房
LAA	left atrial appendage	左心耳
LAD	left anterior descending	左前降支
LAVG	left atrioventricular groove	左房室间沟
LBCV	left brachiocephalic vein	左头臂静脉
LCCA	left common carotid artery	左颈总动脉
LCS	left coronary sinus	左冠窦
LCX	left circumflex artery	左旋支
LGE	late gadolinium enhancement	钆延迟强化
LIMA	left internal mammary arteries	左乳内动脉
LMS	left main stem	左主干
LPA	left pulmonary artery	左肺动脉

LPH	lipomatous hypertrophy	脂肪瘤样肥大
LSA	left subclavian artery	左锁骨下动脉
LSPV	left superior pulmonary vein	左上肺静脉
LSVC	left superior vena cava	左上腔静脉
LV	left ventricular/ventricle	左心室
LVAP	left ventricular apex	左心室心尖部
LVEDV	left ventricular end–diastolic volume	左心室舒张末期容积
LVEF	left ventricular ejection fraction	左心室射血分数
LVNC	left ventricular non–compaction	左心室心肌致密化不全
LVOT	left ventricular outflow tract	左心室流出道
MAC	mitral annular calcification	二尖瓣环钙化
MACE	major adverse cardiac events	主要不良心脏事件
MAPCA	major aorto–pulmonary collateral artery	主 – 肺动脉侧支循环
MBIR	model–based iterative reconstruction	基于模型的迭代重建
MDCT	multidetector CT	多排 CT
MESA	Multi–Ethnic Study of Atherosclerosis	动脉粥样硬化多种族研究
MFH	malignant fibrous histiocytoma	恶性纤维组织细胞瘤
MIBG	metaiodobenzylguanidine	间碘苄胍
MIP	maximum intensity projection	最大密度投影
MLA	minimal luminal area	最小管腔面积
MLD	minimal luminal diameter	管腔最小径
MPA	main pulmonary artery	主肺动脉
MPR	multiplanar reformatting	多平面重建
MPS	myocardial perfusion scintigraphy	心肌灌注显像
MRI	magnetic resonance imaging	磁共振成像
MSCT	multi–slice CT	多层 CT
NCS	non–coronary sinus	无冠窦
NICE	National Institute for Health and Clinical Excellence	英国国家卫生与临床优化研究所
NPV	negative predictive value	阴性预测值
NSF	nephrogenic systemic fibrosis	肾源性系统性纤维化
OCT	optical coherence tomography	光学相干断层成像
OES	oesophagus	食管
PA	pulmonary artery	肺动脉
PACS	picture archiving and communication system	图像存储与传输系统
PAH	pulmonary artery hypertension	肺动脉高压
PAPVC	partial anomalous pulmonary venous connection	部分性肺静脉异位引流

PAR	para–aortic regurgitation	主动脉旁反流
PAT	pericardial adipose tissue	心外膜脂肪组织
PCI	percutaneous coronary intervention	经皮冠状动脉介入
PDA	posterior descending coronary artery	后降支
PE	pulmonary embolism	肺栓塞
PET	positron emission tomography	正电子发射体层成像
PFO	patent foramen ovale	卵圆孔未闭
PICC	peripherally inserted central catheter	经外周静脉穿刺中心静脉置管
PIVG	posterior (inferior) inter–ventricular groove	后室间沟
POBA	plain old balloon angioplasty	普通球囊血管成形术
PPV	positive predictive value	阳性预测值
PR	positive remodelling	正性重构
PS	pulmonary stenosis	肺动脉狭窄
PT	pulmonary trunk	肺动脉干
PVC	premature ventricular complexes	室性期前收缩
PVR	pulmonary vascular resistance	肺血管阻力
RA	right atrium	右心房
RAA	right atrial appendage	右心耳
RAVG	right atrioventricular groove	右房室间沟
RCA	right coronary artery	右冠状动脉
RCCA	right common carotid artery	右颈总动脉
RCS	right coronary sinus	右冠窦
RF	radiofrequency	射频
RIMA	right internal mammary arteries	右乳内动脉
RLL	right lobe of liver	肝右叶
RML	right middle lobe	右中叶
RNV	radionuclide ventriculography	放射性核素心室显像
ROA	regurgitant orifce area	反流孔面积
ROI	region of interest	感兴趣区
RPA	right pulmonary artery	右肺动脉
RSA	right subclavian artery	右锁骨下动脉
RUL	right upper lobe	右肺上叶
RV	right ventricular/ventricle	右心室
RVEF	RV ejection fraction	右心室射血分数
RVEDV	right ventricular end–diastolic volume	右心室舒张末期容积
RVESV	right ventricular end– systolic volume	右心室收缩末期容积
RVOT	right ventricular outflow tract	右心室流出道

RWT	relative wall thickness	相对室壁厚度
SCCT	Society of Cardiovascular CT	国际心血管 CT 学会
SIHD	stable ischaemic heart disease	稳定型缺血性心脏病
SNR	signal-to-noise ratio	信噪比
SOV	sinuses of Valsalva	主动脉窦
SPECT	single photon emission computed tomography	单光子发射计算机断层显像
SPL	secondary pulmonary lobule	次级肺小叶
SQUEEZ	stretch quantifer of endocardial engraved zones	心内膜弹性定量
SSCT	single-slice CT	单层 CT
SSD	shaded-surface display	表面遮盖显示
ST	sinotubular	窦管
STE	speckle-tracking echocardiography	斑点追踪超声心动图
STJ	sinotubular junction	窦管交界
STS-MIP	sliding thin slab MIP	薄层最小密度投影
SVC	superior vena cava	上腔静脉
SVG	saphenous vein graft	大隐静脉桥
SWOI	stenotic lesions without ischaemia	无缺血的狭窄性病变
TA	transapical	经心尖
TAO	transaortic	经主动脉
TAPVC	total anomalous pulmonary venous connection	完全性肺静脉异位引流
TAVI	transcatheter aortic valve implantation	经导管主动脉瓣移植术
TAVR	transcatheter aortic valve replacement	经导管主动脉瓣置换术
TCFA	thin cap fbrous atheroma	薄纤维帽动脉粥样硬化病变
TEE	transoesophageal echocardiography	经食管超声心动图
TGA	transposition of the great arteries	完全性大动脉转位
TOF	Tetralogy of Fallot	法洛四联症
TR	tricuspid regurgitation	三尖瓣反流
TRO	triple rule-out	胸痛三联
TTE	transthoracic echocardiography	经胸超声心动图
TVL	tricuspid valve leaflets	三尖瓣
VA	ventriculoarterial	心室 - 动脉
VHD	valvular heart disease	心脏瓣膜病
VMI	virtual monochromatic imaging	虚拟单能谱成像
VR	volume rendering	容积再现
VSD	ventricular septal defects	室间隔缺损

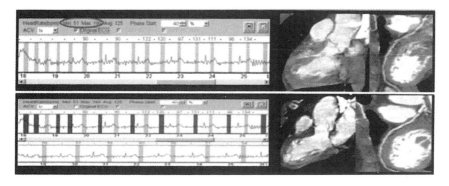

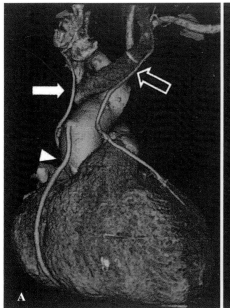
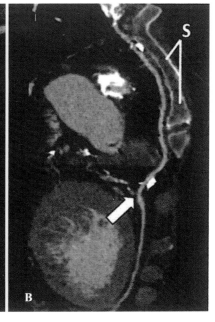

◀ 图 16-1 冠状动脉旁路移植术后（动脉桥）血管重建图像

A. VR 图像可见 LAD 的 LIMA 移植血管（空心箭）、钝缘支的 RIMA 移植血管（实心箭）及 RCA 的大隐静脉移植血管（即大隐静脉桥，SVG，箭头）的容积再现图像；B. 曲面重建显示，从 LIMA 至 LAD 有良好的远端血管（箭示吻合）。需要注意的是，外科夹造成的晕状伪影及 LIMA 与胸骨紧密毗邻（S）的位置关系

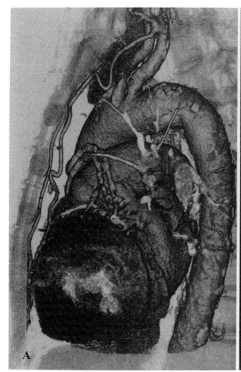
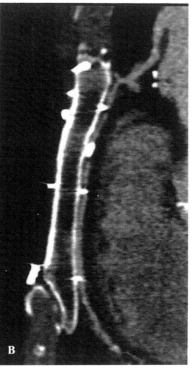

◀ 图 16-3 LIMA 相对于胸骨的走行是对 LIMA 移植血管的患者再次进行胸骨切开术时需要考虑到的重要因素

A. 通过 VR 图像可对胸骨进行 3D 评估，有助于外科医生选择最合适的手术方式；B. 同一患者的曲面重建（cMPR）图像可见手术夹及胸骨线（箭）晕状伪影，且 LIMA 走行靠近胸骨

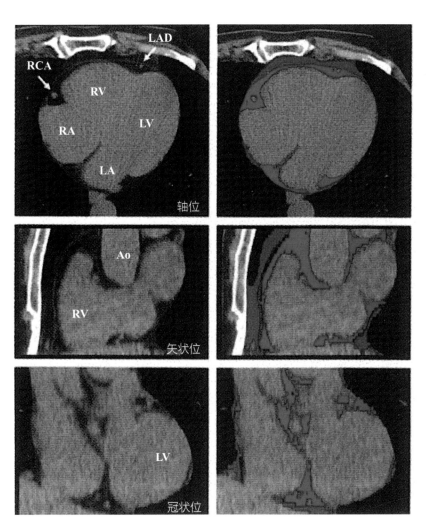

心包脂肪组织

心外膜脂肪组织

◀ 图 14-3　心脏轴位、矢状位及冠状位多平面重建显示心包（蓝色）及心外膜（红色）脂肪组织

LA. 左心房；LAD. 左前降支；LV. 左心室；AO. 主动脉；RA. 右心房；RCA. 右冠状动脉；RV. 右心室

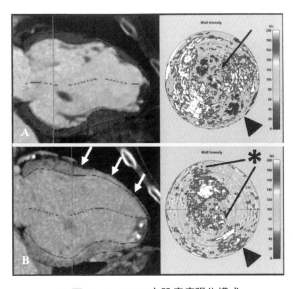

▲ 图 18-4　CCT 心肌瘢痕强化模式

A. 左心室动脉期图像（左图）及基于 CT 值（单位 HU）的 17 节段坐标图（右图）显示，心尖（箭）及下侧壁灌注减低，并可见钙化的心尖血栓；B. 同一患者的延迟成像显示，前壁、心尖（左图，箭；右图，*）及下侧壁（右图，箭头）广泛强化

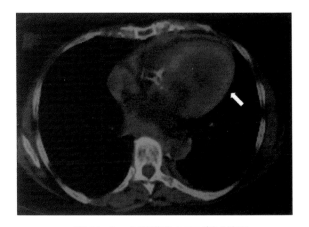

▲ 图 30-2　心肌灌注 PET 衰减校正

PET（箭头）与胸部 CT 相结合；后者的衰减值可用于校正前者

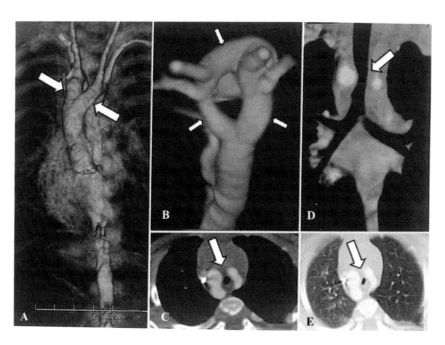

◀ 图 30-3 **平衡法放射性核素心室造影**

注射放射性核素示踪剂后，在左心室周围选择一个感兴趣区（A），并在舒张末期（B）及收缩末期（C）勾画心内膜轮廓。校正本底计数后，可通过比较左心室舒张末期与收缩末期的计数来计算左心室射血分数（D至F）

◀ 图 25-7 **双主动脉弓畸形**

容积再现重建可见双弓结构（A，箭），尤其是血管环（B，箭），血管环内气管的通畅性可在轴位图像（C 和 E，箭）上进行评估，经典的气管压痕在 MIP 图像（D，箭）上显示最佳

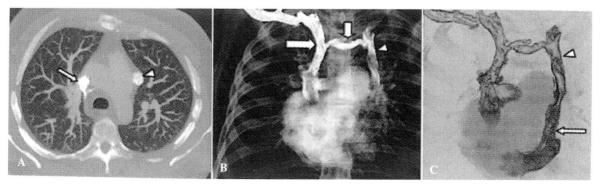

▲ 图 28-5 **永存左上腔静脉**

A. 轴位最大密度投影，可见永存左上腔静脉（箭头）及右位上腔静脉（箭）；B. 冠状位最大密度投影，可见右位上腔静脉（水平箭）、桥静脉（垂直箭）及永存左上腔静脉（箭头）；C. 容积再现重建显示桥静脉及永存左上腔静脉（箭头）引流至冠状静脉窦（箭）

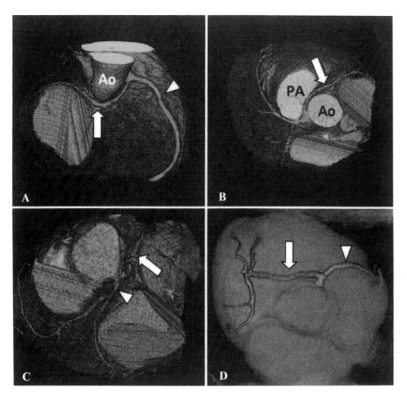

◀ 图 23-1　冠状动脉异常

A. 左旋支（箭）起源于窦旁右冠状动脉（箭头），走行于主动脉后；B. 右冠状动脉（箭）起自左冠窦，走行于肺动脉（PA）与主动脉（Ao）之间，到达右房室间沟。此种主动脉前走行可能预后不良；C. 右冠状动脉（箭）起源于左冠窦（左主干，箭头）并沿主动脉后走行；D. 左主干闭锁，左冠状动脉（箭）起自右冠状动脉（箭头），走行于主动脉前，到达前室间沟后分出左旋支逆行向上经过前室间沟进入左房室间沟

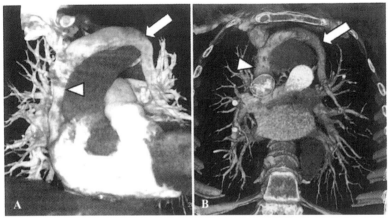

◀ 图 23-13　部分性肺静脉异位引流

最大密度投影（A）及容积再现（B）重建显示左肺上叶肺静脉（箭）异位引流至上腔静脉（箭头）

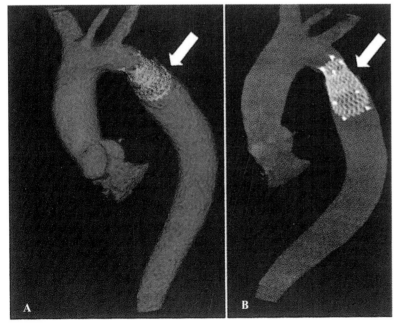

◀ 图 25-6　主动脉缩窄支架术后

A. 主动脉缩窄患者经支架治疗后容积再现重建；B. 通过厚 MIP 图像可评估支架的位置，主动脉管腔则可通过曲面重建图像来进行评估